Ludwig Heumann
**Pfarrer Heumanns Heilmittel**

SEVERUS

**Heumann, Ludwig:** Pfarrer Heumanns Heilmittel
**Hamburg, SEVERUS Verlag 2012**
Nachdruck der Originalausgabe von 1925

ISBN: 978-3-86347-265-8
Druck: SEVERUS Verlag, Hamburg, 2012

Der SEVERUS Verlag ist ein Imprint der Diplomica
Verlag GmbH.

**Bibliografische Information der Deutschen
Nationalbibliothek:**
Die Deutsche Nationalbibliothek verzeichnet diese
Publikation in der Deutschen Nationalbibliografie;
detaillierte bibliografische Daten sind im Internet über
http://dnb.d-nb.de abrufbar.

# Über
# ¼ Million
# Dankschreiben

Wahrlich: Es besteht kein Grund zu sagen,
die Freunde der Heilmittel Pfarrer Heumanns wären undankbar. Denn über eine
Viertel-Million Dank- und Anerkennungs-
schreiben zu erhalten, das ist doch etwas
Außergewöhnliches. Das Vertrauen zu diesen Präparaten muß also sehr, sehr groß
sein. Schon aus diesem Grunde dürfte es
sich wohl empfehlen, den Heilmitteln Pfarrer Heumanns besondere Beachtung zu
schenken. Dieses kleine Werk führt Sie in
das Wesen und die Wirkungsweise der
Heumann-Mittel ein. Lesen Sie bitte darüber nach, was über Ihr Leiden gesagt ist.
Gewiß finden Sie auch sonst noch so manches Wissenswerte für kranke und gesunde
Tage. Im übrigen vergessen Sie nicht, daß
es gerade dieses Büchlein war, das den
meisten der Viertel-Million Verfasser der
Anerkennungsschreiben den Rat ins Haus
brachte, Heumann-Mittel zu versuchen.
Bitte, entscheiden auch Sie sich bei Bedarf

# für
# Pfarrer Heumanns
# Heilmittel

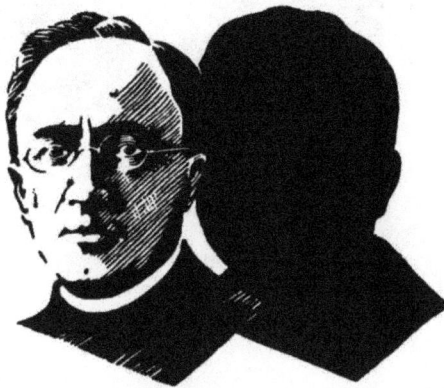

# Pfarrer Heumanns
## Heilmittel

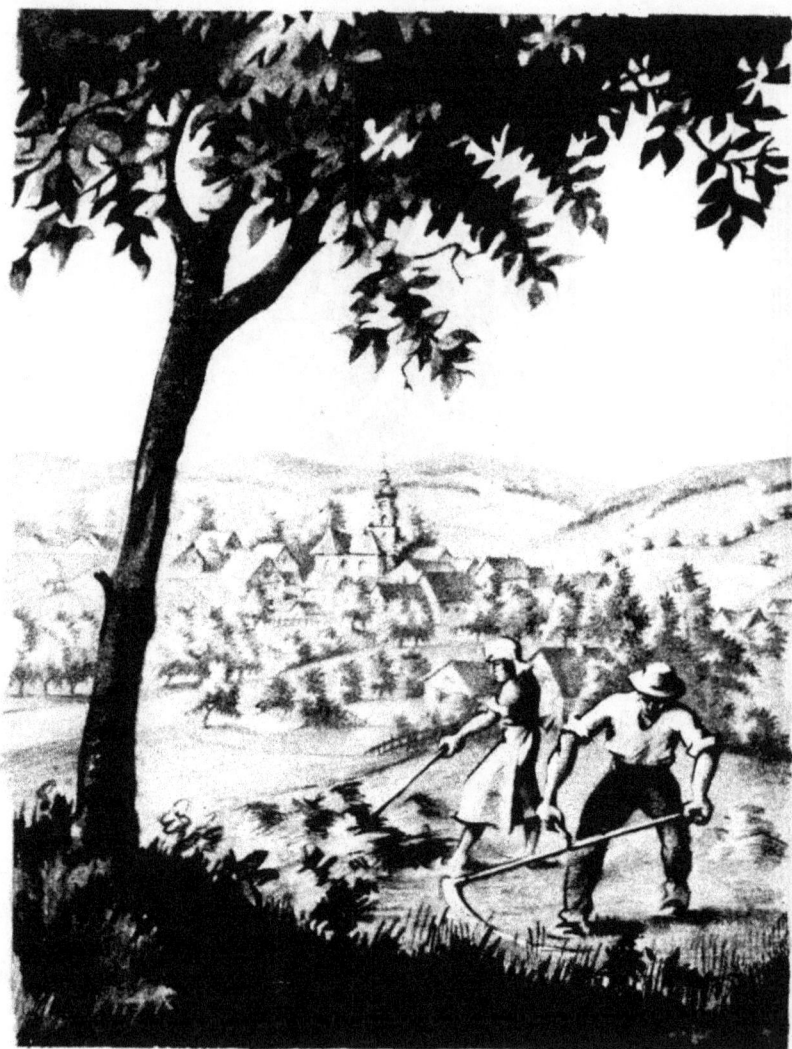

## Pfarrdorf Elbersroth
### der Wirkungsort des † Pfarrers Ludwig Heumann.

Elbersroth liegt im Kreise Mittelfranken, 17 km von der Kreishauptstadt Ansbach und 60 km von Nürnberg entfernt, inmitten einer fleißigen, wohlhabenden und seßhaften Bauernbevölkerung. Wohlbebaute Felder und sanfte Höhenzüge mit herrlichen Waldungen geben dieser typischen fränkischen Gegend ihr Gepräge.

2

# Inhalts=Übersicht.

# 1.

# Verzeichnis
## der Pfarrer Heumann'schen Heilmittel

4

5

# Verzeichnis von Heumanns
# Kräuter-Konzentrat-Kuren

| Bestell-Nr. | gegen | Beschreibung Seite | Preis Mk. |
|---|---|---|---|
| 201 | Arterien-Verkalkung | 328 | 3.95 |
| 202 | Asthma | 328 | 3.95 |
| 203 | Blasen- und Nierenleiden | 329 | 4.10 |
| 204 | Blutarmut | 329 | 3.95 |
| 205 | Brust- und Lungenleiden | 329 | 3.95 |
| 206 | Gallen- und Leberleiden | 330 | 4.25 |
| 207 | Gicht und Rheuma | 330 | 4.10 |
| 208 | Erkältungskrankheiten | 330 | 3.95 |
| 209 | Hämorrhoiden | 331 | 4.10 |
| 210 | Magenleiden | 331 | 4.10 |
| 211 | Nervenleiden | 331 | 4.— |
| 212 | Zur Universalreinigung des Gesamtorganismus | 332 | 3.25 |

## Sonstige Heumann-Präparate:

| Bestell-Nr. | Bezeichnung des Präparates: | Beschreibung Seite | Preis Mk. |
|---|---|---|---|
| 100 | Vitamin-Kraftnahrung „Rovase" | 305 | 3.60 |
| 101 | Familien-Gesundheitstee | 35 | —.75 |

### An alle Besitzer des

vorliegenden Buches „Pfarrer Heumanns Heilmittel" — meist kurz Pfarrer-Heumann-Buch genannt — möchten wir an dieser Stelle noch eine Bitte richten: Zeigen Sie dieses interessante, für jede Familie außerordentlich nützliche Werk Ihren Verwandten und Freunden. Wir senden es jedermann, der sich an L. Heumann u. Co., Nürnberg 2 — B wendet, **kostenlos** und unverbindlich zu. Sie werden gewiß manchem Ihrer Nächsten — namentlich wenn er leidend ist — eine große Freude bereiten, indem Sie ihn auf diese seltene Gelegenheit aufmerksam machen. Aber bitte erkundigen Sie sich bei dem Betreffenden erst genau, ob er das Buch nicht schon besitzt. Die älteren Buchauflagen enthalten genau den gleichen Text wie die vorliegende. Wer also sein Pfarrer-Heumann-Buch vor Jahren schon bezogen hat, braucht nicht zu glauben, dieses wäre inhaltlich veraltet. Lediglich an der Aufmachung sind im Laufe der Zeit einige belanglose Aenderungen vorgenommen worden. Das verändert aber in keiner Weise den Wert des überall als Nachschlagewerk geschätzten und sorglich aufbewahrten **Pfarrer-Heumann-Buches**

# 2.

# Alphabetisches Stichwort-Register

Die Hauptstellen sind durch fette Ziffern heivorgehoben.

8

9

# 3.
# Geleitwort

des am 26. April 1918 verstorbenen Pfarrers Ludwig Heumann.

---

Die in vorliegender Broschüre näher beschriebenen Mittel habe ich der Oeffentlichkeit zugänglich zu machen mich entschlossen, nachdem sie tausendfach erprobt und als vorzüglich befunden worden waren. Es sind keine sogenannten Hausmittel, ihre Zusammensetzung entspricht vielmehr dem neuesten Stande der Naturwissenschaften. Ich möchte dies ganz besonders hervorheben gegenüber jenen, die über die Mittel aburteilen, ohne ihre Wirksamkeit kennen gelernt zu haben. Verschiedene Aerzte haben sich schon von der hervorragenden Güte und den vortrefflichen Erfolgen meiner Mittel überzeugt und ich muß es ablehnen, mit anderen Aerzten, die nur allein wegen meines Namens und Standes gegen die Mittel Stellung nehmen, ohne diese selbst zu kennen, mich in eine Diskussion einzulassen. Zum allermindesten muß ich verlangen, daß jemand, der ein Urteil über die Mittel abgibt, dieselben zuvor auf ihre Wirksamkeit prüft; wer anders handelt, muß sich den Vorwurf der Oberflächlichkeit gefallen lassen.

Daß meine Mittel ganz hervorragend wirken, dürfte zur Genüge daraus hervorgehen, daß in kurzer Zeit über zwanzigtausend*) Dankschreiben einliefen; sie können jederzeit bei der Vertriebsstelle in Nürnberg eingesehen werden.

Selbstverständlich soll dieses Büchelchen nicht den Arzt verdrängen, wo seine Zuziehung geboten ist; in vielen Fällen wird dringend ärztliche Behandlung empfohlen. Aber dort, wo ein Arzt nicht bald erreichbar ist, soll der Leidende die Möglichkeit haben, wohlerprobte

---

\*) Am 14. April 1926 notariell beglaubigt: 144 289.
Jetzt vorhanden: weit über ¼ Million.

Mittel unbeirrt durch etwaige Liebhabereien des einen oder anderen Arztes zu beziehen und sachgemäß anzuwenden; denn es gilt der Satz, daß für die leidende Menschheit das Beste gerade gut genug ist.

Ausdrücklich bemerke ich noch, daß es keinen Zweck hat, sich mit Zuschriften an mich persönlich zu wenden. Ich behandle grundsätzlich niemand und gebe keine schriftlichen Verordnungen. Meine Mittel stehen Aerzten und Kranken zur Verfügung, ich selbst übe selbstverständlich keine Praxis aus. Alle Zuschriften sind deshalb zu richten, entweder an das Generaldepot meiner Mittel:

**Löwenapotheke, P. Frank, Nürnberg 2,** Brieffach 9,
Postscheckkonto Nürnberg 4383

oder an

Fa. **Ludwig Heumann & Co., Nürnberg 2,** Brieffach 109,
Postscheckkonto Nürnberg 5820.

Elbersroth, im September 1917.

13

# 4.
## Vom Wesen und Sinne der Heilmittel Pfarrer Heumanns.

Der vorliegenden Auflage des Pfarrer Heumann'schen Heilmittel-
buches sollen einige Begleitworte vorangesetzt werden, um auch die der
neuen Bewegung noch Fernstehenden **zu einem sachlichen Urteil** zu
veranlassen, bezw. sie zu einem Nachdenken über „das Wesen und
den Zweck der Arzneibehandlung" anzuregen.

Von dem Wunsch beseelt, seinen Mitmenschen auch in körperlichen Nöten zu geeigneter Zeit ein Helfer und Ratgeber zu sein,
beschäftigte sich der verstorbene **P f a r r e r   H e u m a n n** (Elbersroth in Bayern) viele Jahre mit den verschiedenen Ansichten und
Lehren von der Heilung des erkrankten menschlichen Körpers. **Schon
während seines Hochschulstudiums** interessierte er sich für die Lehren
der Allopathie und der Homöopathie und beschäftigte sich eingehend
mit den Grundsätzen der Naturheilkunde, von der Ansicht ausgehend,
daß in j e d e r dieser eigentlich grundverschiedenen Lehren immerhin
eine gewisse Wahrheit enthalten sein müsse.

Die Prüfung dieser Methoden ergab für ihn mit ständig größerer
Sicherheit, daß jede Lehre in dem Bestreben, als die einzig richtige
und beste zu gelten, in vieler Hinsicht parteiisch war und in dieser
Parteinahme so manches rundweg ablehnte, was die andere Lehre
als durchaus notwendig, geradezu als die Hauptsache hinstellte. Als
keiner Heil-Partei Angehörender hatte er keine Veranlassung, für den
einen oder gegen den anderen Stellung zu nehmen und bewahrte
sich sein unparteiisches Urteil. Er beschränkte sich darauf, das, was
er von den einzelnen Lehren und Mitteln

### als gut erkannt

hatte, in geeigneten Fällen zu versuchen. Die Ergebnisse dieser Versuche
teilte er Fachleuten mit, die nun wiederum infolge der überaus er-

freulichen Erfolge der Heumann'schen Eigenforschungen sich mit ihm verbanden und immer weiter das ausbauten, was heute allgemein unter der Bezeichnung **„Pfarrer Heumanns Heilmittelschatz"** bekannt und geschätzt ist. Baute sich also das, was unter dieser Bezeichnung verstanden und in nachstehendem Werk beschrieben wird, auch einzig und allein ursprünglich auf Beobachtungen und Ansichten Pfarrer Heumanns auf, ist auch jeder Gedanke, jedes Präparat mehr oder minder auf seine Ideen, seine Arbeit zurückzuführen, so ist doch anderseits jede dieser Arzneizubereitungen auch Gegenstand wissenschaftlicher Forschung, jede dieser Heilweisen genau

### auf Wirksamkeit geprüft

worden. Gebührt also Herrn Pfarrer Heumann fraglos in erster Linie unser Dank für seine Anregung, sein Nachdenken, seine Versuche und Mühen, so haben wir doch auch seinen technischen und wissenschaftlichen Mitarbeitern unseren Dank zu zollen dafür, daß sie in jahrelangen, mühsamen Arbeiten stets arbeitsfreudig Herrn Pfarrer Heumann zur Hand gingen. Diesen Dank an dieser Stelle auszusprechen, halten wir für eine Pflicht.

Das, was die sogenannte Naturheilkunde Gutes geben konnte, legte Pfarrer Heumann in diesem Werk und als Beigabe zu seinen Arzneien nieder unter der Bezeichnung: **besondere Ratschläge, Lebensweise bezw. Diät bei Krankheiten** usw. Selbstverständlich sind diese Ratschläge sehr wertvoll und wohl geeignet, die entsprechenden Krankheiten günstig zu beeinflussen; ohne ihre Beachtung werden die Arzneien vielfach nur sehr mangelhaft wirken. Anderseits können aber diese Ratschläge für sich allein auch nicht viel helfen. Vieles Gute, vieles Richtige hat die Naturheilmethode und das Gute, das Richtige sonderte Pfarrer Heumann von sinnlosem unzweckmäßigen Ballast; diesem Guten — Richtigen redete er das Wort und half es verbreiten. Auch was die eigentliche Zusammenstellung der Mittel anlangt und die Auswahl der wirksamen Bestandteile, traf Herr Pfarrer Heumann

### eine sehr sorgfältige Wahl

unter den bis dahin herrschenden Ansichten. Man war bei der Verordnung und Herstellung von Arzneimitteln meist von dem Standpunkt ausgegangen, daß es genüge, gegen jedes Leiden irgend ein aus nur **einem** Bestandteil bestehendes Medikament in einer bestimmten, nicht zu kleinen Dosis zu reichen. Wäre das immer richtig? Nein! Denn man hat erfahren, daß manches Arzneimittel, das irgend ein Organ günstig beeinflußt, auf dieses oder ein anderes Organ auch zugleich unerwünschte, oft sogar schädliche Nebenwirkungen haben kann. So konnte, um ein Beispiel zu gebrauchen, ein Kranker durch große Mengen Salicylsäure vielleicht einen Rheumatismus vertreiben, schädigte sich aber Herz und Magen dabei derart, daß er gleich mit einer Kur gegen seine beiden neuen Leiden beginnen mußte. Bei vielen Arzneimitteln gelang es zwar, die Nebenwirkungen wenigstens abzuschwächen, bei den meisten aber mußte ein anderer Ausweg gesucht werden und wurde auch gefunden. Unser Arzneischatz verfügt beinahe jedem Leiden gegenüber nicht nur über **eines**, sondern über eine ganze Reihe verschiedener Mittel. Die Aufgabe bestand nur darin, aus diesen verschiedenen Stoffen, die zur Heilung eines erkrankten Organs in Frage kommen, eine kombinierte Arznei so herzustellen, daß sich

## alle die günstig wirkenden Heilmomente zu einer großen wirksamen Summe vereinigen,

während die ganz verschiedenen Nebenerscheinungen sich teilweise gegenseitig aufheben und dadurch unschädlich machen, teilweise auf verschiedene Organe verteilen, so daß keines zu starken Nebenwirkungen ausgesetzt wird und deshalb nicht Schaden leidet.

Ein Beispiel erläutert dies: Gegen ein Leiden gibt es Mittel a, b, c, d. a wirkt aber ungünstig aufs Herz, b auf den Magen, c auf die Niere, d auf die Galle bereitenden und absondernden Organe. Dann nimmt Pfarrer Heumann von jedem der Mittel nur ein Viertel, erzielt hierdurch den gleichen Erfolg auf das zu bekämpfende Leiden, schädigt aber keines der anderen Organe, weil auf jedes nur mit $1/4$ Kraft eingewirkt wird und auch diese Viertelkraft mannigfach durch die anderen Bestandteile aufgehoben wird. Die möglichst günstige Zusammenstellung eines Medikamentes nach dieser Heilmethode aus mehreren oder vielen in gleichem Sinne

16

wirkenden Arzneiftoffen bietet natürlich viele Schwierigkeiten, die man früher, als man sich auf die Darreichung nur **eines** wirksamen Bestandteiles beschränkte, gar nicht kannte oder gar nicht berücksichtigte. Es handelte sich dabei ja nicht nur um die genaue Dosierung und die Probe auf die chemische Verträglichkeit der einzelnen Bestandteile untereinander, sondern meist spielt auch noch die Reihenfolge, in welcher sie vermischt werden und die Art ihrer Verarbeitung eine große und wichtige Rolle.

Diese Art der Ordination hat eigentlich erst in neuerer Zeit volle wissenschaftliche Anerkennung gefunden. So erklärte Herr **Professor Traube** in der am 11. November 1920 stattgefundenen Sitzung der Deutschen Pharmazeutischen Gesellschaft, daß es irrig sei, allen Gemischen einen besonderen therapeutischen Wert, der über die reine Addition der Wirkung der einzelnen Komponenten hinausginge, abzusprechen. Im Gegenteil wäre festgestellt, daß

## manches Gemisch eine Erfindung von größerer Tragweite

darstelle, als viele neue chemische Arbeitsgänge, obwohl die letzteren patentierfähig wären und die ersteren nicht.

Pfarrer Heumann hatte auf diesem Wege im Verein mit seinen wissenschaftlichen und technischen Mitarbeitern schon lange vorher mühsam gearbeitet und dafür als Lohn auch gute und erfreuliche Heilerfolge erzielt. Gerade auf dem Gebiete der zweckmäßigen Zusammenstellung und Verarbeitung der Arzneimittel hat er soviel Neues geschaffen, daß man in der Annahme nicht fehl gehen wird, die Erfolge, die mit seinen Präparaten erzielt werden, seien hauptsächlich auf diesen Umstand zurückzuführen.

Die Heumann'schen Präparate verdanken also ihre Erfolge nicht irgend welchen geheimnisvollen Kräften, sondern der wissenschaftlich anerkannten und auch für jeden Laien verständlichen Kombinationswirkung einer Mehrheit von Einzelstoffen.

**Wie groß die Wirksamkeit der nach dieser Heilmethode von Pfarrer Heumann zusammengestellten Präparate ist, geht schon aus der Riesenzahl von Zeugnissen hervor, die Tag für Tag über erfolgreiche, mit Heumann'schen Mitteln durchgeführte Kuren einlaufen.**

17

**Bei Drucklegung dieses Buches betrug die Zahl der Dankschreiben über ¼ Million (265 000).**

Wir sind nicht so anmaßend, uns einzubilden, unser Büchlein mache eine ärztliche Behandlung überflüssig. Wir setzen als selbstverständlich voraus, daß alle, die unsere Mittel bestellen, **in ärztlicher Behandlung sind oder waren** und daß deshalb wenigstens die Art des Leidens **durch den Arzt** festgestellt ist.

Warst Du schon bei einem oder mehreren Aerzten und weißt Du dann genau, was Dir fehlt, dann kannst Du ruhig die Heumann'schen Mittel gebrauchen.

**Wer die Dankschreiben liest, die wir in großer Menge veröffentlichen, wird erkennen, daß fast alle, die sich an uns wenden, die Art der Krankheit bereits durch frühere ärztliche Feststellungen kennen.**

So wollen wir weiter arbeiten im Geiste Pfarrer Heumanns. Wissenschaft und Erfahrung nicht geheim halten, sondern sie verbreiten und helfen, soweit unsere Kraft reicht, unter Kontrolle der Oeffentlichkeit, nach anerkannten Grundsätzen der Naturwissenschaften.

---

**Bei den hier abgedruckten Dankschreiben haben wir die volle Adresse angegeben, damit es jedem Leser möglich ist, sich von der Richtigkeit der Briefe zu überzeugen. Da aber bei der ständig zunehmenden Zahl der Anhänger der Heilmittel Pfarrer Heumanns die Einsender von Dankschreiben fortgesetzt viele Anfragen erhalten, wolle man sich nur in besonderen Fällen an diese um Auskunft wenden und dann nur unter Beifügung des Rückportos. Wer also kein ausreichendes Rückporto beifügt, der kann keine Antwort erwarten. Bleibt eine Antwort trotz Rückportos aus, so wende man sich an die Firma L. Heumann & Co., Nürnberg, die sehr gern auf jegliche Fragen Auskunft gibt.**

# 5.
# Die sorgfältige Herstellung der Heumann-Präparate.

Um die Grundsätze der Wissenschaft wie auch die Erkenntnisse Pfarrer Heumanns bei der Fabrikation seiner Heilmittel voll anwenden und verwerten zu können, sind peinlich genaue Untersuchungsmethoden und komplizierte Spezialmaschinen und -einrichtungen erforderlich, denn nur dadurch ist die Gewähr für die sorgfältigste Herstellung geboten, die von Anfang an unter der L e i t u n g b e w ä h r t e r F a c h k r ä f t e (Apotheker und Chemiker) vor sich geht.

Wird ein Heumann-Präparat frisch hergestellt, so werden unter der Oberleitung eines Apothekers nach den a l t e r p r o b t e n R e z e p t e n die verschiedenen Bestandteile des betreffenden Medikaments zusammengestellt. Die damit beauftragten Fachleute besitzen eine langjährige Erfahrung und bieten den Verbrauchern der Pfarrer Heumann'schen Heilmittel gewissermaßen eine Gewähr dafür, daß alle diese Spezialpräparate

## in stets gleichmäßiger Güte und Reinheit

hergestellt werden. Weil übrigens, der großen Nachfrage entsprechend, immer beträchtliche Mengen des betreffenden Mittels auf einmal fabriziert werden, ist eine sehr rationelle Herstellung möglich, die sich natürlich auch im P r e i s e für die Heumann-Mittel günstig auswirkt.

Eine Grundbedingung zur Fabrikation bestwirksamer Arzneimittel ist die **Verarbeitung erstklassiger Rohstoffe**. Diese stammen zum Teil aus den Tropen oder sonst aus Ländern mit viel Sonne; andere, die einen hohen Gehalt an erprobt heilsamen Bestandteilen aufweisen, sind heimatlichen Ursprungs. Alle aber werden nur von sehr zuverlässigen Firmen bezogen und dann noch im eigenen Spezial-Laboratorium von einem Chemiker und seinen wohlgeschulten Hilfskräften nach verschiedenen Methoden untersucht.

Nur dann, wenn sich der betreffende Roharzneistoff im Laboratorium als durchaus einwandfrei erwiesen hat, wird er angenommen, mit dem Prüfzettel versehen und in entsprechenden Behältern in den Lagerraum gebracht. Es kommt vor, daß ein Rohstoff recht lange lagern muß, um seine volle Wirksamkeit entfalten zu können oder auch um unangenehme Nebenwirkungen zu verlieren.

Soweit ein **künstliches Trocknen** der Grundstoffe nötig ist — einige würden bei der zu langsam währenden natürlichen Trocknung viel von ihrer Heilkraft einbüßen — geschieht dies entweder in einer sogenannten Vakuum-Apparatur oder in mächtigem Trockenschrank. Durch eine sinnreiche Vorrichtung wird die Luft herausgesaugt. Infolge dieser Luftverdünnung kann darin das Wasser schon bei 30° (statt bei 100°) sieben und verdunsten. Nur dadurch ist es möglich, daß z. B. die lebenswichtigen Vitamine, die bei höherer Temperatur größtenteils zerstört würden, voll erhalten bleiben.

Der **Vermahlung** der getrockneten Roharzneistoffe wird größte Beachtung zugewendet, denn Wissenschaft und Erfahrung haben

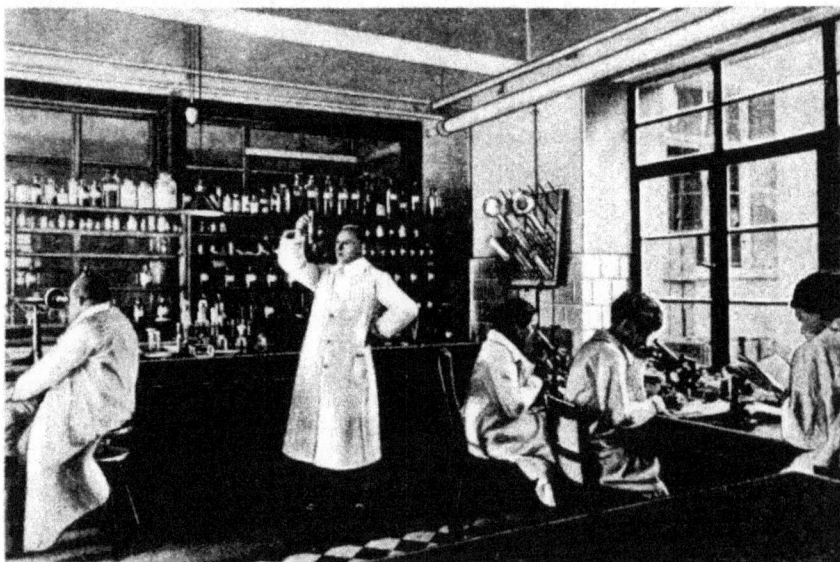

**Bild 1.** Im Untersuchungs-Laboratorium werden alle Rohstoffe auf Güte und Reinheit genau geprüft.

gelehrt und gezeigt, daß ein Medikament umso besser und schneller wirkt, je feiner seine Vermahlung und Verteilung ist; wer wollte das bezweifeln?

Wenn die verschiedenen heilkräftigen Bestandteile eines Heumann= Mittels gemahlen, gemischt, wiederholt maschinell gesiebt oder sonst= wie mit entsprechenden Spezialmaschinen bearbeitet sind (wir können hier nur einen Teil des oft sehr langwierigen Fabrikationsganges zeigen und beschreiben), dann muß die vorschriftsmäßige Masse noch entsprechend geformt werden.

Manches Heilmittel ist **in Pillenform** am besten aufzubewahren und einzunehmen; deshalb kommt zum Beispiel das fein gepulverte Arzneigemisch der „Balsamischen Pillen" in eine der Pillen= bereitungsmaschinen, sogenannte Aufziehkessel, von denen 10 Stück in einem besonderen Saal aufgestellt sind.

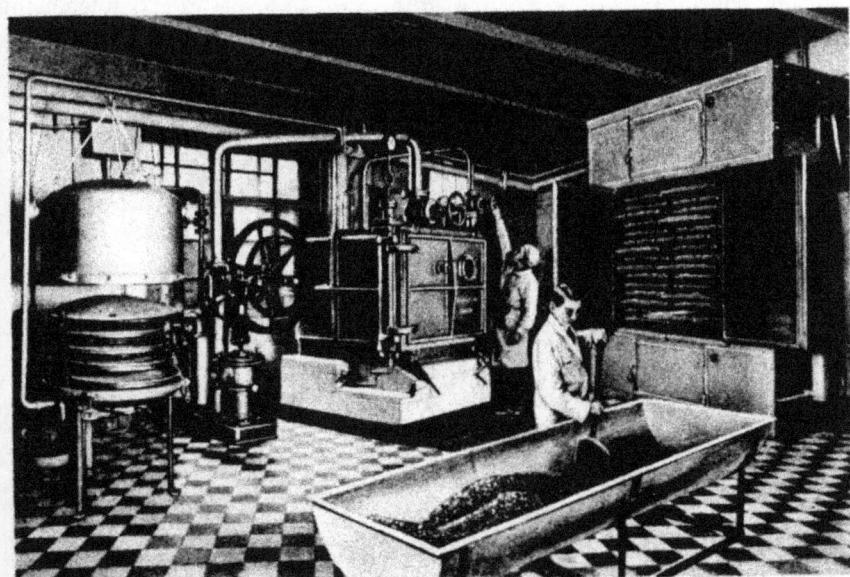

2. Empfindliche Rohstoffe, Halbfertigfabrikate usw. werden in **Vakuum=Apparaten** bei sehr niedrigem Luftdruck getrocknet.

Die Fabrikation der verschiedenerlei Medikamente **in Tabletten-form**, die, gegenüber den in Papier eingewickelten Pulvern, wie man sie früher meist anwendete, große Vorteile hat, geht ebenfalls ganz auf maschinellem Wege vor sich. Und zwar sind in den Heumann-Werken 10 Tabletten-Preßmaschinen vorhanden, von denen die kompliziertesten, aber auch die leistungsfähigsten, sogenannte Rundläufer, in 8 Stunden bis zu 100 000 ganz gleichmäßig große Tabletten liefern können. Diese genaue Dosierung ist für ein Heilmittel oft von großer Wichtigkeit. Auch die verschiedenen Arten der Pfarrer Heumann'schen **Heil-Tees werden zu großen Tabletten gepreßt** und dann noch von einer anderen Maschine einzeln in Staniol gepackt. Dadurch sind sie gegen Austrocknung und Feuchtigkeit, gegen Verdunstung flüchtiger ätherischer Bestandteile und die Aufnahme fremder Gerüche bestens geschützt, sodaß auch eine angebrochene Packung noch lange Zeit aufbewahrt werden kann.

Die Bereitung von **Salben und Zäpfchen** erfordert wiederum andere Maschinen und Einrichtungen und zwar in der Hauptsache

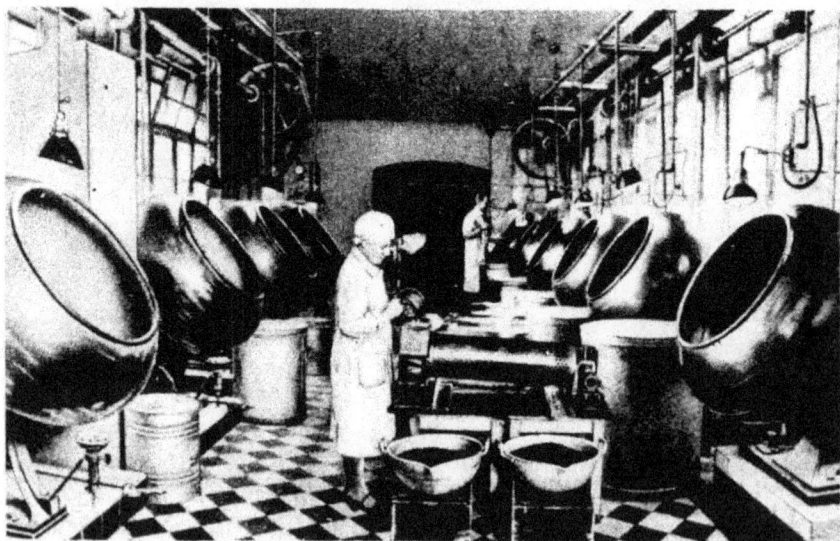

3. Im Laboratorium für **Pillenherstellung** rotieren ganz gleichmäßig viele blanke Kupferkessel.

solche, die eine sehr feine Verreibung der Grundstoffe bezwecken, während zur **Fabrikation flüssiger Medikamente** sogenannte Extraktions= oder Auszugsapparate, hydraulische Pressen und geeignete Filtrationsanlagen vorhanden sind.

Im Vorhergehenden haben wir wiederholt darauf hingewiesen, daß bei der Herstellung aller Heumann=Heilmittel eine Berührung mit der Hand nach Möglichkeit vermieden wird. Deshalb geht in den Heumann=Werken auch die **Verpackung** der Medikamente größtenteils maschinell vor sich. Außer den flüssigen Arzneien werden auch andere, pulverförmige Präparate direkt aus der Maschine in die bekannten Originalpackungen gefüllt.

Weil überhaupt die Verpackungsart der Arzneimittel etwas sehr wesentliches zu ihrer Frischerhaltung ist, wird große Sorgfalt darauf verwendet, denn wäre es nicht geradezu unverantwortlich, wenn man den wertvollen Inhalt durch eine unzweckmäßige Verpackung gefährden wollte? Selbstverständlich ist alles Ueberflüssige und schließlich

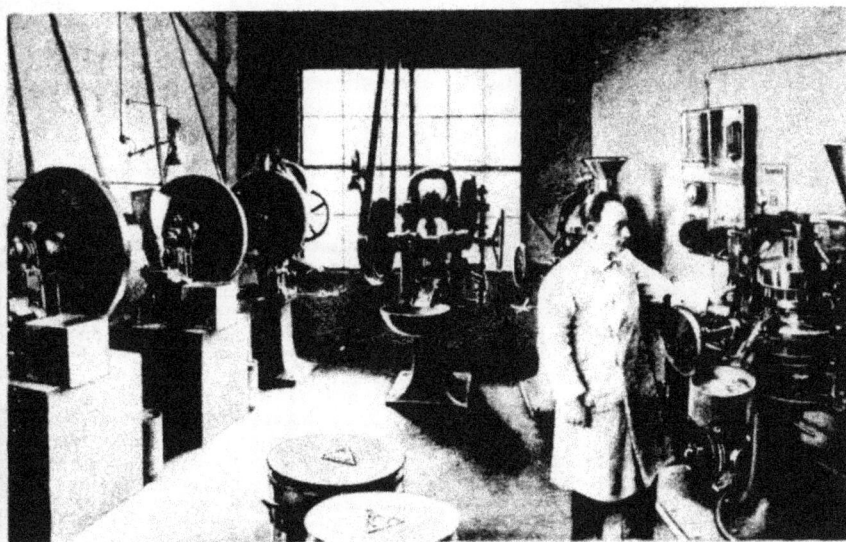

4. **Bei der Tabletten=Herstellung** kommt es sehr auf Gleichmäßigkeit an. Näheres darüber im Text.

23

nur Verteuernde daran vermieden. — Die Pfarrer Heumann'schen Heilmittel kommen in den praktischen **Heumann-Rundpackungen** zum Versand. Diese sind unter dem oberen Blechdeckel noch fest mit einem durchsichtigen Zelluloidblatt verschlossen, das erst vom Verbraucher geöffnet wird, indem er es mit einem spitzen Messer oder dergleichen am Rande aufschneidet. **Jeder Packung ist als Schutzmarke das Kopfbild Pfarrer Heumanns** aufgedruckt, worauf die Verbraucher g e n a u  a ch t e n mögen, denn dann sind· sie vor minderwertigen Nachahmungen unbedingt sicher. Auf dem feuchtigkeitsundurchlässigen Rundkarton steht auch die genaue Gebrauchsanweisung für das betreffende Heilmittel, und schließlich sind auf jeder Packung die einzelnen Bestandteile in dem genauen Mengenverhältnis angegeben.

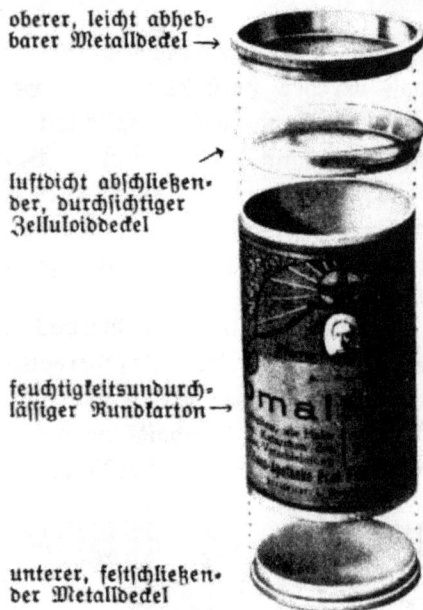

oberer, leicht abhebbarer Metalldeckel →

luftdicht abschließender, durchsichtiger Zelluloiddeckel

feuchtigkeitsundurchlässiger Rundkarton →

unterer, festschließender Metalldeckel

5. Die praktische Heumann-Rundpackung.

# 6.
# Das Leben in gesunden Tagen.

Obwohl dieses Buch hauptsächlich den kranken Menschen gewidmet ist, wird es auch mancher Gesunde und vermeintlich Gesunde in die Hand nehmen, um darin den einen oder anderen wichtigen Hinweis zu finden,

## wie der Krankheit vorgebeugt werden kann.

Es ist durchaus nicht nötig, daß man zu diesem Zwecke in übergroßer Besorgnis alles vermeidet, was das Leben angenehm macht. Nur

## das Maßlose schadet

in jeder Hinsicht und soll deshalb ausgeschaltet werden. Denken wir immer daran, daß der Mensch nicht lebt, um zu essen und zu trinken, sondern, daß er das tut, um zu leben. Vernunft und Instinkt sollen hier den richtigen Weg zeigen, wie man **lang und in bestmöglicher Gesundheit lebt.** Dazu trägt vernünftiges, also nicht übermäßiges Essen und Trinken ganz wesentlich bei. Es sterben ja viel weniger Menschen an Hunger, als an zu reichlicher Ernährung und noch viel mehr Männer, auch Frauen haben an den Folgen des zuviel, als an denen des zuwenig Trinkens zu leiden, zumal wenn es sich um den Genuß alkoholischer und anderer in großen Mengen schädlich wirkender Getränke handelt.

Trinken wir nach vollbrachtem Tagwerk ein köstliches Gläschen Wein, genießen wir in anregender Gesellschaft oder nach anstrengender Arbeit einen kühlen Trunk Bier, so wird uns dies in jedem Fall gut tun, aber nicht schaden. Auch das Rauchen einer guten Zigarre wird uns bei solchen Gelegenheiten einen wahrhaften Genuß verschaffen können, sofern wir Geschmack daran finden. Es mag vorkommen, daß wir uns an besonderen Freudenfesten einmal eine Kleinigkeit mehr gestatten als gewöhnlich. Daraus darf aber durchaus keine Regel gemacht werden, denn jedes Uebermaß ist unbedingt schädlich, der gesündeste Mensch merkt dies am nächsten Tage und hat je nach dem Grade des Uebermaßes und seiner Körperkonstitution **stunden- und tagelang darunter zu leiden,** bis der Körper die Ursachen des Unbehagens, in diesem Falle die Giftstoffe des Alkohols, wieder ausgeschieden hat. Kommt derartiges öfter vor, so kann auch der gesündeste Körper die schädlichen Stoffe nicht mehr schnell genug ausscheiden, er erkrankt oder es wird der Grund zu dauernden Krankheiten gelegt, die sich erst nach mitunter recht langer Zeit zeigen. Aehnlich wie mit dem zuvielen Trinken kann auch mit zuvielem Essen die Gesundheit allmählich untergraben werden. Man hört zwar häufig sagen: solange es einem schmeckt, soll man essen. Das mag angenehm sein, kann aber auch recht unangenehme Folgen haben, **da es darauf ankommt, was man ißt!** Essen wir in der Hauptsache nur das, was wir Hausmannskost nennen, also eine nicht überfeine Mischung von Gemüse- und Fleischnahrung, so fahren wir vielleicht am besten, denn unsere einfache deutsche

### Hausmannskost ist etwas sehr Gutes,

etwas viel Besseres als so mancher denkt. Sie enthält nicht nur reine Nährstoffe, d. h. solche, die der Körper rasch und restlos verwertet, sondern teilweise auch unverdauliche Bestandteile, die zum Gesundbleiben durchaus erforderlich sind, weil sie ganz mechanisch die Rückstände der Ernährung aus dem Darm treiben. Solche sogenannten Ballaststoffe sind z. B. die Fasern der Gemüse; auch in der sonstigen Nahrung sind mehr oder weniger Stoffe enthalten, welche die Wissenschaftler Zellulose nennen. Würde diese nicht ein Bestandteil der alltäglichen Kost sein, so könnten noch mehr Stoffwechselschlacken, als es sowieso schon der Fall ist, im Körper verbleiben, sich dort zersetzen und das Blut verunreinigen. Aus unreinem Blut aber — das sei jetzt schon gesagt — können alle möglichen Krankheiten entstehen, die z. B. mit Kopfschmerzen anfangen und unter Umständen früher oder später in Gicht, Gallenleiden, Arterienverkalkung und andere ernste Beschwerden ausarten. Unsere vielen Gichtkranken, unsere frühzeitigen Sklerotiker (d. h. an Arterienverkalkung Leidende), kurz, alle Stoffwechsel-Kranken sind drastische Beispiele für die

### Folgen der Ueberernährung und des schlechten Blutes.

Gerade die allzuleicht verdaulichen, reichlich genossenen Speisen und die hierdurch bedingte Unmöglichkeit, die sich ansetzenden Verwesungsstoffe auf natürlichem Wege regelmäßig und rechtzeitig auszuscheiden, sind im Verein mit schlechtem Blut

## der Grund für fast alle Krankheiten,

welche nicht durch Uebertragung oder Vererbung entstehen! Ja, selbst ansteckenden Krankheiten ist ein Mensch, der reines, gesundes Blut hat, viel weniger ausgesetzt als einer, dessen Körpersäfte nicht die richtige Zusammensetzung haben und der deshalb nicht genug Widerstandskraft gegen die verschiedensten Krankheitserreger aufbringen kann. — Leider gibt es viele Menschen, welchen die Erwähnung des Wortes „Abführen" oder „Stuhlgang" entsetzlich ist. Sie betrachten das als unfein, als etwas, von dem man nicht spricht. Sie erziehen ihre Kinder in den gleichen Ansichten, haben in ihrem sonst vielleicht netten Heim den dunkelsten, schlechtest gelüfteten Ort zur Verrichtung ihrer natürlichen Bedürfnisse und bezeichnen jeden, der natürlich empfindet, als ungebildet. Wir müssen essen, um zu leben. Aber wir müssen naturgemäß auch Stuhlgang haben, um leben zu können! Eine geregelte Verdauung ist also auch ein natürliches Lebensbedürfnis, über das man offen sprechen darf und zur richtigen Zeit sprechen soll, wenn es gilt gesund zu bleiben. Und

## das Gesundbleiben

ist doch ein Ziel, das wir immer vor Augen haben sollen. Deshalb kann das Kapitel „Stuhlgang" und „Abführmittel" (Ausführliches steht darüber noch auf den Seiten 88—98) in diesem Buche keinesfalls mit Stillschweigen übergangen werden. Denn wenn auch das Gesundbleiben nicht allein von der Verdauung abhängt, so ist ein normaler Stuhlgang doch zur Reinerhaltung des Blutes notwendig, und

**das Blut ist der Urquell von Kraft und Gesundheit — — — aber auch von Schwäche und Krankheit!**

27

Haben Sie sich das jemals ganz klar gemacht? Oder wie stellen Sie sich die Entstehung und Entwicklung von Krankheiten vor? Glauben Sie, diese sind ganz unvermittelt da, ganz von selbst und aus nichts entstanden? So kann es bestimmt nicht sein. Jedenfalls haben die Lehren jener Forscher viel mehr für sich, die sagen: „Ehe die Krankheit in den Organen des Körpers Fuß faßt, muß sie schon vorher irgendwo ihren Ursprung gehabt haben; **der Ursprung muß im Blute sein.**"

## Reines Blut verbürgt Erhaltung des normalen gesunden Körperzustandes!

Wir müssen also gründlich dafür sorgen, alle schädlichen Stoffe rechtzeitig aus Körper und Blut zu entfernen, um möglichst gesund zu bleiben. Denn das steht unbedingt fest:

## Verdorbenes Blut kann zu leichteren oder auch schwereren Leiden führen, von denen der Mensch unbedingt verschont bleiben möchte!

Noch viel wichtiger als das Wissen über die Entstehung, ist für Sie eine klare Belehrung über die Beseitigung und Verhütung vieler Gesundheitsstörungen, von denen sich die eine oder andere vielleicht bereits fühlbar bei Ihnen bemerkbar macht. Wenn Sie häufig auch nur ein leichtes Abgespanntsein empfinden, so wird dadurch doch Ihr Wohlbefinden allmählich stark beeinträchtigt. Wer klug und vorsichtig ist, achtet auch auf leise Anzeichen! Man kann zwar häufig gar nicht sagen, was einem eigentlich fehlt und fühlt sich auch nicht ausgesprochen krank, **aber man ist auch nicht ganz gesund und deshalb manchmal recht nervös und mißgestimmt.**

Nun soll aber keinesfalls untätig gewartet werden, bis sich aus diesen anfänglich kaum beachteten Störungen etwa ein ernstes Leiden entwickelt. Vorbeugen ist leichter als heilen! Es kann ruhig gesagt werden, daß es

## viel weniger kranke Menschen geben würde, wenn mehr Verständnis für Blutreinigungskuren vorhanden wäre!

Leider ist in manchen Gegenden unseres Vaterlandes der gute alte Brauch, mit Hilfe von Pflanzenkräften von Zeit zu Zeit eine Blut= reinigungskur durchzuführen, in Vergessenheit geraten. Aber Sie, lieber Leser, möchten sich doch auf jeden Fall die reinen kräftigen Körpersäfte erhalten oder wollen sie rasch wieder erlangen, weil Sie — wie jeder instinktsichere Mensch — wohl fühlen, **daß die Lebenskraft im Blute liegt und es ohne eine Körpersäfte keine dauernde Gesundheit gibt.**

Weil das Blut in der Hauptsache nur durch die eingenommenen festen und flüssigen Nahrungs= und Genußmittel verunreinigt werden kann, wollen wir vor allem doch noch auf die Ernährungsfrage unser Augenmerk richten.

Am wohlsten wird sich der Mensch fühlen, der regelmäßig unsere gute deutsche Hausmannskost genießt, die, wie gesagt, genügende Mengen der den Darm auskehrenden Zellulose enthält. Aber so= lange unsere Hausfrauen und Köchinnen noch nicht genügend d i ä t i s c h e Kenntnisse besitzen, und da außerdem jeder Mensch nicht genau das Gleiche benötigt, um

## zu leben, lang zu leben und gesund zu leben,

solange werden stets gewisse Unregelmäßigkeiten in der Ernährung, also auch in der Stuhlentleerung unvermeidlich sein. Es wird also immer wieder vorkommen, daß im Körper schädliche Stoffwechsel= schlacken verbleiben, welche langsam, aber sicher auf das Blut ver= derblich wirken und ein vorzeitiges Altern herbeiführen.

Berücksichtigen wir, daß das Fleisch fraglos den höchsten Nähr= wert unter den gewöhnlichen täglichen Nahrungsmitteln hat, so müssen wir uns sagen, daß es schnell und viele, vielleicht sogar die meisten Zersetzungsstoffe bildet. Aus diesem Grunde sind die Fasttage, richtiger

## die fleischlosen Tage,

eine gesundheitlich recht hoch zu bewertende Einrichtung: dem Körper wird 24 Stunden keine Fleischnahrung zugeführt, es können sich also keine neuen Fleischzersetzungsstoffe (besonders Harnsäure und andere Stoffwechselschlacken) bilden und mithin auch nicht in das bereits

29

mit solchen Stoffen überreichlich belastete Blut übergehen. Das Blut und mit ihm der ganze Organismus hat also gewissermaßen einen Erholungstag. Freilich sind durch diesen noch immer nicht die bereits im Blut angesammelten Schlacken beseitigt. Hier aber soll unser Verstand einsetzen, der uns sagt, daß wir

## die im Blut enthaltenen Schadstoffe mit natürlichen Mitteln hinausspülen

sollen. Man wird zur Blutdurchspülung, die gleichzeitig eine Blutverbesserung sein muß, zweckmäßig solche Flüssigkeiten verwenden, die einen reichlichen Gehalt an geeigneten **Mineralstoffen** aufweisen. Es müssen natürlich gerade die Salze sein, die im menschlichen Körper normalerweise **in einem ganz bestimmten Mischungsverhältnis enthalten sind** und die er auf die Dauer nicht entbehren kann.

Entsprechend den heutigen Erkenntnissen und der durchaus berechtigten Anerkennung und Höherwertung biologischer Heilweisen greift man am besten zu **den in Pflanzen aufgespeicherten Mineralsalzen.** Sehr wesentlich ist der Umstand, daß dabei nicht nur pflanzliche Stoffe mitwirken, die eine Aufnahme dieser Salze beschleunigen und ihre richtige Verwertung sichern (wie das z. B. durch die sogenannten Vitamine auch durch die Saponine geschieht), sondern daß sich darüber hinaus auch noch andere pflanzliche Heilwerte entfalten können, die wichtige unterstützende Wirkungen ausüben, so z. B. durch Anregung der Ausscheidungsorgane und anderer lebensnotwendiger Tätigkeiten des Körpers. Die sogenannten pflanzlichen Alkalien haben sich auch als am wirkungsvollsten erwiesen im Sinne einer Unschädlichmachung von überschüssiger Säure und können zur **Verhinderung von Harnsäure-Ansammlungen** und deren schädlichen Folgewirkungen beitragen. Durch die Regulierung der Mineralisation der Körpersäfte wird zugleich ein günstiger Einfluß auf die Herstellung **normaler elektrischer Spannungsverhältnisse** ausgeübt. Eine zweckmäßige Unterstützung der blutdurchspülenden Wirkung erfolgt auch durch die **Mitverwendung ätherischer Oele,** die ebenfalls auf die verschiedenen Ausscheidungsorgane günstig einwirken und einer belebenden und anregenden Reiz-Therapie dienen. — Doch

30

über alle die

## Vorteile der Kräuter-Konzentrat-Kur Nr. 212,

die gar nicht genug empfohlen werden kann, lesen Sie noch Aus
führliches in dem grünen Anhang dieses Buches. Hier sei nur kur,
und bündig gesagt: dieses vielseitig und gründlich wirkende biologische
Kurmittel kann ganz wesentlich dazu beitragen, **daß Ihr Blut der
Urquell von Kraft und Gesundheit bleibt oder nach dem Beseitigen
bestehender Mängel wieder zu einem solchen Urquell wird.**

Wer gerade während der so gefährlichen Uebergangszeit von der
kalten in die warme Jahreszeit und umgekehrt, also im

## Frühjahr und im Herbst das Richtige in gesundheitlicher Hinsicht tun

will, um der Krankheit vorzubeugen, durch gereinigtes und verbessertes
Blut also die Voraussetzung zu einer **Auffrischung** und gleichsam zu
einer **Verjüngung** schaffen will, der scheue nicht die

## knapp 10 Pfennig tägliche Kurkosten

wie sie durch den planmäßigen Gebrauch der pflanzenbiologischen
Kräuter-Konzentrat-Kur Nr. 212 entstehen.

# Heumanns
# Kräuter-Konzentrat-Kur Nr. 212
## aus rein pflanzlichen Stoffen zur

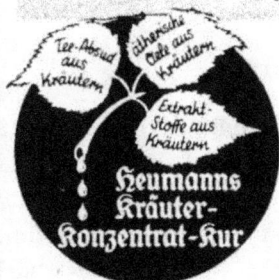

biologischen **Blutreinigung,**
Universalreinigung des **Blutes,** der
Gewebe und der Organe, Neubildung
und Verbesserung der Körpersäfte.
Mit Heumanns Kräuter-Konzentrat-
Kuren ist etwas völlig Neuartiges ge-
schaffen worden. Was die Natur an
Wirkstoffen zur Universalreinigung
des Gesamt-Organismus zu bieten
vermag, das ist im wesentlichen in der Kur Nr. 212 in hoch-
konzentrierter Form enthalten. Es empfiehlt sich daher, den
Seiten 321—336 besondere Beachtung zu schenken, auf denen
Näheres über Heumanns Kräuter-Konzentrat-Kuren
zu finden ist.

# Genießen, aber dabei gesund bleiben.

Auf den vorhergegangenen Seiten wurde bereits auf die Gefahren hingewiesen, die der häufige Genuß von Kaffee oder schwarzem Tee mit sich bringen kann. Diese beiden Getränke sind eben keine harmlosen Genußmittel; eine gewisse anregende Wirkung artet nur zu leicht in Erregung der Nerven aus, die dann über kurz oder lang natürlich streiken und einzelne Organe, zum Beispiel das Herz, heftig in Mitleidenschaft ziehen können. Der fortwährende Genuß dieser Getränke in starken Auszügen geht also auf Kosten der Gesundheit und das ist noch weit schlimmer als der Verlust an Geld, das für diese recht teuren Genüsse ausgegeben werden muß.

Es gibt zwar vielerlei unschädliche Ersatz-Getränke für Kaffee. Ersatz ist aber immer nur Ersatz. Deshalb bleibt mancher doch lieber bei echtem Bohnenkaffee, der bei aller Schädlichkeit wenigstens ein feines Aroma hat. Sollte man nicht von einem Genußmittel zum täglichen Gebrauch außer einem guten Aroma auch leichte Verträglichkeit und größtmögliche gesundheitsfördernde Eigenschaften verlangen? Und auch dann erst, und wenn es für jedermann leicht erschwinglich ist, verdient es weiteste Verbreitung.— Alles zusammen, also das feine Aroma, die Verträglichkeit, der besondere gesundheitliche Nutzen und die Billigkeit haben in kurzer Zeit

## Heumanns Gesundheitstee

zu einem beliebten Genußgetränk für viele gemacht, die wissen was gut ist. Der Tee stellt ein dem deutschen Geschmack entsprechendes Gemisch von ausgesuchten Aromakräutern dar, die man jedes für sich zum großen Teil schon von alters her hoch schätzt und vielerorts zum Hausgebrauch sammelt. Der Teegenuß würde vielleicht noch viel weiter verbreitet sein, wenn die Trocknung der Pflanzen und ihre Verwendung immer zweckmäßig vor sich ginge. Man muß nur wissen, wie viele Genußstoffe und biologische Wertstoffe in Pflanzen enthalten sind.

32

Wer kennt nicht die Lindenblüte mit ihrer duftigen Honig-
süße, die erfrischende Pfefferminze, die Hagebutte mit
ihrem milden Fruchtfleisch, den würzigen Fenchel, den mineral-
stoffreichen Schachtelhalm, die vanillinhaltige Queckenwurzel, das Süßholz, die Orange und die Zitrone,
in deren Schalen ätherische Oele enthalten sind, die dem hocharoma-
tischen Tee noch einen besonderen Duft verleihen. Insgesamt 16
Pflanzenbestandteile müssen ihre vereinten Aroma- und sonstigen
Wertstoffe zu Heumanns Gesundheitstee hergeben,
dessen Geschmack sich kaum beschreiben läßt, weil auch eine sehr feine
Zunge nicht den Eigengeschmack eines einzelnen Bestandteils heraus-
findet, sondern die gesammelten Duft-, Geschmackstoffe und Gesund-
heitswerte aller 16 Pflanzenprodukte genießt.

Natürlich kommt es viel darauf an, wie man Heumanns
Gesundheitstee zubereitet. Nachlässiges oder unsachgemäßes
Kochen kann den Genußwert jeder Speise und jedes Getränkes stark
herabmindern.

## Die Kunst des Teekochens

und insbesondere der richtigen, sparsamen Zubereitung von Heumanns
Gesundheitstee ist aber leicht erlernbar, denn sie ist gar nicht umständlich
und es gehört nichts dazu als Feuer, Wasser, ein Kochgeschirr, ein
Sieb und — ein wenig Freude am Kochen, wie sie ja jede Frau hat.
Wer genau nach der einfachen Zubereitungsvorschrift handelt, die
jeder Packung beiliegt, wird sich rasch daran gewöhnen, den Tee so
und nicht anders auf den Tisch zu bringen, **weil er dann ja nicht nur
am besten mundet, sondern auch am ausgiebigsten ist.**

Eben die Ausgiebigkeit von Heumanns Gesundheitstee
ist so groß, daß der Inhalt einer Original-Packung ungefähr für 150
Tassen mittelstarken Tees ausreicht. Die Tatsache, daß Heumanns
Gesundheitstee schon in so vielen Familien Eingang gefunden hat und
**zu einem immer willkommenen Morgen- und Abendgetränk** geworden ist, macht eine Herstellung in großem Umfange nötig und das
wirkt sich natürlich auf die Preisgestaltung sehr günstig aus.

Da die Packung **nur 75 Pfennige** kostet, kann sich jeder ausrechnen,
**daß eine Tasse dieses edlen und gesunden Genuß-Getränkes** nur

**auf einen halben Pfennig kommt!** Das ist etwa der zehnte Teil von dem, was eine Tasse einfachen, also nicht des besten Bohnen=kaffees kostet; ganz abgesehen vom noch höheren Preis, den man für indischen und chinesischen Tee oder für die meisten alkoholhaltigen Ge=tränke anlegen müßte. Der Unterschied zwischen Heumanns Gesund=heitstee und anderen Genußgetränken wird noch viel größer wenn man die Gesundheit in Rechnung zieht, der die Genußgifte schaden, der Gesundheitstee jedoch nur nützen kann.

Die Ergiebigkeit und damit außerordentliche Billigkeit von Heu=manns Gesundheitstee ist natürlich nur möglich, weil sein

## Gehalt an Duft= und Geschmacksstoffen

hoch genug ist, um viel hergeben zu können. Und dieser Gehaltreichtum rührt davon her, daß die verwendeten Pflanzenteile nicht nur aus den bestgeeigneten Wachstumsgebieten bezogen werden, sondern daß sie auch eine zweckmäßige und sorgfältige Behandlung und Verarbeitung erfahren. Kein Bestandteil kommt zur Verwendung, der nicht zuvor im eigenen Untersuchungslaboratorium der Firma L. Heumann & Co. **eine peinliche Prüfung** bestanden hat. Was aus dem Heumann=Werk in Nürnberg kommt, ist immer das Beste in seiner Art, das gilt natürlich auch für den Gesundheitstee, der es wohl verdient, immer mehr ein wahres Volksgetränk zu werden.

Drei Eigenschaften sind es also, die **Heumanns Gesundheitstee zu einem wahren Volksgetränk** machen:

1. sein feiner Geschmack,
2. seine absolute Unschädlichkeit,
3. seine fast beispiellose Billigkeit.

Gerade diese ermöglicht es Ihnen, lieber Leser, einen Versuch mit dem Tee zu machen. Er wird Ihnen und Ihren Angehörigen gewiß auch so gut munden und so gut tun, daß Ihnen bald einfach etwas fehlt, wenn er morgens und abends nicht auf dem Tische steht. Warm kann man ihn jederzeit trinken, **kalt ist er ein ausgezeichneter**

Durstlöscher, der im Sommer schon manchem auf dem Feld oder sonst auf einem Arbeitsplatz leichter über die Hitze hinweggeholfen hat.

Es kann dieses ganze Kapitel über das Leben in gesunden Tagen nicht besser abgeschlossen werden als mit dem eindringlichen Rat: **Gewöhnen Sie sich im übrigen an den täglichen Genuß von Heumanns Gesundheitstee und sorgen Sie im Frühjahr und im Herbst mit Heumanns Kräuter-Konzentrat-Kur 212 für eine krankheitsvorbeugende Generalreinigung der Körpersäfte.**

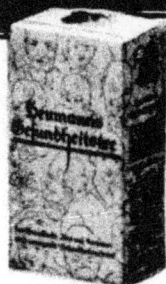

# 7.
# Allgemeines
# über Krankheitserscheinungen.

### Körperwärme und Fieber.

Die Körperwärme gesunder Menschen beträgt in der Achselhöhle 36,2 bis 37,5 Grad Celsius. Am Morgen, d. h. in der Zeit von 6 bis 8 Uhr ist sie stets 0,5 bis 1,0 Grad niedriger als am Abend, d. h. in der Zeit von 4 bis 7 Uhr.

Eine Erhöhung der Körperwärme über das täglich gewohnte Maß nennt man Fieber. Diese Erhöhung ist an und für sich keine Krankheit, wohl aber ein Anzeichen von Krankheiten, eine Begleiterscheinung. Bei Fieber steigt die Körperwärme auf 38, 39 bis 40 Grad, ja sogar bis 42,5 Grad. Als leichtes Fieber bezeichnet man Temperaturen

Bild 6                                    Bild 7

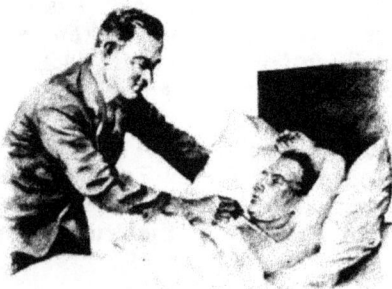 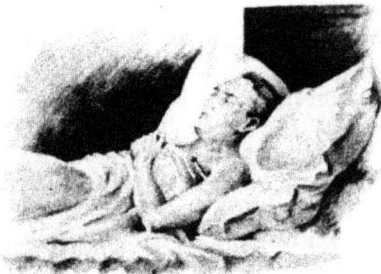

bis 39, als Fieber mittlerer Schwere 40 Grad und darüber als schweres, heftiges Fieber. Kennzeichen des Fiebers sind: Hitzegefühl, gerötetes Gesicht, eigenartig glänzende Augen, heiße Hände und heißer Körper. Da aber einige dieser Erscheinungen auch durch starke Bewegung, alkoholische Getränke, Vergiftung usw. entstehen, ist das Fieber und

36

sein Grad mit Sicherheit nur durch Messung der Temperatur vermittels eines g u t e n  F i e b e r t h e r m o m e t e r s  (siehe Seite 278) festzustellen. Die Messung soll bei schweren Erkrankungen regelmäßig alle drei Stunden, bei leichteren nur dreimal am Tage, z. B. 7 Uhr, 12 Uhr und 6 Uhr vorgenommen und das Ergebnis aufgezeichnet werden.

Wie das Messen vorgenommen wird, ist durch die Abbildungen 6 und 7 veranschaulicht: Das Fieberthermometer wird, wie Bild 6 zeigt, genau in der Achselhöhle, Quecksilber nach unten, angelegt und durch Anlegen des Armes an die Brustseite mindestens 5 Minuten, noch besser 10 Minuten lang festgehalten. Vor jedesmaliger Benützung des Fieberthermometers ist durch kräftige halbkreisförmige Bewegung desselben die Quecksilbersäule herunterzuschleudern.

Weitaus zuverlässiger ist natürlich die **im After** vorgenommene Messung der Temperatur.

Begleiterscheinungen des Fiebers sind: erhöhte Herztätigkeit, schnellerer Puls, rasche Atmung, Kopfschmerzen, Unlust zur Arbeit, Muskelschmerz, Appetitlosigkeit, bei schweren Fällen auch Phantasieren oder Bewußtlosigkeit.

## Puls.

Die Bewegung des Blutes geht vom Herzen aus, das sich regelmäßig zusammenzieht und das Blut in die Schlagadern (Arterien) treibt. Dieses regelmäßige rhythmische Hineintreiben des Blutes in die Adern bezeichnen wir als Pulsschläge, welche durch Fühlung des Pulses genau gezählt werden können.

Kinder haben in der Minute 90 bis 100 Pulsschläge, Erwachsene 50 bis 90, im Durchschnitt 60 bis 80.

Morgens vor dem Aufstehen ist der Pulsschlag am niedrigsten, er erhöht sich nach dem Aufstehen, bei der Arbeit und naturgemäß bei Fieber, ja er kann bei diesem sogar bis auf 200, 240 steigen, desgleichen bei Erkrankungen des Herzens und Nervensystems. Die Messung des Pulses gestattet daher die leichteste und sicherste Erkenntnis eines Herzleidens. Nach dem Messen läßt man den Patienten tiefe Kniebeugungen machen bis zur Ermüdung und mißt dann nochmals. Der

Puls wird dann eine bedeutend höhere Zahl von Schlägen zeigen. Dann mißt man nach Ablauf von 2, 4, 6, 8 und 10 Minuten wieder. Ist die Zahl der Pulsschläge nach 4 Minuten noch nicht auf die erst erhaltene Zahl zurückgegangen, oder ergeben sich einmal höhere, dann wieder niedrigere Zahlen (Flackern des Pulses), so ist ein Herzleiden vorhanden. Bei wiederum anderen Erkrankungen des Herzens und des Gehirns kann der Puls bis auf 40, 30, 16 sinken. Derartige Pulsverlangsamungen sind sehr ernsthaft aufzufassen, man erkennt sie daran, daß das Gesicht blaß, bläulich matt, verfallen wird, sich auch verzerrt und schließlich Bewußtlosigkeit oder Ohnmacht eintritt. Die Untersuchung des Pulses erfolgt an der Schlagader des Handgelenkes, das Zählen stets nur unter Vergleichung einer Sekundenuhr.

## Ansteckende Krankheiten.

Unter ansteckenden Krankheiten versteht man insbesondere folgende Krankheiten: Cholera, Typhus, Wundstarrkrampf, Wundinfektionskrankheiten (z. B. Kindbettfieber, Eiterung), Tuberkulose, Diphtherie, Rotz-, Haar- und Hautkrankheiten, Influenza, Lungenentzündung, Pocken, Malaria, Wechselfieber, Ruhr, Masern, Scharlach.

Die Ausbreitung ansteckender Krankheiten wird verhindert durch:

1. Absperrung des Kranken.
2. Unschädlichmachung der Krankheitserreger, d. h. durch Desinfektion und zwar:
   a) Durch Desinfektion des Raumes, in dem sich der Kranke aufhält oder aufgehalten hat (am besten Formalinlampe) auch durch die der Betten, Wäsche, Geräte zur Krankenpflege usw.;
   b) durch persönliche Desinfektion der mit der Pflege Beschäftigten oder aller derjenigen, die mit dem Kranken zusammenkommen. Hauptsächlich müssen dieselben die Mund- und Rachenhöhle, die immer offene Eingangspforte für Bakterien, schützen, indem man Pastillen, die keimtötende Stoffe enthalten, im Mund zergehen läßt (Thymomaltpastillen, S. 129).

**Ausscheidungen.** Die Ausscheidungen der Kranken sind oft charakteristisch für die Art ihrer Erkrankungen. Deshalb sollen sie stets gewisse Zeit aufgehoben und gegebenenfalls zur Untersuchung gegeben werden.

**Stuhl** (Kot). Die Menge der Stuhlausscheidungen richtet sich nach der Menge der genossenen Speisen und nach ihrer Verdaulichkeit. Ein gesunder Stuhl ist braun bis bräunlich-gelb, dickbreiig oder knetbar geformt. Ein dünner Stuhl ist stets ein Krankheitszeichen. Ebenso ist übermäßig harter Stuhl oder gar längere Zeit aussetzende Stuhlentleerung und Verstopfung ein Krankheitszeichen, das nicht übersehen werden darf. (Siehe Seite 92 Balsamische Pillen.) Ebenso, wie man gewohnt ist, seine Mahlzeiten zu einer bestimmten Zeit einzunehmen, kann man sich auch an eine regelmäßige Stuhlentleerung zu einer bestimmten Zeit gewöhnen. — Schwarzer Stuhl ist krankhaft, sofern man nicht Blut- oder Eisenpräparate genoß (auch Blutwurst, Blaubeeren bewirken schwarzen Stuhl). — Ein weißer Stuhl ist krankhaft, sofern man nicht reichlich Milch zu sich nahm. Grau gefärbter Stuhl ist meist ein Zeichen, daß Fett schlecht oder gar nicht verdaut wieder abgeht und läßt dann auf ein bestehendes Leber- oder Gallenleiden schließen (siehe Seite 176). — Blutiger Stuhl ist stets krankhaft. Ein gelber, erbssuppenartiger Stuhl wird auch bei Typhus beobachtet. Aasartig stinkender Stuhl ist ein Krankheitszeichen. — Madenwürmer, Teile von Bandwurm, lassen die entsprechenden parasitären Krankheiten erkennen. — Bleiben nach dem Aufschwemmen des Stuhles im Wasser und Durchgießen durch ein Sieb Steinchen zurück, so handelt es sich meist um Gallensteine (siehe Seite 176).

Die Bilder 8 bis 11 zeigen **den menschlichen Körper von vorne, von rückwärts und seine Innenorgane.** Sie sollen es dem Leser ermöglichen, jederzeit festzustellen, wo die einzelnen Innenorgane, die Apparate der Atmung und Blutversorgung liegen. Oft genug kommt es vor, daß man an irgend einer Körperstelle einen Schmerz, ein Stechen fühlt, und man fragt sich dann unwillkürlich, was liegt denn da, wo kommt der Schmerz her, vom Herzen, von der Leber, von der Niere? Um die Orientierung zu erleichtern, haben wir auch einige

# Die Lage der wichtigsten

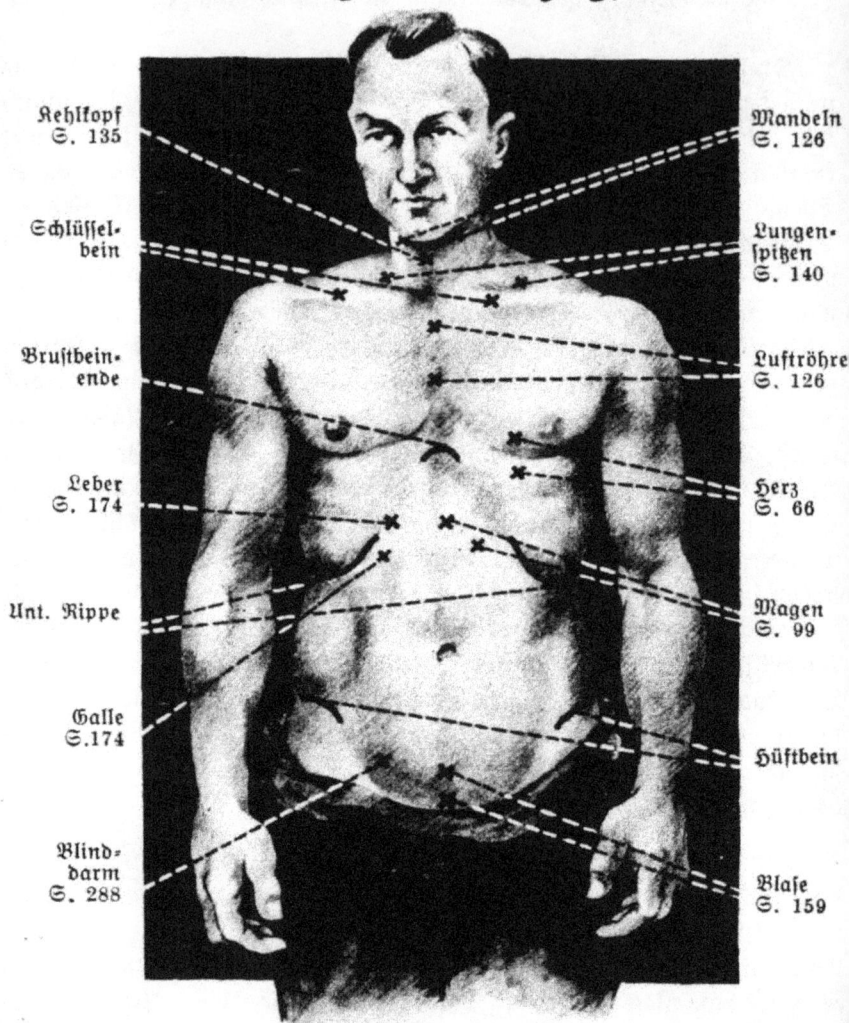

Kehlkopf
S. 135

Schlüssel-
bein

Brustbein-
ende

Leber
S. 174

Unt. Rippe

Galle
S.174

Blind-
darm
S. 288

Mandeln
S. 126

Lungen-
spitzen
S. 140

Luftröhre
S. 126

Herz
S. 66

Magen
S. 99

Hüftbein

Blase
S. 159

**Bild 8**

Jeder Mensch sollte wissen, wie die wichtigsten Organe in
seinem Körper liegen. Welche Dienste sie uns leisten und

# Organe unseres Körpers:

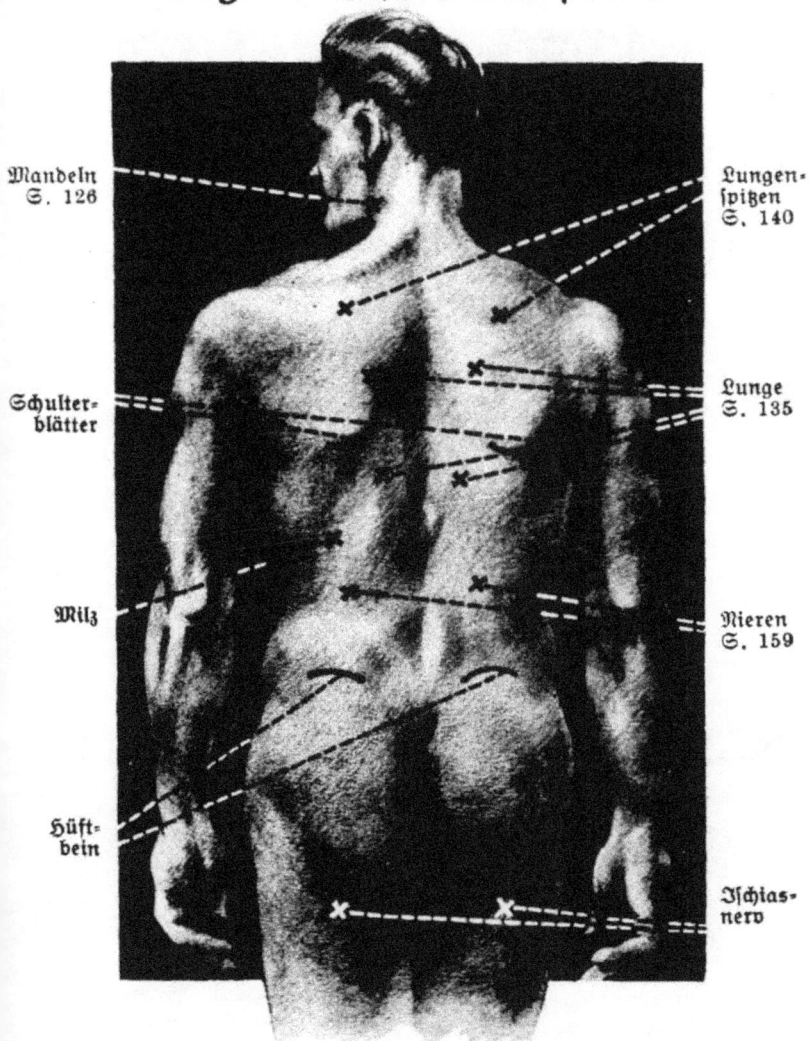

Mandeln
S. 126

Lungen-
spitzen
S. 140

Schulter-
blätter

Lunge
S. 135

Milz

Nieren
S. 159

Hüft-
bein

Ischias-
nerv

**Bild 9**

wie sie ihre Arbeit verrichten, ist auf den bei jedem Organ
vermerkten Seiten dieses Buches ausführlich beschrieben.

# Das Innere unferes Körpers.

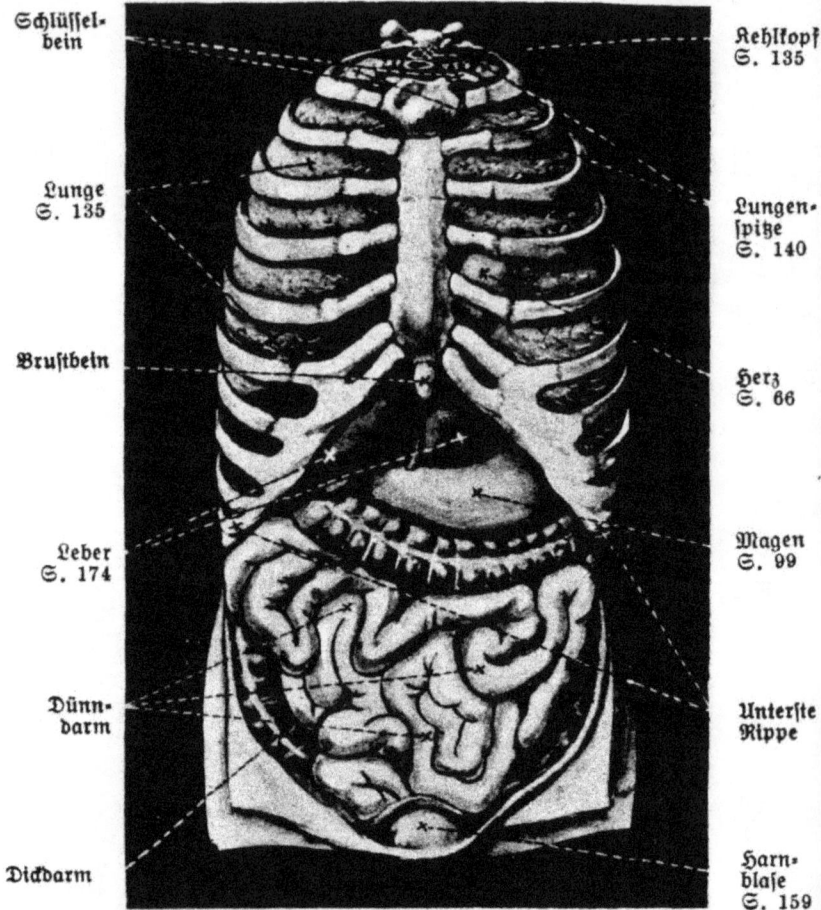

Schlüffel-
bein

Kehlkopf
S. 135

Lunge
S. 135

Lungen-
spiße
S. 140

Bruftbein

Herz
S. 66

Leber
S. 174

Magen
S. 99

Dünn-
darm

Unterfte
Rippe

Dickdarm

Harn-
blaſe
S. 159

**Bild 10**

Wenn man von unſerem Rumpf die Haut, Bindegewebe und oberflächlichen Muskeln entfernt, gewinnt
man dieſen Einblick in das Körperinnere.

42

# Leibeshöhle, aufgeschnitten.

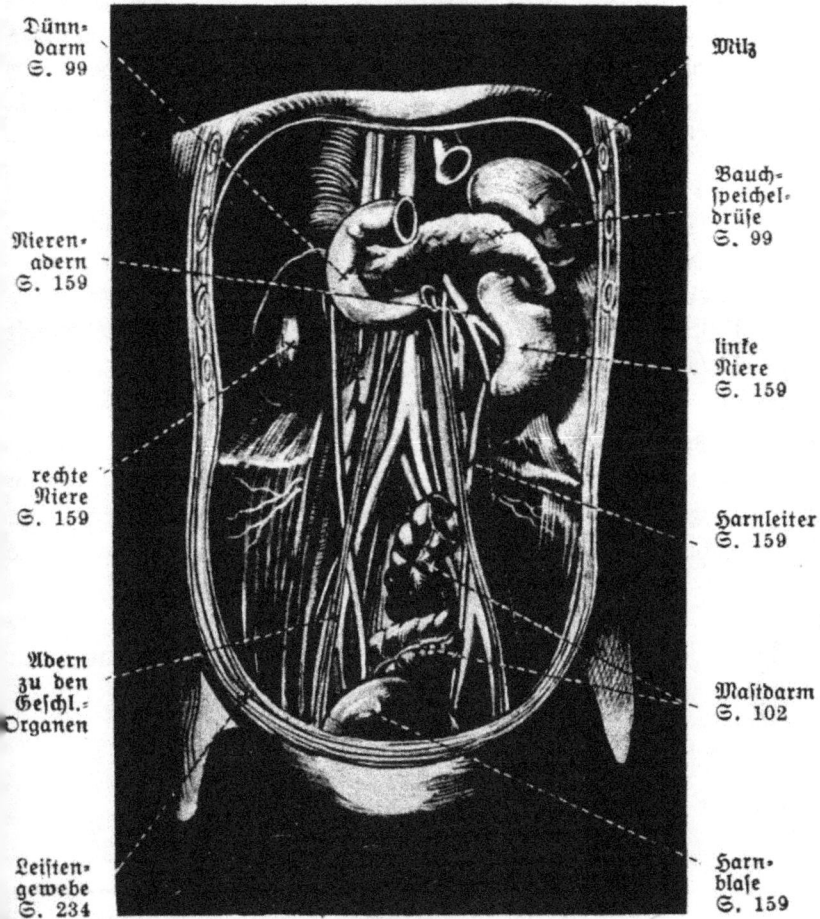

Dünn-
darm
S. 99

Milz

Nieren-
adern
S. 159

Bauch-
speichel-
drüse
S. 99

linke
Niere
S. 159

rechte
Niere
S. 159

Harnleiter
S. 159

Adern
zu den
Geschl.-
Organen

Mastdarm
S. 102

Leisten-
gewebe
S. 234

Harn-
blase
S. 159

**Bild 11**

Die tiefer innen liegenden Organe des Leibes, sonst durch
den Darm verdeckt, erblicken wir nach dessen Entfernung,
wie hier gezeigt.

Punkte des Knochensystems, die sich durch Befühlen leicht finden lassen, mit eingezeichnet, so den unteren Rippenbogen, die Hüftknochen, die Schulterblätter, das Brustbein.

Es sollen also diese Orientierungstafeln bei auftretenden Schmerzen oder Beschwerden die Feststellung erleichtern, welches Organ als das leidende und kranke zu bezeichnen ist. In derselben Absicht sind in folgenden Ausführungen einige Symptome und Funktionen (Zustände und Fähigkeiten) des menschlichen Körpers geschildert und auch

### die normalen und krankhaften Erscheinungen

vergleichend nebeneinandergestellt. Es sollen dadurch einige Anhaltspunkte gegeben sein, zu erkennen, ob es sich nur um momentane leichtere Unstimmigkeiten oder um schwere krankhafte Zustände handelt und welches Organ in Frage kommt.

Wer im Zweifel darüber ist, an welcher Krankheit er leidet, mag diese ärztlich, in geeigneten Fällen auch durch eine Urinuntersuchung (näheres siehe Seite 286) feststellen lassen und erst dann die in diesem Buch empfohlenen Kuren gebrauchen. Die besten Heilbücher können dem Patienten nicht genau sagen, wie sein Krankheitsfall gelagert ist; sie sollen nur ein Bild über den allgemeinen Verlauf der Krankheiten geben. Eine eingehende Untersuchung durch den Arzt ist stets am Platze. Es ist daher dringend zu empfehlen, sich nicht auf die eigene Beratung zu verlassen.

# 8.

## Die inneren Organe,

### ihre Funktionen und ihre Krankheiten.

### a) Das Nervensystem.

Das zweifellos edelste und wichtigste, andererseits aber auch wieder empfindlichste Organ unseres Körpers ist das Gehirn, das Werkzeug der Vernunft und der Quell des Menschengeistes.

Es ist eine weiche, grauweißliche Masse von ähnlicher Form, wie die Hälfte einer Walnuß, sein durchschnittliches Gewicht beträgt bei Männern 1400 Gramm, bei Frauen 1275 Gramm. Durch viele Einschnitte und Einbuchtungen ist es in zahlreiche Teile und Lappen getrennt (siehe Bild 12), von denen jeder sein bestimmtes Tätigkeitsfeld zu versorgen hat.

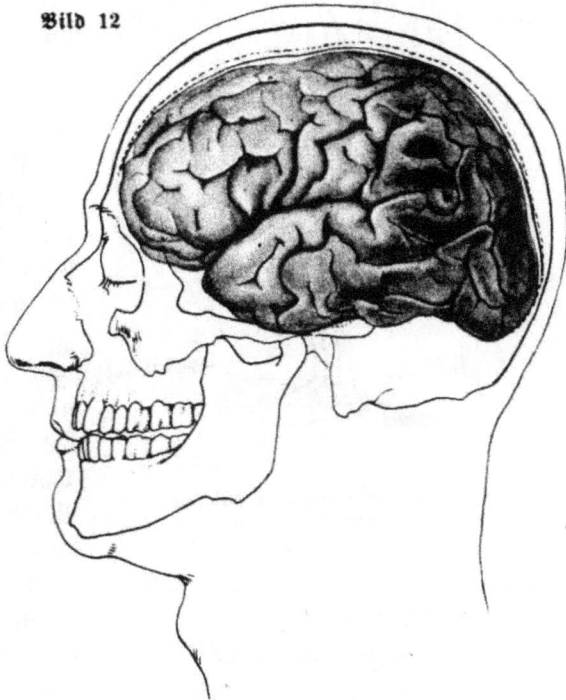

Bild 12

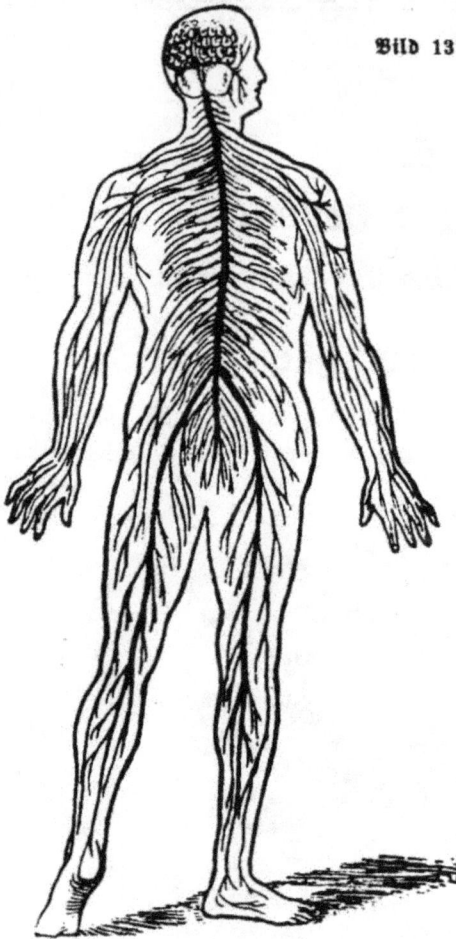

Bild 13

Verlauf des Nervenbündels auf der rück-
wärtigen Oberfläche.

So führt die Verletzung eines bestimmten Gehirnteiles zum Verlust der Sprache, die eines anderen zum Erlöschen des Augenlichtes, jede Bewegung und Empfindung jedes einzelnen Körpergliedes ist von einem bestimmten Gehirnteil abhängig. Die Gehirnerweichung führt zu fortschreitender Verblödung und Lähmungserscheinungen; bei Blödsinnigen fehlen gewisse Gehirnpartien oder sind schwächer entwickelt.

Die Weiterleitung der Aeußerungen der Gehirntätigkeit erfolgt durch das Nervensystem. Es sind dies weiße Gefäßbündel, die vom Gehirn ausgehen und durch den ganzen Körper ziehen (siehe Bild 13). Zwei bindfadenstarke Nervenstränge gehen vom Gehirn in die Augen, zwei zu den Ohren und zur Nase, dicke Nervenstränge verlaufen durch das Rückenmark und verzweigen sich von dort aus nach allen Organen und Teilen des Körpers (siehe Bild 13) immer feinere Aeste bildend, die in den äußersten Schichten der Haut endigen. Erkrankt das Rückenmark, das so gleichsam eine Verlängerung des Gehirns bildet, an irgendeiner Stelle, so mindern sich Empfindungen und Bewegungen in all den unterhalb der Stelle liegenden Gebieten des Körpers mehr und mehr.

**Gehirn und Rückenmark** bestehen zum Teil aus einem eigenartigen, chemisch recht kompliziert zusammengesetzten Stoff, dem Lecithin, dieses wieder hauptsächlich aus glyzerinphosphorsauren Salzen (Glycophosphaten).

Diese Glycophosphate des Lecithins sind der Urstoff, der Grundstoff alles Lebens, sie finden sich bereits in dem mikroskopisch kaum sichtbaren Samenbläschen, sie finden sich im Hühnerei, in allen edlen Organen, sie finden sich im Gehirn, im Rückenmark und werden von dort aus weiter geleitet nach einem besonderen Gefäßsystem, welches neben dem Gehirn den Menschen erst zum Menschen macht, dem **Nervensystem**.

## Nervenleiden.

Die Nerven sind bündelartig geordnete Gefäße, die vom Gehirn und Rückenmark ausgehen, in feiner und feinster Verästelung den Körper in allen Teilen bis an die äußerste Grenze durchziehen und jede Bewegung, jede Tätigkeit unserer Organe mit veranlassen. Das ganze Nervensystem enthält in gesunden Tagen beträchtliche Mengen Lecithin (Glycophosphat).

Da unseren Nerven eine außerordentlich große Aufgabe obliegt, ist auch der Verbrauch an Nervenkraft, das heißt an Lecithin, ein außerordentlich großer. Tritt **Mangel an Lecithin** ein, sei es wegen eines unmäßigen Verbrauches, sei es, weil der kranke Körper nicht genügend Lecithin erzeugt, oder daß ihm nicht hinreichend lecithinhaltige Nahrung gewährt wird, **so hungern die Nerven,** man kann einen Zerfall der Nervenbündel beobachten. Es treten Nervenkrankheiten ein! (s. Abb. 14).

Eine unzureichende Ernährung der Nerven schwächt diese und führt zur sogenannten „**Nervosität**" mit ihren vielseitigen Folgeerscheinungen, die sich fast bei jedem auf andere Art und Weise äußern.

Zuerst stellt sich meistens eine große Reizbarkeit ein. Der Nervöse gerät aus den geringfügigsten Anlässen in Aerger, Zorn oder Gram, er wird unfreundlich und heftig, ist immer schlecht aufgelegt. Dies kann soweit gehen, daß er von seinen Bekannten gemieden wird, daß diese sagen, dem nervösen Menschen geht man am besten aus dem Wege. Hand in Hand damit geht vielfach eine U e b e r e m p f i n d l i c h k e i t der

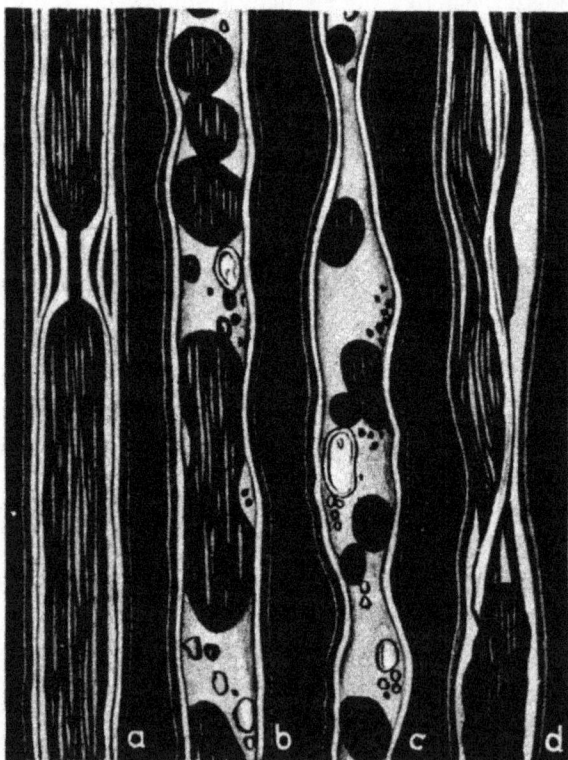

a      b      c      d

**Bild 14**

**Zerrüttete Nerven und ihre Gesundung.**

a) Ist ein gesunder Nerv sehr stark vergrößert im Querschnitt. Man sieht das einheitliche Gefüge und das Ineinandergreifen der Einzelteilchen.

b) Der Nerv ist angegriffen, das Gefüge gelockert, der Zusammenhang ist bereits teilweise unterbrochen.

c) Die Zersetzung ist weit fortgeschritten; die Einzelteile sind in Auflösung begriffen.

d) Durch Zuführung eines geeigneten Nervenheilmittels ist ein Gesundungsprozeß eingetreten. Die Einzelteile haben sich wieder ergänzt und sind vorerst wieder zu dünneren Teilsträngen zusammengeflossen, die sich dann wieder zu einem Strang vereinigen.

Gehörnerven: Das starke Rasseln eines Wagens, das schrille Pfeifen kann wie ein körperlicher Schmerz empfunden werden, ja das kann sich so weit steigern, daß ihm schon ein laut sprechender Mensch, wie man sagt, „auf die Nerven fällt". Wie weit diese Störungen der Gehörnerven verbreitet sind, ersieht man schon daraus, daß in den Zeitungen Antiphone empfohlen sind, das sind Apparate, die man in das Ohr steckt, um den Gehörgang zu verschließen. Eine weitere Folge der Nervenschwäche sind ganz sonderbare Angstzustände, die den Nervösen oft ganz plötzlich, vielleicht ohne jeden erkennbaren Anlaß überkommen. Diese Zustände kön-

**Bild 15**

Nerven der Sinnesorgane

Rückenmark

Nerven der Atmungsorgane

Nerven der Baucheingeweide

Verlauf der Nervenbündel im Innern des Körpers (schematische Darstellung).

nen sich in der sogen. **Platzfurcht** (s. auch S. 152 Asthma) äußern, d. h. der Nervenleidende wagt nicht allein über einen

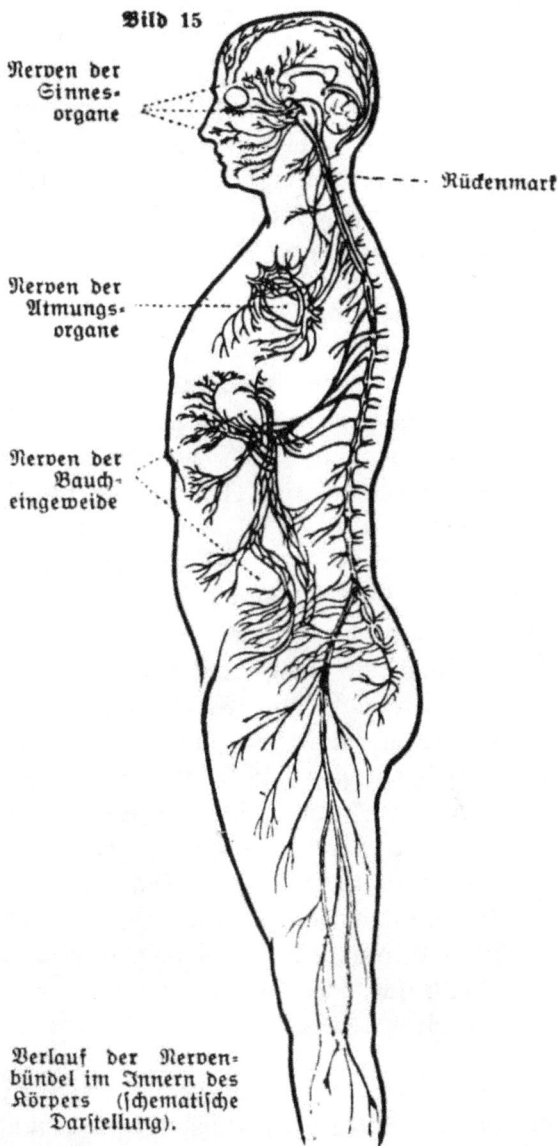

Platz, eine Straßenkreuzung zu gehen. Mancher Nervöse kann nicht in einem Zimmer allein sein, mancher wieder nicht mit vielen Menschen in einem Raum beisammen, ohne daß ihn Angstgefühle überkommen. Unter einer großen **Zerstreutheit und Gedächtnisschwäche** hat wohl jeder Nervöse zu leiden, was ihn im geschäftlichen Leben, in seiner Berufstätigkeit oft schwer schädigen kann. Lästig genug ist es schon, wenn man sich jede Kleinigkeit aufschreiben muß, um sie nicht zu vergessen.

Konnte man dies alles noch fast als — wenn auch oft schon große — Unannehmlichkeiten betrachten, so muß man die häufig bei Nervenkranken auftretenden **nervösen Kopfschmerzen** schon als ernsthaftes Leiden bezeichnen (siehe auch Seite 60). Nicht nur stunden-, sondern tagelang kann der Kranke von diesen Schmerzen geplagt werden. Sagte sich der Nervöse, solange sich nur die ersten Unannehmlichkeiten äußerten: „Ach, ich bin halt etwas überarbeitet, das gibt sich von selbst wieder"; so weiß er später, wenn er schwerer zu leiden hat, daß er **krank** ist und daß er etwas dagegen tun muß. Da die Nerven durch den ganzen Körper verzweigt und verbreitet sind, greifen auch die von kranken Nerven herrührenden Beschwerden immer weiter um sich. Auch der Appetit und Verdauungsapparat bleiben davon nicht verschont, es entstehen die **nervösen Magenleiden.** Der Appetit läßt nach, die Verdauung wird träge. Speisen, deren Genuß früher nie Beschwerden verursachte, werden nicht mehr vertragen und der Kranke muß auf manches verzichten, was er gerne essen würde. Diese Magenleiden haben eine Schwächung des Gesamtorganismus zur Folge, was natürlich wieder einen ungünstigen Einfluß auf die Nerven ausübt, so daß sich Magenleiden und Nervenschwäche gegenseitig verstärken und verschlimmern (siehe „Nervogastrol" Seite 106).

Bei anderen wieder zeigen sich die Folgen der Nervenzerrüttung am **Herzen.** Nach der geringsten Anstrengung, wenn der Kranke nur eine Treppe hinaufsteigt oder einen vielleicht ganz leichten Gegenstand hebt, stellt sich ein intensives, beängstigendes Herzklopfen ein, oft auch ein Zittern, ein Flimmern vor den Augen. Der Nervöse ermüdet außerordentlich leicht und ist großen Anstrengungen überhaupt nicht mehr gewachsen. Trotz dieser nervösen Ermüdung fehlt dem Kranken **der Schlaf.** Zuerst hat er ein großes, zwingendes Bedürfnis nach Ruhe, aber legt er sich hin, so kann er doch nicht einschlafen und wälzt sich unruhig hin und her. Stellt sich dann endlich der ersehnte Schlaf ein, so ist es nicht die tiefe, gesunde und erquickende Ruhe des normalen Menschen, sondern der Schlaf ist nur ein oberflächlicher und leichter, unterbrochen von schweren, peinigenden Träumen; der Nervöse erwacht nicht erfrischt und zu seiner Arbeit gekräftigt, sondern er fühlt sich wie zerschlagen.

**Bild 16**

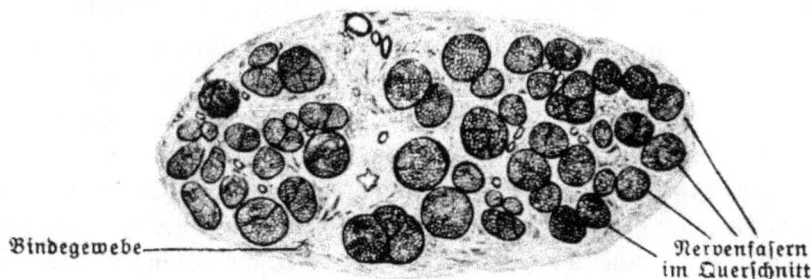

Bindegewebe⸺            Nervenfasern im Querschnitt

Durchschnitt durch ein Nervenbündel

Dies sind noch lange nicht all die vielen, verschiedenen Formen von Beschwerden, die man als eine Folge von erkrankten Nerven erkannt hat. Wenn sich aber einige von diesen oben geschilderten Anzeichen bemerkbar machen, so brauchen Sie zwar einerseits noch nicht gleich zu befürchten, Sie litten an schweren Nervenstörungen und es müßten sich bei Ihnen nun nach und nach alle hier geschilderten Erscheinungen einstellen. Andrerseits aber sollten Sie diese ersten Anzeichen doch nicht einfach übersehen und eine beginnende Nervenschwäche nicht vernachlässigen. Je eher gegen ein beginnendes Leiden etwas getan wird, um so leichter ist auf einen Erfolg zu rechnen, und um so sicherer ist zu hoffen, daß schwerere Folgen vermieden werden.

51

Wenn Sie bemerken, daß Sie Ihre abgearbeiteten, herunter-gekommenen Nerven unbedingt wieder auf die Höhe bringen müssen, so seien Sie vorsichtig in der Auswahl des Mittels, das Sie anwenden. Die Möglichkeit, die Nerven durch Enthaltung von jeder Anstrengung und Tätigkeit zu schonen, oder zu einem längeren Aufenthalte in einem Bad, einem Sanatorium, haben wohl die wenigsten. Sie sind also darauf angewiesen, ihre Nervenkur ohne Unterbrechung, ohne Stö-rung ihrer Berufstätigkeit durchzuführen. Vor allem

**hüten Sie sich vor sogenannten Anregungsmitteln!**

Mancher fühlt sich nach dem Genusse von Alkohol oder Nikotin, mög-lichst noch in Form von Zigaretten, wie neu belebt; andere nehmen als Anregungsmittel angepriesene Medikamente. Diese führen aber dem Körper keine frischen, neuen Kräfte zu, sondern sie täuschen nur durch gewaltsame Aufpeitschung der Nerven das Vorhandensein von noch ruhenden, unausgenützten Kräften vor, die nun anscheinend geweckt sind. Daß das nur eine Täuschung ist, erkennt man an der Schnellig-keit, mit der diese scheinbare Belebung vorübergeht, um einer um so größeren Ermattung und Abspannung zu weichen. Ein Gebrauch solcher Anregungsmittel wäre derselbe Fehler, als wenn man ein ab-gearbeitetes, ermüdetes Pferd mit der Peitsche zwingen würde, seine letzten Kräfte herzugeben, um es dann um so eher zusammen-brechen zu sehen, anstatt dem Zusammenbruch durch Erhöhung der Hafermenge vorzubeugen. Nicht selten enthalten diese Anregungs-mittel sehr stark wirkende Stoffe, die, besonders bei längerem Ge-brauch den Körper schädigen können. Wenn auch nicht so gefährlich, aber doch auch jedenfalls unzulänglich wäre es, Mittel anzuwenden, die lediglich dem erkrankten Körper eine konzentrierte Nahrung bieten, also ein reines Nährpräparat sind.

**Eine wirkliche Kur für erkrankte Nerven beruht darauf, die krankhaft überreizten und fieberhaft erregten Nerven einerseits zu beruhigen und andererseits zugleich durch Zuführung einer reinen konzentrierten und leicht aufnahmefähigen Nervennahrung zu kräf-tigen. Das von Pfarrer Heumann und seinen Mitarbeitern zusammen-**

52

geftellte Präparat enthält nun sowohl Stoffe, die allgemein in der Absicht gegeben werden, eine bessere Ernährung und damit eine Kräftigung des Nervensystems zu erzielen, als auch solche, die beruhigend wirken. Es stellt **diese Nervenberuhigung und -Kräftigung** also eine **Doppelkur** dar, die mit nur e i n e m Mittel, „**Heumanns Nervenpillen**", durchgeführt wird. Heumanns Doppelkur für Nervenleidende sucht also eine anbauernde und nachhaltige Kräftigung des gesamten Nervensystems zu erzielen. Es ist doch natürlich der Wunsch eines jeden, die Wiederherstellung des Zustandes zu erreichen, in dem er sich vor Beginn seiner Erkrankung befand. Die alte Frische und Stärke, die frühere Arbeitsfreude und Schaffenskraft soll sich wieder einstellen, die krankhafte Ueberhastung und Ueberreizung einer ruhigen, zielbewußten Ueberlegung Platz machen, das unlustige, mürrische Wesen einer ruhigen Heiterkeit weichen. Wie weit es möglich ist, dieses Ziel ganz zu erreichen, hängt von der Schwere des Leidens ab und zum guten Teil auch davon, ob der Kranke auch die nachher angeführten guten Ratschläge und die Anordnungen seines behandelnden Arztes beachtet.

Es wird wohl jeder einsehen, daß nur eine Hand in Hand gehende Beruhigung u n d Kräftigung der Nerven der einzig richtige Weg ist, dem Ziele näher zu kommen, die Nerven wieder gesund und leistungsfähig zu machen. Ebenso selbstverständlich ist es aber, daß sich dieses Ziel nicht von heute auf morgen erreichen läßt, umsomehr als die Heumann'sche Heilweise

### den langsamen, aber sicheren Weg

geht und stark wirkende, schädliche Medikamente vermeidet. Gebrauchen Sie vertrauensvoll Pfarrer Heumanns Nervenpillen und Sie werden, daran zweifeln wir nicht, uns ebenso dankbar Ihre Anerkennung aussprechen, wie so viele andere.

Es sei nicht versäumt, darauf hinzuweisen, daß gerade bei Nervenleidenden, die suggestiv leicht zu beeinflussen sind, eine eingehende und hingebende längere ärztliche Behandlung viel Gutes wirken kann.

Eine ärztliche Untersuchung ist bei allen Nervenleidenden recht angebracht, da sich bei der Vielseitigkeit ihrer Ursachen und Erschei-

# Nervenpillen

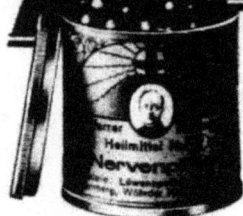

**Bestandteile:** Glycerinphosphorsaures Calcium 10; glycerinphosphorsaures Eisen, -Kalium, -Natrium je 2; Lecithineiweiß 5; Bromkalium 16; Bromnatrium 4; salzsaures Cinchonin 5; Acetylsalicylsäure 10; Baldrianpulver 15; Baldrianextract 1; Bitterkleextract 5; phosphorsaures- 10, milchsaures Calcium 5; China-Calisaya- und -Carthagenarinde 15; Shensi-Rhabarberextract 5; Hefeextract 18.

**Preis:** Original-Packung RM. **3.70.** Pfarrer Heumann-Mittel sind nur echt, wenn die Packung den Aufdruck „Pfarrer Heumann" und das Bildnis Pfarrer Heumanns trägt. Verkaufsbedingungen s. S. 317. Die Mittel sind in allen Apotheken erhältlich, bestimmt in allen in diesem Buch (zwischen S. 112/113) genannten Apotheken, sonst Hauptversandstelle für ganz Deutschland (Versand porto- u. verpackungsfrei!) **Löwen-Apotheke, Nürnberg 2, Brieffach 9.**

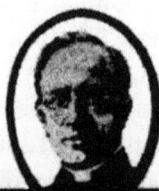

---

nungsformen (man denke nur an Gemütskrankheiten) nicht alle Fälle durch das Einnehmen von Pillen allein heilen oder auch nur wesentlich und dauernd günstig beeinflussen lassen. Wir raten daher jedem: Gehe zu Deinem Arzt, laß Dich von ihm untersuchen und Dir sagen, was Dir fehlt.

Wer keine Kosten zu scheuen hat und eine zeitlang in seiner Berufstätigkeit aussetzen kann, findet in den Sanatorien für Nervenkranke vieles geboten, was seinen Zustand günstig beeinflussen kann.

Handelt es sich um ein **nervöses Magenleiden,** so wurde uns schon von vielen Seiten über sehr zufriedenstellende Erfolge durch den gleichzeitigen Gebrauch von „Nervenpillen" und „Nervogastrol" (siehe S. 106) berichtet.

Wenn arge **Kopfschmerzen** vorhanden sind, so verwende man neben den Nervenpillen Heumanns „Brasan-Tabletten" (s. Seite 61).

Ist **Schlaflosigkeit** mit dem Nervenleiden verbunden, so tun hier Heumanns Tabletten gegen Schlaflosigkeit sehr gute Dienste (s. S. 63).

Im übrigen verweisen wir auf die Ausführungen über Blut-durchspülung auf Seite 25 „Das Leben in gesunden Tagen".

## Einige gute Ratschläge für Nervenleidende.

Jeder Nervenleidende soll darauf achten, in seiner ganzen Lebens-weise und seiner Tätigkeit alles nervöse Hasten zu vermeiden. Man beginne damit schon des Morgens und stehe so zeitig auf, daß man sich **in Ruhe** ankleiden und ins Geschäft **langsam gehen** kann, ohne sich dabei schon abhetzen zu müssen. Dann verrichte man seine Tätigkeit mit Ruhe und Ueberlegung ohne ängstliches Hasten und man wird bald sehen, daß man auf diese Weise mindestens ebensoviel, wenn nicht mehr schaffen kann, als wenn man alles mit nervöser Uebereilung be-treibt. Aehnlich ist es mit dem Essen. Nur nicht mit Hast rasch hin-unterschlingen, sondern **mit Ruhe und Genuß langsam essen und gut kauen.** Das Essen schmeckt und bekommt besser. Auch auf gute Verdauung, leichten und reichlichen Stuhlgang muß gesehen werden.

Hat man des Tages Arbeit hinter sich, dann nicht in die rauchige Wirtshausstube oder in irgendein Kaffee oder Varieté gesetzt bis spät in die Nacht hinein, sondern hinaus in die frische Luft, dann bald ins Bett und **gehörig ausgeschlafen,** um den erschöpften Nerven Ruhe und Erholung zu gönnen. Die meisten unserer sogenannten Ver-gnügungen sind ja weiter nichts als eine neue Aufreizung unserer Nerven und daher für den Nervösen ebenso unzuträglich wie starkes Rauchen, reichliches Trinken, starker Kaffee und Tee und scharfes Würzen der Speisen.

Starke geistige Aufregungen, besonders unnötige, sind zu vermeiden. Für viele Nervöse ist das Spielen um Geld nicht gut, sie werden auch leicht dabei unverträglich, besonders beim Verlieren. Außerberufliche Nebengeschäfte sind auch meist recht bedenklich. Mancher verdient zwar ein paar Mark dabei, schädigt aber mehr seine Nerven, als das verdiente Geld wert ist. Er hat es längst verbraucht, wenn er eines Tages mit seinen Nerven zusammenbricht; und hätte er alles aufgespart, es würde nicht reichen, um die verlorene Arbeitskraft zu ersetzen. Ein anderer, dessen Nervenkraft kaum für seine Berufstätigkeit ausreicht, bürdet sich nebenbei eine Last auf durch ein Schriftführeramt in irgendeinem Verein oder dergleichen. Fort mit all dem! Ausspannen oder Ruhe ist bei gleichzeitigem Gebrauch von unseren Nervenmitteln die beste Medizin für kranke Nerven.

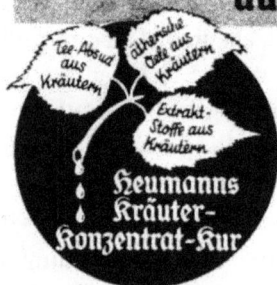

## Dank- und Anerkennungs-Schreiben über die mit Pfarrer Heumanns Heilmitteln erzielten Erfolge bei

# Nervenleiden

**Kann ohne Nervenpillen nicht mehr sein.**

Seit Jahren bin ich nervenleidend und es wurde immer schlimmer. Ich hatte Angstgefühle, Herzklopfen, Zittern in allen Gliedern, war auch mutlos und konnte nicht schlafen. War oft wie in Schweiß gebadet. Als wir von Pfarrer Heumanns Nervenpillen erfuhren, ist sofort einer von meinen Angehörigen nach Elberfeld gefahren und hat mir in der Engel=Apotheke Ihre Nervenpillen geholt. Als ich zwei Schachteln verbraucht hatte, wurde es schon besser. Ich konnte wieder denken, bekam auch wieder Lebensmut und mein Zustand besserte sich von Tag zu Tag. Ich nehme die Nervenpillen noch täglich und kann ohne dieselben nicht mehr sein. Habe auch schon vielen dieses Mittel aufs wärmste empfohlen und sage Ihnen meinen herzlichsten Dank.
Tönisheide, den 13. 7. 33                   Minna Stuhlmann,
Großehöh 110a                                        Hausfrau

**Meine Frau war schon ganz leutescheu.**

Meine Frau ist nervenleidend, sie war schon ganz leutescheu. Wir haben viele Mittel versucht, aber es wurde nicht anders. Da hörte ich neulich durch meine Eltern von Pfarrer Heumanns Heilmitteln. Kann Ihnen schon heute bestätigen, daß nach Verbrauch der 2. Dose Nervenpillen die Nerven schon etwas kräftiger waren, sie hat bereits wieder an allem Interesse und plaudert auch wieder mit einigen Bekannten, vor denen sie sonst weglief. Ich habe Vertrauen zu Ihren Heilmitteln und spreche Ihnen für die Hilfe meinen besten Dank aus.
Groß Engersen, den 27. 3. 33                   Wilhelm Schulze,
Post Zichtau/Sa.                                        Schuhmacher

---

Bei Anfragen an obige Adressen bitte Rückporto beifügen

**Das alles ist behoben.**

Ich habe Ihre Nervenpillen angewandt und konnte gleich nach der ersten Schachtel einen Erfolg feststellen. Ich hatte in letzter Zeit viel Kopfweh, Herzklopfen, Schwindel und Müdigkeit in allen Gliedern, konnte nachts nicht schlafen. Das alles ist behoben. Ich empfehle Ihre Heilmittel bei allen Bekannten und danke Ihnen nochmals für das gute Heilmittel.

Ludwigsburg, den 29. 5. 34                          Sophie Staib Wwe.,
Wilhelm Murrstr. 10                                        Hausfrau

**Bald ganz gesund.**

Ich war jahrelang nervenleidend und nichts konnte mir helfen. Da bestellte ich Ihre „Nervenpillen" und bald wurde mir besser, denn ich konnte vorher keine Nacht mehr schlafen und auch nichts essen. Die Schmerzen ließen allmählich nach und bald war ich ganz gesund, so daß der Arzt gestaunt hat, wie sich mein Leiden so schnell bessern konnte.

Gießhübel i. Adlergebg., den 30. 1. 30                 Anna Klar,
Haus Nr. 42, Bez. Neustadt/a. Mettau            Landwirtsgattin

**Allgemeinbefinden gebessert.**

Ihre Nervenpillen haben mir gute Dienste geleistet und ich kann, seit ich sie nehme, wieder ordentlich schlafen; auch hat sich das Allgemeinbefinden gebessert. Ich kann sie daher jedem Nervenleidenden bestens empfehlen.

Neustadt (Schwarzwald), den 21. 3. 32               Marie Ganter,
Scheuerlenstr. 23                                           Hausfrau

**Wirkung ganz bedeutend.**

Möchte Ihnen heute Bericht erstatten über die vorzügliche Wirksamkeit der Nervenpillen. Bei der ersten Dose merkte ich schon Besserung, nach weiterem Verbrauch von 1 Dose kann ich nun sagen, daß die Wirkung ganz bedeutend ist, ich kann wieder gut schlafen und werde das Mittel meinen Bekannten empfehlen.

Ecksberg, den 19. 12. 32                              Julie Kamerer,
Post Mühldorf a. Inn                                     Schneiderei

| Nur wer Rückporto beifügt, kann eine Antwort erwarten |

## Gefunden, was lange vergeblich gesucht wurde.

Teile Ihnen mit, daß ich gleich nach Empfang des Pfarrer Heumann=Buches, welches ich mir vor einiger Zeit schicken ließ, eine Kur mit Pfarrer Heumanns Nervenpillen begann. Nachdem ich eine Schachtel Nervenpillen verbraucht hatte, hatte ich schon das Gefühl, eine zweite Schachtel nicht mehr zu benötigen, aber trotzdem setzte ich die Kur fort und bin heute soweit, nach Verbrauch der 2. Schachtel, daß meine Frau und auch meine Kollegen sich über meine Ruhe wundern; früher gingen mir oft die Nerven durch; heute kann es mir nicht mehr passieren, daß ich, wie man so sagt, aus der Rolle falle. Aerztlicherseits wurde mir schon empfohlen die Müllerei aufzugeben, damit ich meine Nerven nicht ganz ruiniere. Ich betrachte Pfarrer Heumanns Nervenpillen als ein kostbares Kleinod, das auch der Minderbemittelte erschwingen kann.
Ich habe jetzt gefunden, was ich solange vergeblich suchte. Selbst mein Arzt wundert sich. Ich werde mich bei Bedarf wieder Ihrer Heilmittel bedienen und werde Ihre Nervenpillen, sowie alle andern Heilmittel aufs wärmste empfehlen, und vor allem werde ich dieselben als eisernen Bestand in meiner Hausapotheke führen.

Schloß Ricklingen, den 19. 11. 25          Karl Braun,
Haus Nr. 79, Post über Hannover              Müller

## Der Aufregung Herr geworden.

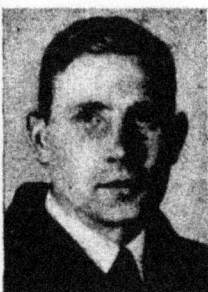

Ich war nervenleidend, das Leiden verschlimmerte sich, so daß ich leicht erregbar war. Ich habe nun 2½ Wochen Ihre Nervenpillen und Nähr= und Lebenssalz gebraucht und die Beschwerden haben sich verloren, ich gehe mit Lust und Liebe an meine Arbeit, der Aufregung bin ich Herr geworden. Mein Allgemeinbefinden wird bewundert. Kurz, die Nervenpillen haben gut geholfen. Gern werde ich Ihre Heilmittel empfehlen, wo ich kann und danke Ihnen aufrichtig.

Düsseldorf, den 28. 12. 31          Friedrich Büsdorf,
Lorettostr. 7                            Kaufmann

Bei Anfragen an obige Adressen bitte Rückporto beifügen

# Gegen Schmerzen

verschiedener Art, besonders Kopf= und Zahnschmerzen, sowie Grippe empfiehlt sich die Anwendung von Pfarrer Heumanns Brasan= Tabletten. Wohl kein Mittel kann in jedem Haushalt so vielfach verwendet und andererseits auch vielfach vermißt werden, wie die

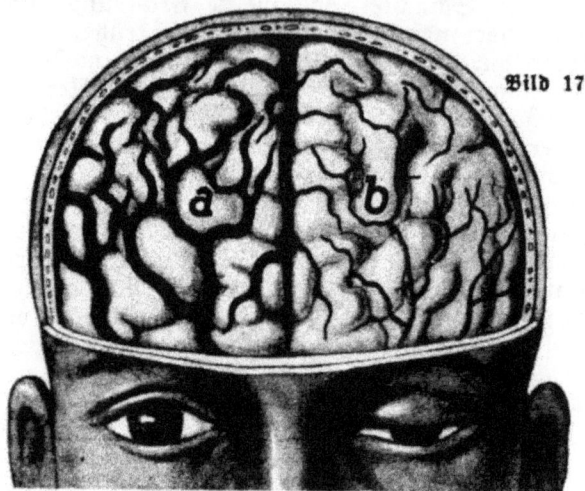

Bild 17

Das normal durchblutete
Gehirn in schmerzfreiem
Zustande (a)

Das fast blutleere Gehirn
bei Kopfschmerzen oder
Migräne (b)

bezeichneten Brasan=Tabletten. Hat doch bald der eine Kopfschmerzen, der andere Zahnweh, Frau und Tochter klagen über Migräne und sitzen mit einem nassen Tuch um den Kopf in der Sofaecke.

Wenn dies auch nur kleine vorübergehende Beschwerden sind — und für die Beseitigung von diesen, nicht zur Heilung schwerer Krankheiten, sind die **Brasantabletten** bestimmt — lästig und quälend sind sie doch und man ist froh, wenn man diesen Uebeln leicht mit einigen Brasantabletten abhelfen kann.

Die ganze Reihe der oben angeführten kleinen Leiden hat somit ihre Schrecken für uns verloren. Ein Griff in die Hausapotheke oder

# Brasan-Tabletten

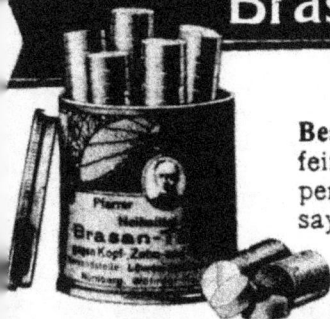

**Bestandteile:** Acetylsalicylsäure 70; Coffein 5; schwefelsaures Cinchonidin 5; Matapero-Condurangoextract 10; China- Calisaya- und -Carthagenarinde 20.
**Preis:** Originalpackung RM. 2.75. Kleinpackung im Taschenformat RM. 1.10. Pfarrer Heumann-Mittel sind nur echt, wenn die Packung den Aufdruck „Pfarrer Heumann" und das Bildnis Pfarrer Heumanns trägt. Verkaufsbedingungen s. S. 317. Die Mittel sind in allen Apotheken erhältlich, bestimmt in allen in diesem Buch (zwischen S. 112/113) genannten Apotheken, sonst Hauptversandstelle für ganz Deutschland (Versand porto- und verpackungsfrei!) **Löwen-Apotheke, Nürnberg 2, Brieffach 9.**

in die Westentasche und in kurzer Zeit haben die Brasan=Tabletten meist gewirkt. **In jeder Stammtischrunde, in jeder Gesellschaft, auf dem Ausflug machen Sie sich beliebt, wenn Sie diese bei sich tragen, mit denen Sie bei so manchen Schmerzen dieser Art aushelfen können.**

Vergessen Sie aber nicht, daß der Schmerz in den meisten Fällen ein Warner ist, der Ihnen sagen will: „An der schmerzenden Stelle deines Körpers ist etwas nicht in Ordnung. Darum peinige ich dich jetzt solange, bis du etwas Durchgreifendes zur Bekämpfung deines Leidens unternimmst." Und zu dieser Bekämpfung wenden Sie in bestimmten Fällen wohl am besten Spezial=Heilmittel Pfarrer Heumanns an.

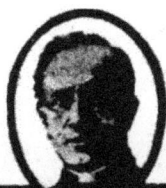

# Einige Dank-und Anerkennungsschreiben
## über die Erfolge mit Pfarrer Heumanns
# Brasan-Tabletten

### Kopfschmerzen verschwunden.

Ein besseres Mittel gegen Kopfschmerzen als Ihre vorzüglichen Brasantabletten konnte ich noch nicht entdecken. Bevor ich dieses Mittel hatte, war mir jede Arbeit zuwider. Nachdem ich Ihre Tabletten etwa 8 Tage gebrauchte, waren die Kopfschmerzen verschwunden.
Trieb, den 11. 1. 34　　Margarete Paulus,
Post über Lichtenfels　　Klein-Gütlersfrau.
Am 30. 3. 34 schreibt Frau Paulus: Auf Ihre Anfrage, ob der Erfolg angehalten hat, kann ich Ihnen zu meiner größten Freude mitteilen, daß mein Leiden verschwunden ist, ich fühle mich mit meinen 60 Jahren wieder frisch und munter.

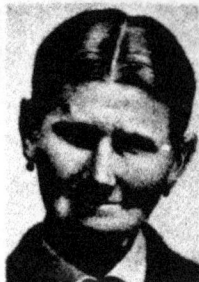

### Ich litt seit meiner Jugend an Kopfschmerzen.

Ich muß Ihnen einiges mitteilen über die Wirkung Ihrer Brasan-Tabletten. Ich litt an Kopfschmerz mit Erbrechen, Schwindel und Flimmern vor den Augen. Habe viele Medikamente und Hausmittel angewandt, aber ohne Erfolg. Bis ich mir eine Packung Pfarrer Heumanns Brasan-Tabletten aus der Apotheke kaufte. Der Kopfschmerz und seine Begleiterscheinungen verschwanden. Spreche Ihnen meinen besten Dank aus für Ihre Hilfe durch die Brasan-Tabletten; kann ohne dieselben nicht mehr sein, halte sie stets vorrätig. Habe schon viele auf Ihre Heilmittel aufmerksam gemacht.
Wydehnen, den 13. 1. 34　　Ida Stahlfeld,
Post Ragnit/Ostpr.　　Besitzersgattin

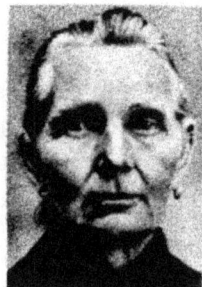

Bei Anfragen an obige Adressen bitte Rückporto beifügen

## Schlaflosigkeit.

Ebenso nötig wie Essen und Trinken, braucht unser Körper die Ruhe, den Schlaf. Daß jemand der nichts ißt verhungert, weiß jeder, daß aber einige Nächte ohne Schlaf ebenso schwächen wie ein paar Tage ohne Essen, wissen alle, die an Schlaflosigkeit zu leiden haben. Ein gut wirkendes und bei Anwendung in der vorgeschriebenen Menge auch unschädliches Schlafmittel besitzen wir in Heumanns **Tabletten gegen Schlaflosigkeit**, nach deren Gebrauch schon so viele einen ruhigen tiefen und gesunden Schlaf mit seiner herrlichen Erquickung und Stärkung wiedergefunden haben.

Empfehlenswert ist es noch, 2 bis 3 Stunden vor dem Schlafengehen nichts zu essen, abends Aufregungen und geistige Arbeiten zu vermeiden. Beruhigend wirkt es auch, vor dem Schlafengehen ein lauwarmes **Fichtennadelfußbad** von 15 bis 20 Minuten Dauer (siehe Seite 287) zu nehmen.

Pfarrer Heumanns     Heilmittel Nr. 64

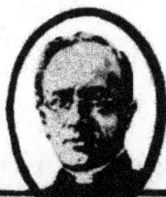

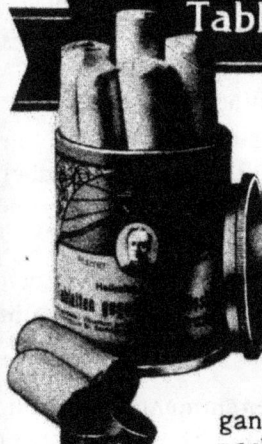

# b) Der Blutkreislauf.

Das Blut besteht aus einer gelblichen, fast farblosen Flüssigkeit, dem sogen. Blutwasser oder Blutserum, in welcher der Blutfaserstoff, das Fibrin, gelöst ist. In dieser Flüssigkeit schwimmen unzählige von den kleinen roten und weißen Scheibchen der Blutkörperchen (siehe Bild 18). Das Fibrin gerinnt, sowie es den Körper verläßt, kleine Wunden hören deshalb bald zu bluten auf, weil sie durch das gerinnende Fibrin verklebt werden.

Die roten Blutkörperchen enthalten einen **stark eisenhaltigen Farbstoff**, das Haemoglobin und diesem verdanken sie ihre Wirksamkeit. Dieses Haemoglobin reißt nämlich den von der Lunge eingeatmeten Sauerstoff an sich, geht wie man sagt, eine lose Verbindung mit ihm ein, führt ihn durch den ganzen Körper und gibt ihn nach und nach zur Verbrennung der aufgenommenen Nährstoffe ab. Auf seinem Rückwege nimmt das Blut die im Körper entstandene Kohlensäure mit sich und führt sie den Lungen zu, von wo sie ausgeatmet wird. Die weißen Blutkörperchen bilden

## die Schutzorgane unseres Körpers.

Sie haben in hohem Grade die Eigenschaft, gegen eingedrungene schädliche, giftige Stoffe oder Bakterien gleichsam als Gegengifte zu wirken und einerseits den Giftstoffen die Kraft zu nehmen, andererseits Bakterien abzutöten. Ist irgend ein Fremdstoff in den Körper gelangt, so stürzen sie in Massen auf ihn ein und suchen ihn zu vernichten und unschädlich zu machen. Gesundes Blut, das Schutzstoffe in genügender Menge enthält, ist somit das beste Hilfsmittel und man sagt daher nicht mit Unrecht, wenn einer eine Krankheit leicht und rasch übersteht: „Der hat gesundes Blut und eine gute Natur". Die roten Blutkörperchen werden im Knochenmark und in der Milz, die weißen hauptsächlich in den Lymphdrüsen und in den Gaumen- und Rachenmandeln gebildet.

In das Blut werden alle vom Körper aufgenommenen und assimilierten Nährstoffe durch die Lymphgefäße gebracht und mit dem Blut werden sie dem ganzen Körper, allen Organen zugeleitet, so daß

64

weiße Blutkörperchen

rote Blutkörperchen

rote Blutkörperchen von der Seite gesehen

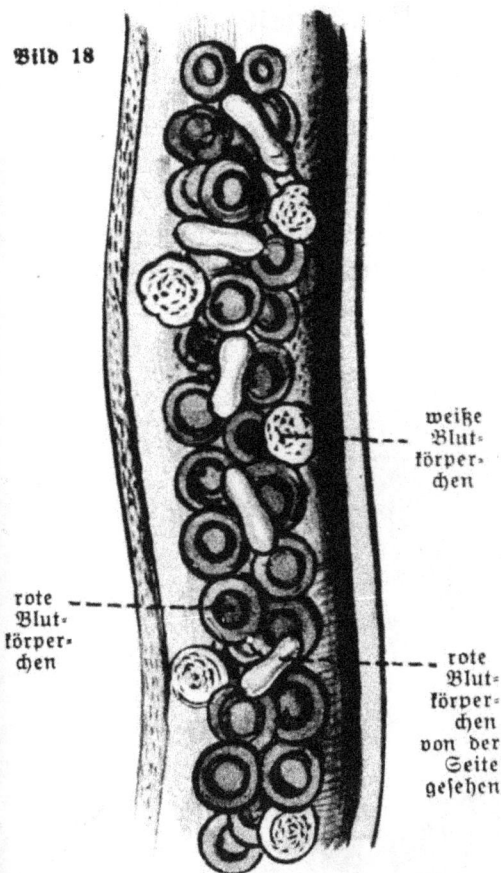

diese dadurch ernährt werden. Auf dem Rückwege nimmt es dann die aus der verbrauchten Nahrung entstandenen Zersetzungsprodukte mit sich und schafft sie nach den Nieren oder in die Haut, durch welche Organe sie aus dem Blut entfernt werden. So ist also die Aufgabe des Blutstromes auf seinem Wege durch den Körper eine doppelte: Auf dem Hinweg Zuführung von Sauerstoff und Nährstoffen, auf dem Rückweg Ableitung von Kohlensäure und Stoffwechsel-Abfallprodukten, besonders von Harnsäure.

Würde man einen Körperteil, z. B. einen Arm oder einen Fuß, mit einer Gummibinde abschnüren, so daß mehrere Stunden kein Blut zuströmen kann, so würde der nicht mehr ernährte Körperteil absterben und müßte amputiert werden.

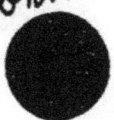

# Die Organe des Blutkreislaufes.
## Herz und Adern.

Im vorderen Raum der linken Brusthöhle liegt etwas schräg zwischen beiden Lungenflügeln das **Herz**, ein kegelförmiger, etwa gut faustgroßer hohler Körper, aus starken, fleischigen, elastischen Muskeln gebildet. Durch eine senkrechte und zwei wagerecht liegende Scheidewände wird es in eine linke und eine rechte, jede von diesen wieder in

Bild 19

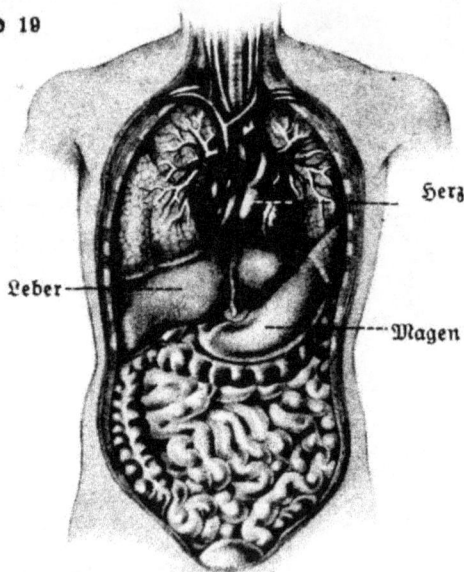

Lage des Herzens im Körper

eine Herzkammer und eine Vorkammer eingeteilt. Durch die Lungenblutader kommt das Blut m i t S a u e r s t o f f b e l a d e n, in die linke Vorkammer, von da in die linke Herzkammer. Diese treibt, indem sie sich zusammenzieht, das Blut in die **Schlagadern (Arterien)**, die sich erst in stärkere, dann immer feinere Äste, die sogenannten

Haargefäße, teilen und so das Blut nach allen Körperstellen, bis nach den entlegensten leiten. Die dunkel bezeichneten Adern zeigen auf unserem Bild diesen Weg des Blutes durch den Körper. Andererseits

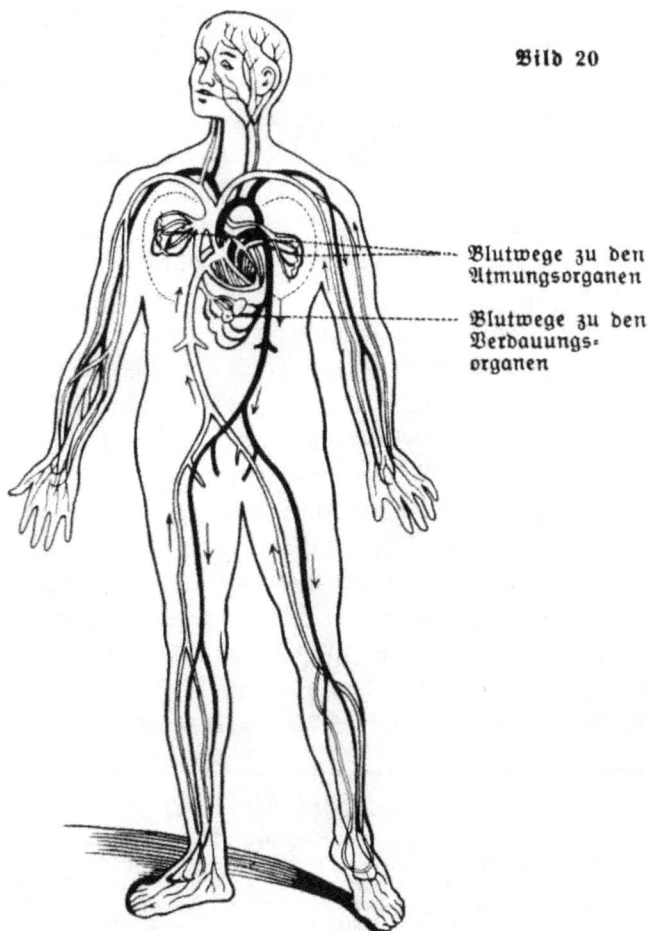

Bild 20

Blutwege zu den Atmungsorganen

Blutwege zu den Verdauungsorganen

finden wir ebenso im ganzen Körper die feinsten Veräftelungen der Venen oder Hohladern (auf unserem Bilde die hellgezeichneten Adern), die das von den Arterien herangeführte Blut wieder aufsaugen, sich dann zu stärkeren Aeften vereinigen und das Blut — jetzt sauerstoffarm und mit Kohlensäure und anderen beim Stoffwechsel entstandenen Zersetzungsprodukten beladen — der rechten Vorkammer zuführen. Von hier aus gelangt das Blut in die rechte Herzkammer, die es nach der Lunge hinüberpumpt. **Da gibt es seine Kohlensäure ab, nimmt Sauerstoff auf und beginnt den Kreislauf von neuem.** In die Hohlvenen werden auch alle vom Körper aufgenommenen **Nährstoffe** durch die sogenannten L y m p h g e f ä ß e entleert und machen auf diese Weise den Blutkreislauf mit, um an die Stellen des Verbrauchs geführt zu werden. Unsere Arterien sind in gesundem Zustande elastische Schläuche, die sich bei jedem Herzschlag ausdehnen und **durch ihre automatische Zusammenziehung** das aus dem Herzen kommende Blut in seiner Bahn weitertreiben.

Man staunt, wenn man aus folgenden Zahlen erkennt, welche Arbeitsleistung hiermit verbunden ist:

Das Herz arbeitet in der Minute durchschnittlich 70 und in der Stunde 4200, in einem Tage 100 800 und im Jahre 36 792 000 mal. Nehmen wir eine Lebensdauer von 70 Jahren, so kommen wir auf die Zahl von 2½ **Milliarden Herzschläge.** Bei jedem Schlage setzt das Herz ungefähr 100 Gramm Blut in Umlauf, das macht in 70 Jahren 250 000 000 Liter. Das Blut braucht zu seinem Kreislauf durch den Körper 29 Sekunden, legt also die Strecke täglich 3000 mal zurück. Nehmen wir, bei niedriger Schätzung diese Strecke mit 3 Meter an, so haben die Adern in 70 Jahren 250 000 000 Liter Blut etwa 230 Millionen Meter (den sechsfachen Erdumfang) weit zu leiten, eine Arbeitsleistung von 68 750 000 000 000 000 Meterkilogramm.

## Über die Erfolge,

die mit den Heumann'schen Mitteln bei allen in diesem Buch erwähnten Krankheiten erzielt worden sind, liefen eine derartig große Anzahl von Dankschreiben, Aeußerungen der Anerkennung und Zufriedenheit ein, daß es natürlich ganz unmöglich ist, diese hier zum Abdruck zu bringen. Im April 1926 wurde die Anzahl dieser Schreiben **amtlich notariell** mit 144 289 (Einhundertvierundvierzigtausendzweihundertneunundachtzig) bestätigt, bei Drucklegung dieses Buches war sie auf über ¼ Million (268 000) angewachsen und ist auch weiterhin dauernd im Steigen begriffen. Nun ist man gewöhnt, daß Dankschreiben von Seiten mancher Gegner als übertrieben oder „Einbildung" bezeichnet werden. Wie falsch dieser Vorwurf in unserem Falle wäre, geht schon aus der ungeheuren Anzahl der Schreiben hervor. Bitte beachten Sie die in diesem Buch wiedergegebenen Auszüge aus Dankschreiben.

# Arterienverkalkung.

Wir ersehen aus den vorstehenden Ausführungen, welch ungeheure Anforderungen an die betreffenden Organe, das Herz und die Adern, gestellt werden. Es ist leicht begreiflich, daß eine über das Normalmaß hinausgehende Inanspruchnahme diese ohnehin schon genug belasteten Organe beschädigt. Wir kennen auch die Leiden, von denen die Arterien dann befallen werden, es ist die Arterienverkalkung, die unter Umständen einen Schlaganfall zur Folge haben kann.

Die Worte Arterienverkalkung kennt heute wohl jeder, doch ist es auch bei diesem Leiden, wie bei manchem anderen: man spricht erst davon, wenn sie voll entwickelt sind. Weniger bekannt ist das Anfangs= und längere Zeit hindurch bestehende Uebergangsstadium, die **Arterienerweiterung.** Jede Steigerung, Vermehrung und Beschleunigung der Herztätigkeit hat auch eine

## Erhöhung des Blutdruckes,

eine Vergrößerung der Arbeitsleistung der Arterien und eine vorübergehende Erweiterung derselben zur Folge. Ursachen für die höhere Inanspruchnahme der Herz= und Aderntätigkeit gibt es außerordentlich viele und manche von ihnen kann man bei unserer heutigen Lebensweise als beinahe unvermeidlich bezeichnen.

Bei jedem Nervösen und wie viele sind dies, tritt leicht und unwillkürlich eine Erregung ein und damit eine Steigerung des Blutdruckes und der Herztätigkeit.

Reichliche Flüssigkeitsaufnahme ist nicht nur eine Ueberlastung des Magens, sondern auch des Herzens und der Blutbahnen; auch das sonst so harmlose Wasser kann auf diese Weise schädlich werden. Bei diesem Kapitel müssen wir auch vor dem zu reichlichen Salzen und Würzen warnen, durch das Durstgefühl erzeugt wird, was zu einer Vermehrung der Flüssigkeitsaufnahme führt, die Herz und Adern mit Arbeit belastet.

In gleicher Weise wirkt allzu reichliche Nahrungsaufnahme überhaupt. Die Speisen werden von den Sauggefäßen des Magens aufgenommen, verarbeitet und der Blutbahn zugeführt. Deshalb ist das

Gefäßsystem einige Zeit nach einer guten, reichlichen Mahlzeit besonders gefüllt. Es kann zu dem sogen. Verdauungsfieber kommen.

Fleischnahrung macht das Blut dickflüssiger und zäher, so daß Herz und Adern mehr Arbeit zu leisten haben, um es durch seine Bahnen zu pumpen.

Ueber den erregenden Einfluß von Alkohol, Tabak, Kaffee und Tee braucht man wohl heute, da jedermann hierüber aufgeklärt ist, nicht mehr zu sprechen.

Endlich wäre noch

## die Ueberanstrengung

zu erwähnen, der die Blutkreislauforgane durch forcierten Sport ausgesetzt sind. Ein weiterer Feind ist schließlich die in diesem Büchlein schon mehrfach erwähnte Harnsäure. Sie ist auch für unsere Blutgefäße außerordentlich schädlich.

Jedes der hier angeführten Momente wirkt schon für sich allein schädlich. Meist aber häufen sich diese Uebel und dauern Tag für Tag an, weil sie sich auf Lebensgewohnheiten gründen. So treten vielfach gleichzeitig auf: erst reichliches Würzen, übermäßiges Trinken (Bier, Wein, Alkohol), dann Genuß von starkem Kaffee, viel Tee und zwischendurch reichliche Mahlzeiten, womöglich mit viel Fleisch. Es

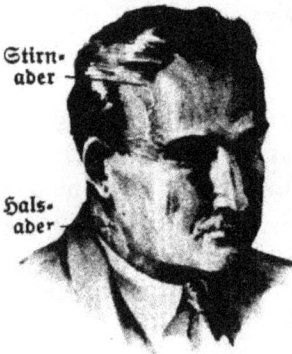

Bild 21

Stirnader —

Halsader —

ist ohne weiteres klar, daß alle diese „Kleinigkeiten" in ihrer Sammelwirkung eine erhebliche Schädigung herbeiführen. Dies ist umsomehr der Fall bei Organen, die, wie wir in den einleitenden Worten gesehen haben, schon in ihrer normalen Tätigkeit einer hohen Inanspruchnahme und Abnützung ausgesetzt sind. Erfolgt aus obigen Anlässen die vorübergehende Erweiterung der Arterien zu oft und vielleicht in immer stärkerem Maße, so **verlieren die Adernwände nach und nach ihre Elastizität**. Sie können sich nicht mehr so oft und kräftig zusammenziehen und es entsteht eine dauernde Arterienerweiterung. In diesem Stadium ist das Leiden auch schon

70

äußerlich erkenntlich. Die Adern, besonders an der Stirn und an den Händen, treten scharf hervor und zeigen eine deutliche Schlängelung. Der Organismus hat nun das Bestreben, diesen krankhaften Zustand der Arterienerweiterung auszugleichen durch Einlagerung in die Ausbuchtungen und in die erweiterten Stellen. Dieser Ausgleichsstoff, der dort abgelagert wird, ist eine plastisch weiche Kalkeiweißverbindung. Die früher vielfach herrschende Ansicht, die Adern würden in harte, brüchige Kalkröhren umgewandelt, hat sich als unhaltbar herausgestellt.

## Die ersten Anzeichen der Krankheit

sind: Schnelle geistige Ermüdung, auffallende Gedächtnisschwäche, häufiger Kopfschmerz und Schwindelanfälle. Es gesellen sich zu diesen Symptomen Einschlafen von Händen und Füßen, manchmal auch Sprechstörungen, Schmerzen in der Herzgegend, im Rücken und in den Armen. Im übrigen können diese Symptome je nach dem Hauptsitz der verkalkten Arterien sehr verschieden sein. Stellen sich derartige Symptome ein, so soll man nicht gleich von Angst erfüllt sein und glauben, man leide nun an einer schweren Adernverkalkung und es würden sich nun nach und nach alle geschilderten Erscheinungen einstellen. Andererseits aber darf man diese ersten Anzeichen nicht übersehen und eine beginnende Arterienverkalkung vernachlässigen. **Je eher gegen ein beginnendes Leiden etwas getan wird, umso sicherer ist auf einen Erfolg zu rechnen und umso eher kann man hoffen, schwerere Erscheinungen und Folgen hintanzuhalten.**

Die genaueste Möglichkeit zur Feststellung, ob das Leiden vorhanden ist und wie weit es bereits vorgeschritten ist, hat natürlich der Arzt bei einer längeren beobachtenden Behandlung und öfteren eingehenden Untersuchung. Wo sich bereits irgendwelche schwerere Erscheinungen des Leidens bemerkbar machen, ist unbedingt die Beiziehung des Arztes geraten.

Wir raten jedem: Gehe zu Deinem Arzt, laß Dich von ihm untersuchen und Dir sagen, was Dir fehlt.

Für die Zusammensetzung von Heumanns verbessertem **Aderin** sind die Hauptursachen und die wichtigsten Aeußerungen und Folgeerscheinungen des Leidens von ausschlaggebendem Einfluß. Der Grundstoff des Präparates und der Träger der wirksamen Bestandteile ist eine Zusammenstellung altbekannter und alterprobter Heilkräuter, welche **den Allgemeinzustand günstig beeinflussen** und großenteils schon als Volksmittel im Ansehen standen. Die sogenannten **spezifischen Wirkungen** des Mittels sollen sich in mehrfacher Richtung äußern.

Pfarrer Heumanns          Heilmittel Nr. 6

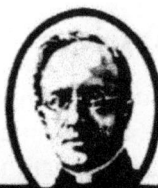

Aderin

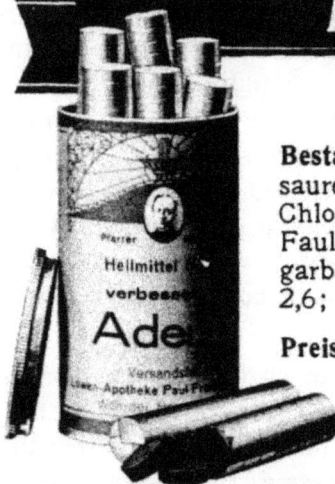

**Bestandteile:** Schwefelsaures- 4,4; phosphorsaures- 1,6; doppelkohlensaures Natrium 2,1; Chlornatrium 49,2; schwefelsaures Kalium 4; Faulbaumrinde 2,6; Pfefferminz 2,6; Schafgarbe 2,6; Calmus 2,6; Enzian 2,6; Capaloe 2,6; Jodeisenzucker ($2\frac{1}{2}\%$) 26,6.

**Preis:** Original-Packung RM. **4.15.** Pfarrer Heumann-Mittel sind nur echt, wenn die Packung den Aufdruck „Pfarrer Heumann" und das Bildnis Pfarrer Heumanns trägt. Verkaufsbedingungen s. S. 317. Die Mittel sind in allen Apotheken erhältlich, bestimmt in allen in diesem Buch (zwischen S. 112/113) genannten Apotheken, sonst Hauptversandstelle für ganz Deutschland (Versand porto- und verpackungsfrei!) **Löwen-Apotheke, Nürnberg 2, Brieffach 9.**

Die **Aderintabletten** enthalten die **anorganischen Salze des Blut-serums** im gleichen Mengenverhältnis wie dieses. Die wissenschaft-liche Forschung geht von folgendem Gedankengange aus: Wenn dem Blut einer Person, deren Blutserum krankhaft verändert ist, die sämt-lichen Bestandteile des Blutserums längere Zeit wieder im richtigen Verhältnis zugeführt werden, so erlangt das Blutserum und das Blut wieder seine normale Zusammensetzung. Denn es liegt die Annahme nahe, daß das Blut von den ihm arzneilich zugeführten Bestandteilen **die verwertet, an denen es Mangel litt,** und mangels deren eine normale Blutzusammensetzung fehlte. Wie krankes Blut die Wan-dungen seiner Gefäße (in diesem Fall Arterien) beschädigt, so können auch durch normales Blut die erkrankten Gefäßwandungen wieder günstig beeinflußt werden.

Was man als wissenschaftliche Hypothese aufgebaut hat, fand durch ausgedehnte Versuche in der Praxis tatsächliche Bestätigung.

Die Aderintabletten üben auch noch in der Hinsicht eine gute Wirkung aus, daß sie die Viskosität (Zähflüssigkeit) des Blutes ver-ringern, also

### das Blut dünnflüssiger

machen. Es ist wohl einleuchtend, daß dadurch eine Entlastung der Gefäße, durch die das Blut gepumpt wird und eine Schonung ihrer Wandungen und auch der Druckpumpe selbst, des Herzens erzielt wird, denn es ist eben leichter, dünnflüssiges, als dickes, zähes Blut durch enge Kanäle zu treiben. Das bedeutet gleichzeitig **eine Herabsetzung des Blutdruckes.**

Ausdrücklich vermerken wir noch: Alle Medikamente gegen Arte-rienverkalkung, die verordnet werden, also auch das Heumann'sche, haben nicht den Zweck, Arterienverkalkung zu heilen, sondern **Begleit-erscheinungen zu lindern oder zu bessern** und auf diese Weise darauf hinzuwirken, das eigentliche Hauptleiden zu lindern, oder wenigstens **ein Vorwärtsschreiten und die gefährlichen Folgeerscheinungen zu ver-hindern oder zu verlangsamen.**

Jeder, der das 40. Lebensjahr überschritten hat, sollte wenigstens jährlich einmal eine Vorbeugungskur mit „Aderin" machen. Wenn auch nicht mit Sicherheit alle Gefahren einer vorhandenen Verkalkung dadurch beseitigt werden, so besteht doch nach den gewonnenen Erfahrungen ein so hoher Grad der Wahrscheinlichkeit auf Abhilfe, insbesondere durch **Vorbeugung,** daß jeder Mensch es sich und seiner Familie schuldig ist, einen Versuch zu machen.

## Ratschläge für an Arterienverkalkung Leidende.

Wenn wir dem Kranken Ratschläge für seine Lebensweise geben wollen, so brauchen wir nur alle die anfangs erwähnten ursächlichen Momente der Krankheit zusammenfassend zu wiederholen und der Patient weiß, was ihm schadet. V i e l Alkohol, v i e l Fleisch und überhaupt das Zuvielessen und -Trinken, starkes Rauchen, Kaffee, Tee, Aufregungen und übergroße geistige und körperliche Anstrengungen. Es soll aber damit durchaus nicht gesagt sein, daß jede Bewegung zu vermeiden wäre, im Gegenteil, körperliche Uebungen .in mäßigen Grenzen, Gehen, etwas Hanteln, Tiefatmen, sollen sogar ausgeführt werden. Auch hier sind nährsalzreiche Kost, Gemüse, Salate und Früchte zu empfehlen. Ueber allgemeine Stärkung des Körpers siehe Seite 303.

Auf **leichten, breiigen Stuhlgang** ist großes Gewicht zu legen, denn heftiges Pressen und Drücken bei der Stuhlentleerung ist nicht gut für die Kranken, es ruft Blutandrang gegen den Kopf und Kopfschmerzen hervor. Ja, es kann sogar zu Schlaganfällen führen. (Siehe auch Seite 90.)

**Dank- und Anerkennungs-Schreiben über die mit Pfarrer Heumanns Heilmitteln erzielten Erfolge bei**

# Arterien-Verkalkung

### Außerordentlich zufrieden.

Ich habe in letzter Zeit Aderin und für meine Frau Rovase bezogen. Wir sind mit der Wirkung außer= ordentlich zufrieden. Wir sind ja auch die Jüngsten nicht mehr, ich bin 80, meine Frau 77 Jahre alt, da muß man zufrieden sein, wenn man noch einigermaßen auf den Beinen ist, und das sind wir, Sie werden es auch auf dem Bilde finden, daß mir niemand die 80 Jahre ansieht. Sie können die Bilder veröffentlichen wenn Sie wollen, ich werde Ihre Heilmittel weiterempfehlen wo ich kann.

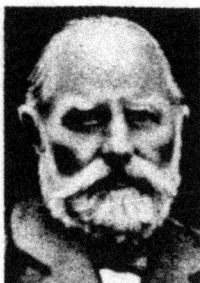

August Schmalz, Rentner

Eilsdorf Bez. Magdeburg, den 1. 6. 33
Thiestraße 114

### Der Blutdruck wieder normal.

Ich habe von Ihnen einige Packungen Aderin erhalten und fühle mich jetzt wieder von meiner Krankheit erlöst. Nach Fest= stellung meines Arztes ist mein Blutdruck wieder normal und spreche ich Ihnen meinen herzlichsten Dank aus.

Bringhausen, den 25. 5. 31          Christian Rabe,
Post Wildungen/Land                     Bürgermeister a. D.

### Gut geholfen.

Ich bin sehr zufrieden, die Tabletten haben mir gut geholfen.
Mähren Nr. 3, den 31. 3. 34          Johann Urban,
Post Montabaur Land                     Landwirt

---

**Bei Anfragen an obige Adressen bitte Rückporto beifügen**

**Ein zufriedener Lebensabend.**

Seit Jahren leide ich an Arterienverkalkung, wie mir verschiedentlich von den Aerzten gesagt wurde. Das Gehen fiel mir besonders schwer, meine kleine Haushaltung war mir eine Qual. Das ist heute ganz anders geworden, jedes Jahr nehme ich eine Zeitlang ihr Aderin und bin nun wieder frisch und leistungsfähig, niemand sieht mir meine 65 Jahre an. Ich versehe wieder meinen Haushalt und kann noch alle Näharbeiten selbst machen. Jetzt kann ich auch wieder stundenlang wandern, während vorher ein Weg von 10 Minuten eine Qual war. Die vorzügliche Wirkung des Aderins stellte sich gleich beim Gebrauch der ersten Packung ein, das Schwindelgefühl blieb aus, das Stechen in den Händen, die Schmerzen in den Füßen waren nach Verbrauch von 3 Packungen weg. Jedes Jahr wiederhole ich nun die Kur und habe dadurch einen zufriedenen Lebensabend.

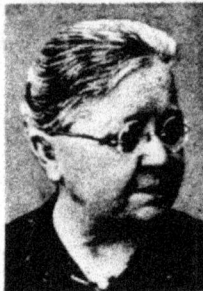

Zirndorf, den 27. 5. 30                                    Ww. A. Tröster,
Wallensteinstr. 51                                              Hausfrau

Am 30. 6. 33 schreibt Frau T.: Ueber die vorzügliche Wirkung des Aderins berichtete ich Ihnen schon vor einigen Jahren. Ich habe Aderin auch bisher noch einige Male im Jahre genommen und fühle mich, trotzdem ich nun schon 68 Jahre alt bin, sehr wohl, kann noch alle Hausarbeit und Näharbeiten selber machen.

**Ich werde Aderin nicht mehr ausgehen lassen.**

Es diene Ihnen zur Kenntnis, daß ich derzeit wieder eine Kur mit Aderin mache. Mit der Wirkung desselben bin ich sehr zufrieden und werde es mir nicht mehr ausgehen lassen. Soviel ich im Freundeskreise schon erfahren konnte, werden dort Pfarrer Heumanns Heilmittel verschiedener Art mit recht gutem Erfolg gebraucht und recht zufriedenstellende Ergebnisse damit erzielt.

Regensburg, den 8. 6. 33                              Sebastian Braun,
Schwandorferstr. 7/2                          Stationskommand. a. D.

Nur wer Rückporto beifügt, kann eine Antwort erwarten

**Der Arzt stellt nur noch geringe Anzeichen der Verkalkung fest.**

Eine ziemlich starke Arterienverkalkung machte sich schon seit Jahren bei mir bemerkbar und äußerte sich in Herzschmerzen, Mattigkeit, Schlaflosigkeit, Schwindelgefühl und hohem Blutdruck. Nach dem erstmaligen Gebrauch Ihrer Aderin=Tabletten spürte ich die überraschende Wirkung derselben; ich gebrauche sie mit dem großen Erfolge seit 1926. Der Blutdruck ist wieder normal, die Herzschmerzen sowie die Schmerzen an Händen und Füßen haben sich ganz bedeutend verringert und wie ich Ihnen bereits schrieb, konnte der mich behandelnde Arzt nur mehr sehr schwache Merkmale einer Verkalkung konstatieren. Ich fühle mich heute mit meinen 67 Jahren wieder sehr wohl.

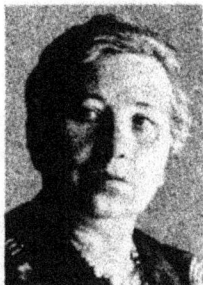

Sie schenken wirklich mit Ihren Präparaten den Menschen das Höchste und Beste, was gegeben werden kann: Gesundung und ich spreche Ihnen wiederholt meinen allerherzlichsten und wärmsten Dank für Ihre Erzeugnisse aus!

München, den 22. 4. 34          Marg. Frieser,
Knöbelstr. 3/II                  Kaufmannswitwe


**Keine Schwindelanfälle mehr.**

Als betagter Mann von 74 Jahren ergreife ich hiermit nochmals die Feder, um Ihnen meine Freude zum Ausdruck zu bringen. Seit längerer Zeit leide ich an Schwindelanfällen, auch das Augenlicht hatte sehr nachgelassen. Herzschwäche war nichts seltenes. Ich ging zum Arzt, der sagte mir, daß ich an Arterienverkalkung leide. Durch Zufall hörte ich von Pfarrer Heumanns Heilmittelbuch. Ich besorgte mir eins und bestellte mir Aderin. Nach Verbrauch desselben habe ich keine Schwindelanfälle mehr, auch kann ich wieder gut sehen, also ich bin sehr zufrieden mit dieser Kur und bestelle hiermit eine neue Dose Aderin.

Herolz, den 14. 5. 33          Anton Möller,
Haus Nr. 71 Post Schlüchtern     Landwirt

Bei Anfragen an obige Adressen bitte Rückporto beifügen

77

# Heumanns
# Kräuter-Konzentrat-Kur Nr. 201

## aus rein pflanzlichen Stoffen gegen

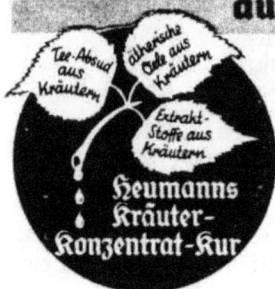

# Arterien-Verkalkung

Mit Heumanns Kräuter-Konzentrat-Kuren ist etwas völlig Neuartiges geschaffen worden. Was die Natur an Wirkstoffen gegen Arterien-Verkalkung zu bieten vermag, das ist im wesentlichen in der Kur Nr. 201 in hochkonzentrierter Form enthalten. Es empfiehlt sich daher, den Seiten 321—336 besondere Beachtung zu schenken, auf denen Näheres über Heumanns Kräuter-Konzentrat-Kuren zu finden ist.

## Blutarmut und Bleichsucht.

Eine Pflanze, die man mit den Wurzeln in eine sogenannte Nährsalzlösung setzt, wird wachsen, blühen und gedeihen, wie eine andere, die im Boden wurzelt. Entzieht man aber dieser Nährsalzlösung, welche alle für das Leben und das Wachstum der Pflanze nötigen Elemente enthält, das Eisen, so wird sich das Aussehen unserer Versuchspflanze alsbald verändern. Sie wächst zwar auch, doch merkt man sofort, es mangelt ihr an Halt und Kraft und was die Hauptsache ist, sie ist nicht frisch und grün, sondern blaß, es fehlt ihr die Farbe, das

78

Leben. An so eine Pflanze muß man oft denken, wenn man ein Kind sieht, lang, hoch aufgeschossen, aber in der ganzen Haltung unverkennbar ein Zug von Müdigkeit und Mattigkeit.

Dem Gesichtchen fehlen die frischen Farben, die Fröhlichkeit der Jugend, es ist blaß und welk. Dann weiß man genau, es geht dem Jungen, dem Mädchen, wie unserer Pflanze, es mangelt an Eisen und damit an Blut, Farbe und Leben.

Diesen äußerst engen Zusammenhang von Eisen, Blut und Leben hat man ja auch seit langem erkannt und mit Sicherheit festgestellt. Schon damals, als man zuerst fand, daß im Blut Eisen chemisch gebunden vorhanden ist, stellte man Studien darüber an, ob dieses Eisen nur zufällig vorhanden sei und vielleicht ebensogut auch fehlen könnte, oder ob ihm irgendwelche Wichtigkeit und Bedeutung zukomme. Als man nun erkannte, **welch wichtige Rolle das Eisen in unserem Blute spielt,** war das nächste Ziel der Forschung zu ermitteln, ob man dem Körper

## Eisen künstlich zuführen

könne und ob das arzneilich gereichte **Eisen** vom Blut auch wirklich aufgenommen und verwertet wird. Da fand man denn die Möglichkeit, unserem Blute das wichtigste Metall auf arzneilichem Wege zu bieten und erkannte zugleich die Notwendigkeit dies zu tun, wenn das durch die Speisen zugeführte Eisen nicht ausreicht. Das Eisen in Arzneien übt übrigens nicht nur eine Wirkung auf die Bildung der roten Blutkörperchen aus, sondern auch unmittelbar auf die Energie des blutbildenden Knochenmarks.

Mit der Erkenntnis der Möglichkeit und der dringenden Notwendigkeit von Eisenkuren für Blutarme öffneten sich natürlich der Medizin weitere Betätigungsgebiete und zugleich wurde der Markt mit Eisenpräparaten förmlich überschwemmt. Den meisten aber fehlte es an der richtigen wissenschaftlichen Grundlage und sie versanken bald nach ihrem Auftauchen wieder in die wohlverdiente Vergessenheit. Es ist nämlich durchaus nicht leicht und einfach, ein wirklich **gutes und wirk-**

**fames Eisenmittel** herzustellen, das allen an ein solches zu stellenden Anforderungen entspricht.

Man hat entdeckt, daß Eisen, welches in Form verschiedener Eisensalze eingenommen wird, auf Eiweiß einwirkt und dadurch die Magenwände angreifen kann. Das ist auch leicht erklärlich, man denke nur an das heftig ätzend wirkende Eisenvitriol. Man gibt also das blutbildende Metall besser in Form **mehrerer** Verbindungen in je kleiner Menge, von denen jede auf Verträglichkeit besonders überprüft ist. Nicht nur in der Art der Eisenverbindungen ist eine sorgfältige Auswahl zu treffen, sondern es sind außerdem mehrere schwerwiegende Punkte zu beachten. Eisenpräparate können verstopfend wirken und Appetit und Verdauung beeinträchtigen, was bei der Zusammensetzung des Mittels berücksichtigt werden muß. Als sehr nützlich hat es sich auch erwiesen, zugleich mit dem Eisen

### noch andere für den Körper wichtige Nährsalze

zu reichen.

Das wären kurz die wichtigsten wissenschaftlichen Grundlagen, nach denen Heumanns **Tabletten gegen Blutarmut** und **Bleichsucht** hergestellt sind und denen sie ihre Vorzüge verdanken. Um die Wirkungen der Tabletten besser darlegen zu können, wollen wir uns zuerst das Bild eines Blutarmen, eines Bleichsüchtigen, sowie Ursache und Aeußerungen des Leidens vor Augen führen.

**Die Bleichsucht,** eine Sonderart der sogen. Blutarmut, äußert sich beispielsweise durch Mattigkeit, Kopf- und Rückenschmerzen, Herzklopfen, Kurzatmigkeit, Magenbeschwerden, Ohnmachten, Nasenbluten, wachsbleiche Haut. Ursache ist teils Erblichkeit, teils falsche Lebens- und Ernährungsweise. Das Wesen der Bleichsucht besteht nicht in einem Mangel an Blut, sondern in Mangel an Blutfarbstoff (f. Bild 22). Die eigentliche wirkliche **Blutarmut** entsteht hingegen durch Blutverluste, Entbindungen, Infektionskrankheiten, Wurm-

80

krankheiten; sie besteht in einer Minderung der Gesamtmenge an Blut im Körper. Die Erscheinungen und Beschwerden sind im großen und ganzen die gleichen wie bei der Bleichsucht, was zum Teil damit zusammenhängt, daß auch hier eine **verhältnismäßige** Minderung des Blutfarbstoffes einzutreten pflegt (s. Bild 22).

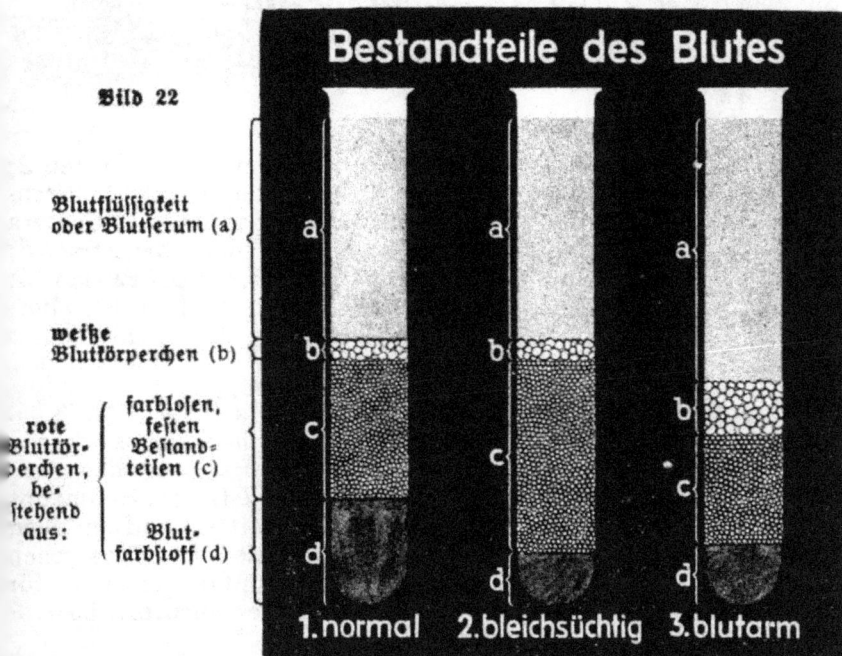

**Bild 22**

Blutflüssigkeit oder Blutserum (a)

weiße Blutkörperchen (b)

rote Blutkör-perchen, bestehend aus:
farblosen, festen Bestand-teilen (c)
Blut-farbstoff (d)

**Bestandteile des Blutes**

1. normal  2. bleichsüchtig  3. blutarm

Der Unterschied zwischen Blutarmut und Bleichsucht. Die Blutproben in den Reagenzgläsern zeigen die Bestandteile des Blutes im Mengenverhältnis zueinander an.

Eine genaue Feststellung, in welchem Stadium sich das Leiden befindet, können Sie nach längerer Behandlung und Beobachtung durch Ihren Arzt erhalten, der von Zeit zu Zeit mikroskopisch eine Zählung der Blutkörperchen vornehmen mag. Darum raten wir jedem: Gehe zu Deinem Arzt, laß Dich von ihm untersuchen und Dir sagen, was Dir fehlt.

18

Pfarrer Heumanns    Heilmittel Nr. 66

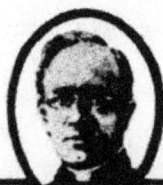

## Tabletten gegen Blutarmut und Bleichsucht

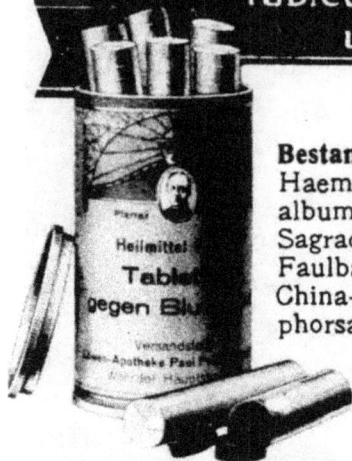

**Bestandteile:** Glycerinphosphorsaures Eisen 2; Haemoglobin 3; Eisenzucker (10%) 10; Eisen-albuminat 3; salzsaures Cinchonin 5; Cascara Sagradaextract 5; Shensi-Rhabarberextract 5; Faulbaumrinde 15; Capaloe 10; Enzian 5; China-Calisaya und Carthagenarinde 10; phosphorsaures-, milchsaures- und kohlensaures Calcium je 12.

**Preis:** Original-Packung RM. **3.25.** Pfarrer Heumann-Mittel sind nur echt, wenn die Packung den Aufdruck „Pfarrer Heumann" und das Bildnis Pfarrer Heumanns trägt. Verkaufsbedingungen s. S. 317. Die Mittel sind in allen Apotheken erhältlich, bestimmt in allen in diesem Buch (zwischen S. 112/113) genannten Apotheken, sonst Hauptversandstelle für ganz Deutschland (Versand porto- und verpackungsfrei!) **Löwen-Apotheke, Nürnberg 2, Brieffach 9.**

Die große Gefahr nicht rechtzeitig und nicht nachhaltig behandelter Blutarmut besteht darin, daß aus derartigen kranken Mädchen stets schwächliche, kränkliche Frauen werden, welche diese Schwäche in irgend einer Weise auf ihre Kinder vererben und hauptsächlich die Ursache der großen Kindersterblichkeit sind.

Es ist eine Pflicht der Eltern und eine Hauptpflicht des Staates, das Hauptaugenmerk auf die Gesundung blutarmer, bleichsüchtiger Mädchen und Frauen zu richten. Nur bei Erfüllung dieser Pflichten können Eltern gesunde Kinder, der Staat gesunden Nachwuchs erhalten.

Gerade weil nun die mit der Blutarmut verbundenen Erscheinungen und Folgen so sehr ins Auge fallen, läßt sich auch eine so günstige Wirkung auf das Leiden, welche die Heumanns Tabletten gegen Blutarmut und Bleichsucht ausüben, bald und deutlich feststellen. Das Aussehen wird frischer, lebhafter und es stellen sich gesunde Farben ein.

## Die Anzahl der roten Blutkörperchen und ihr Haemoglobingehalt wird vermehrt,

der Blutkreislauf angeregt, Appetit und Verdauung günstig beeinflußt. Das körperliche Wohlbefinden wird bedeutend gehoben und auch jene oben aufgezählten Folgeerscheinungen des Schwächezustandes können nach und nach verschwinden. Die Blutarmut ist ja eines von den Leiden, bei denen sich in der Regel durch Anwendung der richtigen Mittel auch wirklich erfreuliche Erfolge erzielen lassen.

### Gute Ratschläge für Blutarme.

Sonne, Luft, Licht und Fichtennadelbäder(Seite 287),Bewegung und richtige Nahrung sind die Schlagworte für die Lebensweise der Blutarmen.

Unter den Nährmitteln sind die eisen- und nährsalzreichen zu bevorzugen: viele Früchte, besonders Erdbeeren, Heidelbeeren, Kirschen, Aepfel, Nüsse. Das Obst soll möglichst roh gegessen werden, vorausgesetzt, daß der Magen gesund ist, auch wird es nur gewaschen und die Schale gut zerkaut mitgegessen. Alle Gemüse und Salate sind empfehlenswert, besonders Spinat, junge Kohlrabi und grüne Erbsen. **Das Wasser, in dem das Gemüse gekocht ist, darf nicht weggegossen werden,** denn es enthält einen großen Teil der herausgekochten Nährsalze. Als Brot sind Schrotbrot, Simons-, Grahambrot und Pumpernickel zu empfehlen. Reis ist zuträglicher als Fleisch und Eier.

Nicht selten geht Hand in Hand mit der Blutarmut das **Magenleiden** (siehe Seite 101). Wir empfehlen in diesem Fall Heumanns „Nervogastrol" (siehe S. 106). Gerade bei diesen doppelt Geschwächten ist auf eine richtige Ausnützung der Nahrung der größte Wert zu legen.

„Nervogastrol" kann n e b e n Heumanns Tabletten gegen Blutarmut und Bleichsucht genommen werden und begünstigt die Wirkung. In vielen anderen Fällen läßt sich neben oder auch infolge der Blutarmut eine Schädigung des Nervensystems feststellen. Wir verweisen dabei auf Seite 47 dieses Büchleins, wo gezeigt ist, wie Sie auch dafür Rat und Hilfe finden. Von den Heumann'schen Tabletten gegen Blutarmut und Bleichsucht nehme man morgens, mittags und abends je 2—3 Tabletten.

# Heumanns
# Kräuter-Konzentrat-Kur Nr. 204

## aus rein pflanzlichen Stoffen gegen

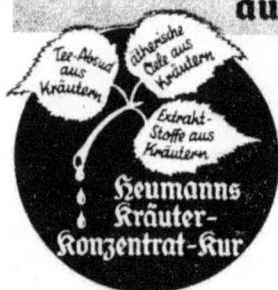

# Blutarmut

Mit Heumanns Kräuter-Konzentrat-Kuren ist etwas völlig Neuartiges geschaffen worden. Was die Natur an Wirkstoffen gegen B l u t a r m u t zu bieten vermag, das ist im wesentlichen in der Kur Nr. 204 in hochkonzentrierter Form enthalten. Es empfiehlt sich daher, den Seiten 321—336 besondere Beachtung zu schenken, auf denen Näheres über Heumanns Kräuter-Konzentrat-Kuren zu finden ist.

**Dank- und Anerkennungs-Schreiben über die mit Pfarrer Heumanns Heilmitteln erzielten Erfolge bei**

# Blutarmut und Bleichsucht

### Sehr gut geholfen.

Ihre Tabletten gegen Blutarmut und Bleichsucht haben meiner Tochter sehr gut geholfen. Sie klagt nicht mehr über Müdigkeit, Kopf= und Rückenschmerzen und hat wieder guten Appetit. Sie nahm zugleich Nervogastrol gegen Magenschmerzen und ist damit sehr zufrieden. Wir sind Ihnen daher sehr dankbar und werden Ihre Tabletten weiter empfehlen.

Königstein/Opf., den 22. 5. 33  Babette Meidenbauer,
Adolf=Hitler=Straße 4   Schmiedemeisters=Gattin

### Mit dem Erfolg zufrieden.

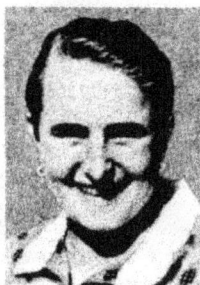

Mit gutem Erfolg wandte ich Ihre Heumanns= Tabletten gegen Blutarmut an. Bin mit dem Erfolg sehr zufrieden und kann selbige jeder= mann aufs wärmste empfehlen.

Langenberg/Thür., den 14. 5. 34
Am Kettenberg 4/1

   Johanna Rauh,
   Kupferschmiedsgattin

### Wirkung ausgezeichnet.

Ich bin gern bereit Ihnen zu bestätigen, daß die von meiner Frau bisher angewandten Blutarmutstabletten in ihrer Wirkung ausgezeichnet waren und meine Frau sich zusehends erholte, sodaß ich auch durch andere Erfolge der Heumann'schen Mittel belehrt, dieselben jedermann empfehlen kann.

Mooshof, Post Bodenmais, den 18. 6. 33  Xaver Drexler,
Röhtingerstraße 409     Hilfsarbeiter

Bei Anfragen an obige Adressen bitte Rückporto beifügen

## 10 Pfund zugenommen.

Seit mehreren Jahren bin ich krank. Der Arzt sagte, ich hätte hochgradige Blutarmut und sei auch magenkrank. Ich probierte viel, aber es war immer dasselbe. Seit ich Tabletten gegen Blutarmut und Nervogastrol nehme, hat sich mein Leiden viel gebessert. Da ich ohne die Tabletten nicht sein kann, lege ich eine neue Bestellung bei. Seit ich Ihre Medikamente nehme, habe ich 10 Pfund zugenommen.

Emma Reichel, Hausfrau.

Oberbuchau Nr. 140, den 1. 3. 32
Post Neurode (Eulengebirge)

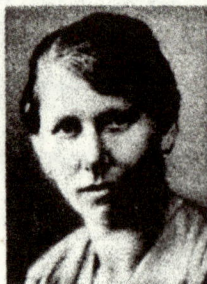

## Nicht mehr schlapp und müde.

Im vorigen Jahre ließ ich mir Tabletten gegen Blutarmut und Bleichsucht schicken. Ich war damit sehr zufrieden und bin jetzt wieder gesund, nicht mehr so schlapp und müde. Sage Ihnen herzlichsten Dank für die Hilfe.

Inzenham Nr. 43, den 9. 1. 33
Post Krottenmühl

Maria Fortner, Bäuerin

## Das Aussehen wurde besser.

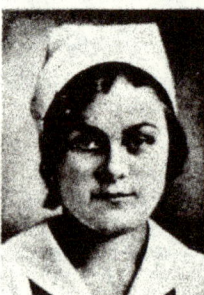

Im März 1933 ließ ich mir von Ihnen Tabletten gegen Blutarmut und Bleichsucht schicken. Im schönsten Alter von 25 Jahren hatte ich ein blasses Aussehen und war immer müde. Nachdem ich die Tabletten einige Tage eingenommen hatte, stellte sich bei mir eine rege Eßlust ein. Mein Aussehen wird von Tag zu Tag besser und frischer. Ich fühle mich sehr wohl und spreche hiermit meinen besten Dank aus.

Frau Ottilie Antoni, ehemalige Pflegerin

Kiedrich/Rheingau, den 2. 4. 33
Oberststraße 27

Nur wer Rückporto beifügt, kann eine Antwort erwarten

## Wieder gesund und lebensfroh.

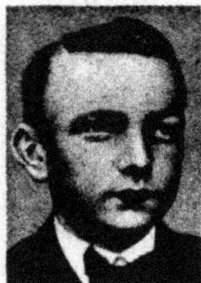

Ich litt seit längerer Zeit an Blutarmut und Bleichsucht, habe schon vieles angewandt, aber alles war vergebens. Seitdem ich aber von Ihnen Tabletten gegen Blutarmut und Bleichsucht verbrauchte, bin ich wieder gesund und lebensfroh. Spreche Ihnen meinen besten Dank aus.

Bernhard Goschin, Landwirtssohn

Stalun, den 15. 1. 34
Post Meseritz Land, Grenzmark

## Kann wieder meine Arbeit verrichten.

Ich muß Ihnen gleich mitteilen, daß ich mit Blutarmutstabletten sehr zufrieden bin. Meine Gesundheit hat sich bis jetzt so gebessert, daß ich meine Arbeit wieder verrichten kann. Denn zuvor war ich nicht mehr imstande, meine Hausarbeit zu verrichten. Ich war immer schon müde, wenn ich nur damit anfangen wollte, mußte immer dazwischen wieder ausruhen. Für meine Gesundheit spreche ich Ihnen meinen herzlichen Dank aus. Ich habe Ihre Heilmittel schon mehreren Mitmenschen empfohlen, die ganz erstaunt waren über meine Gesundheit.

Allersdorf, den 10. 4. 33               Anna Obermeier,
  Post Schierling                            Söldnerin

## Schmerzen und Müdigkeit verschwanden.

Ihre Tabletten gegen Blutarmut haben mir gute Dienste geleistet. Ich hatte früher oft Schmerzen im Rücken und war immer sehr müde und matt. Schon nach Verbrauch der ersten Packung verschwanden die Schmerzen und die Müdigkeit. Nach der zweiten Packung fühle ich mich ganz gesund.

Karl Weiß, Landarbeiter

Schmauch, den 15. 11. 32
Post Mühlhausen/Ostpr.

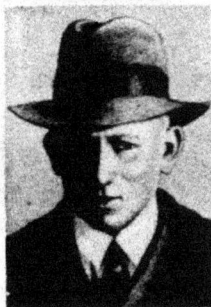

Bei Anfragen an obige Adressen bitte Rückporto beifügen

# Blutunreinheit
## muß und kann vermieden und beseitigt werden.

Noch viel größer als die Anzahl der Blutarmen ist die Zahl derer, die unreines, schlechtes, scharfes Blut haben (siehe Bild 24). Schon bei mehreren Leiden haben wir auf die hauptsächlichsten Ursachen dieser Blutverschlechterung hingewiesen.

Es sind dies scharfes Würzen der Speisen (viel Salz, Pfeffer, Paprika, Essig, Senf), viel Fleischkost, viel Alkoholgenuß, starkes Rauchen, wenig Bewegung, dadurch geringe Blutzirkulation und gehemmte Hautatmung durch zu dicke Kleidung usw.

| Bild 23 | Bild 24 |
|---------|---------|
| 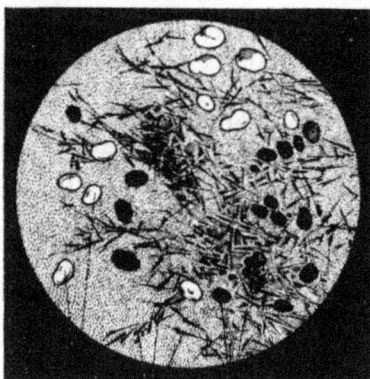 | 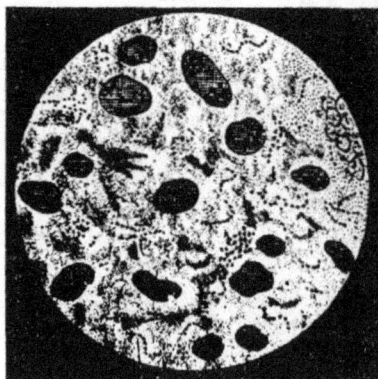 |

| weiße Blutkörperchen | Harnsäurekristalle | rote Blutkörperchen | | Eiterkokken | weiße Blutkörperchen |
|---|---|---|---|---|---|

Wenn unreines und schlechtes Blut nur an manchen sogenannten Schönheitsfehlern wie Pusteln, Finnen, Mitessern, Ausschlägen usw. schuld wäre, so müßte das allein schon als unangenehm bezeichnet werden. Aber man weiß — und es wurde in diesem Buch schon deutlich darauf hingewiesen — **daß schlechte Körpersäfte der Urquell von Schwäche und Krankheit sind.** Es ist fast unnötig, zu betonen, daß natürlich auch bereits **bestehende Leiden durch unreines Blut verschlimmert werden oder mindestens ihre Heilung verzögert wird.** Das will doch gewiß ein jeder möglichst vermeiden.

88

Welche schlimmen Folgen verdorbenes Blut haben kann, wurde bereits in dem Kapitel „Das Leben in gesunden Tagen" auf Seite 25 ff. dieses Buches gesagt. Dort ist aber auch erklärt, wie und woburch man vielen Krankheiten vorbeugen kann. Hier wollen wir nur deshalb noch einmal kurz wiederholen, daß durch zu langes Verbleiben der Verdauungsrückstände im Darm, also durch die leider häufig als ungefährlich angesehene Verstopfung, großer gesundheitlicher Schaden angerichtet werden kann. **Diese Gefahren müssen rechtzeitig, regelmäßig und gründlich durch gelinde Abführung verhütet werden, weil Verstopfung eine häufige Voraussetzung für unreines Blut und damit für Krankheitsverschlimmerung ist.** — Wollte man anführen, wie viele Frauen an **Verstopfung** leiden und zwar nicht nur vorübergehend, sondern dauernd, wie viele Frauen nichts oder nur ungenügende Maßnahmen treffen, um das Uebel zu beheben, so müßten wir erschreckend hohe Zahlen nennen. Man sollte einen so erstaunlichen Leichtsinn auch gar nicht für möglich halten. Wir möchten dazu bemerken, daß die Notwendigkeit einer öfteren **Darmreinigung** in andern Ländern längst erkannt ist und in viel weitergehendem Maße auch berücksichtigt wird. Einem bekannten Arzt verdanken wir die Mitteilung, französische Aerzte, mit denen er während der Kriegsjahre vielfach in Berührung kam, hätten ihm berichtet, daß es in Frankreich bei Männern wie bei Frauen vielfach Sitte ist, in Pausen von etwa 4 Wochen zwecks gründlicher Darmreinigung ein Abführmittel zu nehmen.

Bei dieser Blutreinigungskur sind jedoch alle drastisch wirkenden Abführ- und Blutreinigungsmittel zu vermeiden, da sie auf die Dauer schädlich wirken. Man sei daher vorsichtig und wende zur rationellen Blutreinigung Heumanns **Balsamische Pillen** an, die in hervorragender Weise nicht nur das Blut und die Körpersäfte reinigen, sondern auch unmittelbar verbessern und eine Hebung des Allgemeinbefindens in ausgezeichneter Weise herbeiführen, ohne daß diese stark wirkende Bestandteile enthalten. Heumanns Balsamische Pillen I sind hergestellt fast nur aus Pflanzenteilen altbewährter Heilkräuter und enthalten keine giftigen Bestandteile oder solche, die in der hier zur Anwendung kommenden Menge schädlich wirken könnten.

# Balsamische Pillen

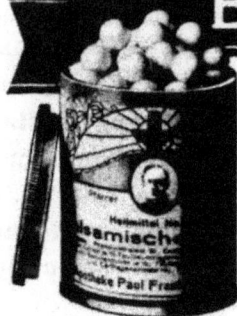

**Pillen Stärke I. Bestandteile:** Cascara Sagradarinde 10; Calmus- und Enzianwurzel je 10; Faulbaumrinde 3,5; Faulbaumrindenextract 1,5; Honduras - Sarsaparille 10; Pfefferminz, Wermut, Capaloe, Phenolphthalein und Eisenzucker (3%) je 10; Hefeextract 20.

**Pillen Stärke II. Bestandteile:** Phenolphthalein 20; Cascara Sagrada und Shensi-Rhabarberextract je 10; Faulbaumrindenextract 11,2; Enzian-, Calmus-, Baldrianpulver und Capaloe je 10; Faulbaumrinde 4; China-Calisaya und -Carthagenarinde 10; Hefeextract 20.

**Preis:** Original-Packung S t ä r k e I: RM. **2.75** (Bestell-Nr. 12), S t ä r k e II: RM. **3.25** (Bestell-Nr. 13). Pfarrer Heumann-Mittel sind nur echt, wenn die Packung den Aufdruck „Pfarrer Heumann" und das Bildnis Pfarrer Heumanns trägt. Verkaufsbedingungen s. S. 317. Die Mittel sind in allen Apotheken erhältlich, bestimmt in allen in diesem Buch (zwischen S. 112/113) genannten Apotheken, sonst Hauptversandstelle für ganz Deutschland (Versand porto- und verpackungsfrei!) **Löwen-Apotheke, Nürnberg 2, Brieffach 9.**

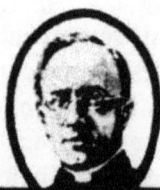

Die Balsamischen Pillen sollen ständig und regelmäßig gebraucht werden. Sie sollen in keiner Familie fehlen. Sie entfalten eine segensreiche Wirksamkeit im Blute, Magen und Darm. Sie lösen die im Magen und Darm angesammelten gesundheitsschädlichen Rückstände der Verdauung auf und leiten sie ab. Haben sie diese Arbeit getan, so regen sie den Darm an, die für eine geordnete Verdauung wichtigen Säfte zu erzeugen, so daß Ansammlungen schädlicher Stoffe im Darm gar nicht erst stattfinden. Da vom Darm die Nährstoffe ins Blut gelangen, **bedeutet ein gereinigter ordentlich arbeitender Darm reines gesundes Blut, Appetit und Wohlbefinden.**

Wer in der Vermögenslage ist, kann sich auch vom Arzt raten lassen, welches Heilbad zu einer abführenden Blutreinigungskur für ihn am besten ist. Die Wirkung eines Bades kommt nicht nur den Quellen und Brunnen allein zu, sondern auch der ganzen dortigen Lebensweise, der entsprechend ausgewählten Kost, Ruhe usw.

Wir raten jedem: Geh zu Deinem Arzt, laß Dich von ihm untersuchen und Dir sagen, was Dir fehlt.

Mit der Beseitigung der Ursache verschwinden dann auch meist die verschiedenen Folgeerscheinungen des schlechten Blutes, so daß also eine Blutreinigungskur mit Heumanns Balsamischen Pillen, in geeigneten Fällen auch in Verbindung mit einer gediegenen Hautpflege, ein hervorragendes Mittel zur

## Beseitigung von Hautunreinigkeiten, Finnen, Mitesser

ist. Wo es sich um schwere Hautleiden handelt, finden Sie Näheres auf Seite 198 in dem Absatz über Flechten und Hautkrankheiten.

Einiges über die vorzügliche Wirkung von Heumanns Balsamischen Pillen bei verschiedenen anderen Leiden finden Sie in den weiter unten folgenden Ausführungen.

Heumanns Balsamische Pillen sind in zwei Stärken zu haben, Stärke 1 und Stärke 2. Die Balsamischen Pillen **Stärke 1** haben eine schwach abführende Wirkung und sind für die bestimmt, bei denen der Stuhlgang meistenteils normal ist und nur zeitweilig einer Regelung bedarf, während Balsamische Pillen **Stärke 2** ihrer Zusammensetzung nach für diejenigen berechnet sind, die vorübergehend oder **regelmäßig an Verstopfung leiden,** bei denen also die Blutreinigung mit einer stärkeren Förderung des Stoffwechsels und einer kräftigeren Anregung der Verdauung und des Stuhlganges verbunden sein muß. Ebenso wie wir durch die anfangs erwähnten kleineren oder größeren Fehler in unserer Lebensweise eine Verschlechterung unseres Blutes veranlassen, können wir auch die Wirkung einer Blutreinigungskur unterstützen und beschleunigen, indem wir zum mindesten für die Dauer der Kur in der Auswahl unserer Speisen und Getränke Rücksicht nehmen. Es wäre das ein etwas diätes Leben, Enthaltsamkeit von scharfen Gewürzen und Einschränkung des Alkoholgenusses, nährsalzreiche Kost (Nährsalze sind keine scharfen Salze) und Körperpflege (Turnen, Tiefatmen, Bäder). Durch **Schwitzen** (Heißluft-Apparate siehe Seite 282) und Massage lassen sich mittels Anregung der Hauttätigkeit auch viele schädliche Stoffe aus dem Körper entfernen.

Nährsalze können wir dem Organismus durch Gemüsekost oder durch pflanzliche Heilmittel bieten, die reich an Mineralstoffen sind (s. S. 31).

## Wirkung der Balsamischen Pillen bei anderen Leiden.

**Neben dem Hauptverwendungszweck der Balsamischen Pillen als wirksames und selbst bei längerem und dauerndem Gebrauch unschädliches Mittel bei Stuhlverstopfung, haben diese Pillen noch große Aufgaben bei vielerlei anderen Leiden zu erfüllen.**

Bei diesen sollen natürlich die Balsamischen Pillen nicht eine spe=zielle und spezifische Wirkung auf das eigentliche Grundleiden ausüben und dieses heilen, sondern es sollen manche Begleiterscheinungen günstig beeinflußt werden, wie im folgenden näher auseinandergesetzt ist. Bei den nachher angeführten Leiden ist eine Anregung der Darmtätigkeit stets angebracht, es sei denn, daß der behandelnde Arzt andere An=ordnungen trifft.

### Wirkung der Balsamischen Pillen bei offenen Füßen.

Ohne gesundes Blut keine dauernde Wirkung! Ein mit schlechten Stoffen belastetes Blut widersetzt sich der Heilung, reines gesundes Blut bahnt sie an und verhindert, daß Füße, die vielleicht schon durch **Pedi-Heilsalbe** geheilt wurden, dem ersten neuen Andrang des Leidens er=liegen und wieder aufbrechen. Jedenfalls geht die Heilung rascher und sicherer von statten, wenn man gleichzeitig mit Pedi=Heilsalbe auch die Balsamischen Pillen anwendet. (Ueber offene Füße siehe Seite 207.)

**Wirkung der Balsamischen Pillen bei Arterienverkalkung.**

Daß gerade bei diesem Leiden eine Anregung des Stoffwechsels sehr wünschenswert ist und die günstigste Wirkung haben muß, kann man beinahe als selbstverständlich bezeichnen. Daß es vor allem notwendig ist, bei diesem Leiden auf **leichte Stuhlentleerung** ohne Pressen und Drücken zu sehen, haben wir Seite 74 schon betont und möchten dies hier nochmals wiederholen.(Ueber Arterienverkalkung siehe Seite 69.)

**Wirkung der Balsamischen Pillen bei Flechten, Ausschlag.**

Bei diesen oft sehr hartnäckigen Leiden muß in erster Linie für eine gründliche Blutreinigungs= und Blutverbesserungskur gesorgt werden, denn die meisten Flechtenleiden sind eine Art Blutkrankheit. Das Uebel muß also an der Wurzel gefaßt werden. Je besser die Blutbeschaffenheit ist, um so nachhaltiger und schneller muß die Wirkung der **Sori=Heilsalbe** sein. Gerade bei dieser Krankheit sind die Balsamischen Pillen unbedingt nötig und zwar dürfte die Stärke 2 der Balsamischen Pillen in den allermeisten Fällen der Stärke 1 vorzuziehen sein, weil hier meist besonders viel unreine Stoffe aus dem Blut entfernt werden müssen. (Ueber Flechten= und Hautleiden siehe Seite 198.)

**Wirkung der Balsamischen Pillen bei Rheumatismus.**

Heumanns Balsamische Pillen haben die gute Eigenschaft und Fähigkeit, die Heumann'schen Gicht= und Rheumatismustabletten in ihrer Aufgabe zu unterstützen. Sie können dazu beitragen, Harnsäureablagerungen, welche durch die Tabletten aufgelockert und gelöst sind, leichter und schneller aus dem Körper zu entfernen. Die Vereinigung der Balsamischen Pillen mit den **Gicht= und Rheumatabletten** steigert deren Erfolg bedeutend und läßt ihn nachhaltiger sein. Es kann nicht genug darauf hingewiesen werden, daß gerade Leute, die zu Gicht und Rheuma neigen, dauernd die Balsamischen Pillen nehmen sollen. Im allgemeinen kommen hier die Balsamischen Pillen Stärke 1 in Frage, wenn nicht eine vorliegende Stuhlverstopfung die Anwendung der Stärke 2 bedingt. (Ueber Rheumatismus siehe Seite 186.)

### Wirkung der Balsamischen Pillen bei Magenleiden.

Da der größte Teil der Menschheit in unserer gegenwärtigen über-hasteten Zeit infolge Ueberarbeitung oder infolge nervöser Störungen meist auch mangels der für eine regelmäßige Darmfunktion nötigen Bewegung an Magen- und Darmstörungen leidet, so ist der ständige Gebrauch der Heumann'schen Balsamischen Pillen wegen ihrer guten und ausgezeichneten Wirkung auf Magen und Darm nur zu emp-fehlen. Bei vielen Magen- und Darmleiden, sowie bei chronischen Verdauungsstörungen sind die Balsamischen Pillen mit bestem Erfolg anzuwenden. Ist manch ein Leiden einmal mit **„Nervogastrol"** gründlich auskuriert und werden regelmäßig die Balsamischen Pillen genommen, so dürfte es — eine vernünftige Lebensweise voraus-gesetzt — kaum mehr zurückkommen. Es kommt Stärke 1 und 2 in Betracht, je nach Beschaffenheit des Stuhlganges. (Ueber Magen-leiden siehe Seite 101.)

### Zweck der Balsamischen Pillen bei Hämorrhoiden.

Bei diesem Leiden sind die Balsamischen Pillen dringend anzu-raten, weil es sich darum handelt, stets für einen **leichten und breiigen Stuhlgang** zu sorgen, denn harter Stuhlgang bereitet den Hämor-rhoidalleidenden immer mehr oder weniger große Schmerzen und ver-schlimmert das Leiden beträchtlich. Um einen entsprechend leichten Stuhlgang herbeizuführen, werden fast stets die Balsamischen Pillen Stärke 2 notwendig sein. (Ueber Hämorrhoiden siehe Seite 117.)

### Wirkung der Balsamischen Pillen bei Wassersucht.

Alle Wassersüchtigen müssen stets darauf sehen, daß der Stuhl-gang leicht und reichlich ist, da auch Wasser durch den Darm mit dem Stuhlgang abgesondert wird. (Ueber Wassersucht siehe Seite 167.)

94

# Dank- und Anerkennungs-Schreiben über die mit Pfarrer Heumanns Heilmitteln erzielten Erfolge bei

## Stuhlverstopfung

### Balsamische Pillen wirken schmerzlos.

Ein im Kriege zugezogenes Darmleiden, an welchem ich über ¼ Jahr im Lazarett lag, entwickelte in den späteren Jahren eine periodische Darmträgheit. Von vielen angewandten Mitteln muß ich Ihre Balsamischen Pillen als die besten und schmerzlos wirkenden anerkennen. Ich fühle mich dafür zum Dank verpflichtet und rate jedem Kranken zu den Pillen.

Lörrach, den 5. 6. 33        Franz Seele,
Gartenweg 4             Monteur

### Wieder so gut wie in Ordnung.

Die mir im Oktober gelieferten Balsamischen Pillen sind vorzüglich. Ich hatte mit dem Stuhlgang schon ein ganzes Jahr Schwierigkeiten und als ich die Pillen nur wenige Tage anwandte, war die Sache so gut wie in Ordnung. Ich bedaure, nicht schon früher zu dem wirksamen Mittel gegriffen zu haben.

Boll-Hechingen, den 5. 11. 33    Gustav Hoch,
Hohenzollern               Kaufmann

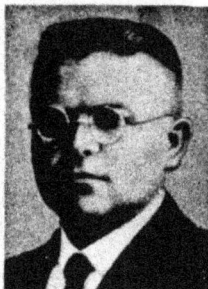

### Stuhlgang leicht und reichlich.

Ich litt schon länger unter heftigen Stuhlbeschwerden. Solange ich Ihre Balsamischen Pillen gebrauche ist bei nur einer Pille des Abends der Stuhlgang leicht, reichlich und unbeschwerlich, wofür ich Ihnen nochmals danke. Ich werde allen ähnlich Leidenden dieses Mittel nur empfehlen.

Rheine/Westf., den 3. 12. 33      H. Schmees,
Dünenstraße 35            Hausfrau

---

**Bei Anfragen an obige Adressen bitte Rückporto beifügen**

## Fühlt sich wie neugeboren.

Ich litt jahrelang an Stuhlverstopfung und schlechtem Blut. Jetzt, da ich Ihre Balsamische Pillen nehme, fühle ich mich wie neugeboren, so frei und leicht, während ich mich früher nur so herumschleppen mußte. Ich setze in Ihre Mittel großes Vertrauen. Herzlichen Dank sage ich Ihnen dafür. Ich werde Ihre Mittel überall empfehlen.

Kröligkeim, den 24. 7. 33                Anna Gromm,
Post Skandau                             Arbeiters=Gattin


## Wegen der milden Wirkung zufrieden.

Mit den Balsamischen Pillen war ich seiner=
zeit ihrer milden Wirkung wegen sehr zu=
frieden und habe auch bereits meine Bekannten
auf Ihre Heilmittel aufmerksam gemacht.

Hilde Ulbricht,
Chemnitz, den 31. 3. 34          Hausfrau
Kurt Günstherstr. 9/II

Am 26. 1. 34 schreibt Frau Ulbricht: Ich hatte
Gelegenheit, mich von der vorzüglichen Wirkung
Ihrer Balsamischen Pillen zu überzeugen und
gedenke auch in diesem Frühjahr wieder eine
Kur gegen Verstopfung durchzuführen.

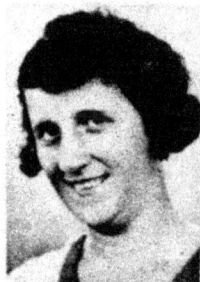


## Endlich das richtige Mittel.

Habe das Bedürfnis Ihnen mitzuteilen, daß ich nach wieder=
holtem Verbrauch von Pfarrer Heumanns Balsamischen Pillen
der Ueberzeugung bin, nun endlich das richtige Mittel in diesen
Pillen gefunden zu haben. Ich bin glücklich, von der Qual,
infolge jahrelang mir anhaftenden ungewöhnlich trägen Stuhl=
gangs, endlich befreit zu sein. Ich bin Ihnen hierfür aufrichtigen
Dank schuldig und werde allen Leidenden das Mittel warm
empfehlen.

Heimersheim a. Ahr, den 10. 8. 33        Heinrich Ellerkmann,
Ringstraße 15 a                          Invalide

---

**Nur wer Rückporto beifügt, kann eine Antwort erwarten**

### Die Pillen tun sehr gut.

Von einem Freunde auf Ihr Heilmittelbuch aufmerksam ge=
macht, fand ich darin für mich die Balsamischen
Pillen, die mir sehr gut tun. Mit Ihren Heil=
mitteln bin ich sehr zufrieden, habe jetzt die
3. Dose im Gebrauch und werde sie nicht mehr
ausgehen lassen, da ich durch meinen Beruf
trägen Stuhlgang habe. Habe auch schon ver=
schiedene andere Medikamente von Ihnen kom=
men lassen, auch für Bekannte, bin mit allem
zufrieden.

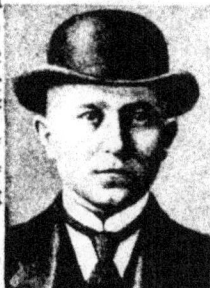

Johann Szepanski,

Groß=Rosinsko, den 22. 4. 32    Schuhmacher
Kr. Johannisburg

### Keine Schmerzen, sondern guten Erfolg.

Ich möchte Ihnen meinen herzlichsten Dank für das Abführ=
mittel Balsamische Pillen Stärke 2 zum Ausdruck bringen. Ich
hatte schon vor Jahren Ihre Mittel in Anwendung gebracht.
Als ich nun wieder einmal von dieser Krankheit befallen wurde,
vermißte ich Ihre Balsamischen Pillen. Folglich kam ich auf
Ihre Heilmittel zurück. Ich nahm die Balsamischen Pillen
und hatte keine Schmerzen, aber guten Erfolg. Auf Grund
dessen sehe ich mich veranlaßt, die Heumann'schen Heilmittel im
Bekanntenkreise zu empfehlen.

Muddenhagen, den 21. 5. 33                    Wilhelm Stromberg,
Post Bühne/Westf., Kreisstr. 16                        Maurer

### Arzt verschreibt Balsamische Pillen.

Ich möchte Ihnen hiermit auch im Namen meiner Eltern herz=
lichen Dank sagen für Ihre Heilmittel. Mutter gebraucht Ihre
Balsamischen Pillen und hat sich so daran gewöhnt, daß sie ohne
dieselben gar nicht mehr sein mag. Jetzt hat sie sogar die Pillen
vom Arzt verschrieben bekommen.

Erfurt, den 13. 3. 33                              Carl Hager,
Zietenstraße 40/I                                  Büfettier

| Bei Anfragen an obige Adressen bitte Rückporto beifügen |
|---|

# Heumanns
# Kräuter-Konzentrat-Kur Nr. 212

## aus rein pflanzlichen Stoffen zur

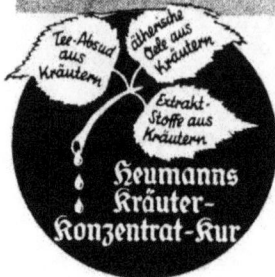

biologischen **Blutreinigung,** Universalreinigung des Blutes, der Gewebe und der Organe, Neubildung und Verbesserung der Körpersäfte.

Mit Heumanns Kräuter-Konzentrat-Kuren ist etwas völlig Neuartiges geschaffen worden. Was die Natur an Wirkstoffen zur Universalreinigung des Gesamt-Organismus zu bieten vermag, das ist im wesentlichen in der Kur Nr. 212 in hochkonzentrierter Form enthalten. Es empfiehlt sich daher, den Seiten 321—336 besondere Beachtung zu schenken, auf denen Näheres über Heumanns Kräuter-Konzentrat-Kuren zu finden ist.

---

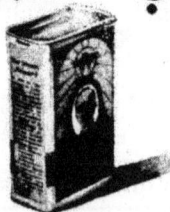

Vor allem der Ueberanstrengte und Wiedergenesende! „Rovase" vermag durch seine vielseitige und planvolle Zusammensetzung alle Lebensfunktionen des Körpers rasch zu beleben und zu kräftigen. Bei **nervösen** und **Ermüdungs-Zuständen** ist der Nutzen einer „Rovase"-Kur besonders groß. Ferner eignet sich „Rovase" ausgezeichnet als **Diätnahrung** bei **Arterienverkalkung, Magenleiden, Lungenleiden, Stoffwechselkrankheiten.** Aber auch der **Gesunde** oder vermeintlich Gesunde sollte seinem Körper möglichst häufig durch eine mehrtägige „Rovase"-Zufuhr neue Lebensenergien verschaffen. Beachten Sie bitte die Seiten 303—312

# c) Die Verdauungsorgane und ihre Tätigkeit.

Der Magen ist ein länglich-runder, von häutigen Wänden gebildeter, dehnbarer Sack, in gefülltem Zustand ungefähr ebenso groß wie der Kopf der betreffenden Person.

Er liegt quer von links nach rechts im oberen und mittleren Teil der Bauchhöhle, der sogenannten Herzgrube. An der linken oberen Oeffnung mündet die Speiseröhre ein, die rechte, tiefer liegende führt zum Darmkanal und wird durch einen Schließmuskel, den Pförtner, geschlossen. Auf den Magen folgt dann zunächst der Dünndarm, nachher der Dickdarm. An beiden lassen sich wieder verschiedene Teile unterscheiden und ihre Gesamtlänge beträgt bei einem erwachsenen Men-

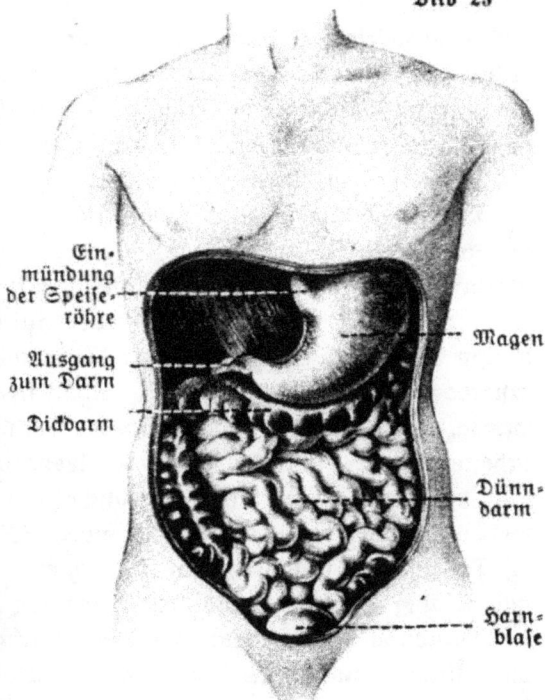

Einmündung der Speiseröhre

Ausgang zum Darm

Dickdarm

Magen

Dünndarm

Harnblase

schen ungefähr zehn Meter (also zirka die sechsfache Körperlänge), so daß sie nur durch ihre mannigfachen Verschlingungen in der Bauchhöhle Platz finden. Das Bild veranschaulicht die Lage des Magens, bie übrigen Baucheingeweide sehen Sie auf Seite 102 übersichtlich dargestellt (Bild 26).

Durch unsere Nahrung führen wir dem Körper die zu seiner Ernährung nötigen Stoffe zu, es sind dies in erster Linie Kohlehydrate, Eiweiß, Fett, Nährsalze und nicht zu vergessen: Wasser! Die durch das Kauen zerkleinerten und mit Speichel vermengten Speisen gelangen durch die Speiseröhre in den M a g e n (siehe Bild 26). Dort werden sie durch schraubenförmige Muskelbewegungen (Peristaltik) an den Magenwänden hin= und herbewegt und dadurch innig

## mit dem Magensaft vermischt.

Dieser tritt aus Tausenden von winzigen Drüsen in der Magenwand aus und vollzieht durch seinen Gehalt an Pepsin und Salzsäure die erste eigentliche **Verdauungstätigkeit,** besonders die Eiweißspaltung. Das heißt: das tierische und pflanzliche Eiweiß, eine komplizierte chemische Verbindung, wird in einfachere Bestandteile zerlegt, da es erst dann für den Körper verwertet werden kann.

Der Speisebrei gelangt vom Magen aus in den D ü n n d a r m, wo die weitere Verdauung vor sich geht. Die Nahrung wird durch den Darmsaft, der auch hier aus unzähligen kleinen Drüsen abgesondert wird, verflüssigt und für den Körper aufnahmefähig gemacht. Es wirken dabei noch die Bauchspeicheldrüse und die Galle mit. Der aus ersterer kommende **Bauchspeichel** enthält **drei chemisch sehr wirksame Stoffe,** deren erster die Eiweißkörper vollständig spaltet; der zweite arbeitet bei der Verdauung der Kohlehydrate (besonders Zucker) mit und der dritte übernimmt gemeinschaftlich mit der Galle die Verwertung der Fette für den Organismus. (Näheres Galle, Seite 174.)

Die also in flüssige Form gebrachten und für den Körper aufnahmefähig gemachten Nährstoffe werden durch feine Gefäße, die die Wandung der Verdauungsorgane durchziehen, aufgesaugt und in die Blutbahn überführt. Mit dem Blutstrom werden sie dann durch den ganzen Körper nach den Orten des Verbrauches geleitet. Die nicht verdaulichen Reststoffe der Nahrung (Nahrungsschlacken) werden allmählich durch den Darm abwärts geführt und durch den After als Kot ausgeschieden.

# Magen- und Darmleiden.

Man könnte sagen: Alles, was wir tun, tun wir für den Magen; doch der Magen erwidert: Ich gebe die Kraft zu allem Tun, ich kräftige alle Glieder, damit sie ihren Dienst versehen können; ohne gedeihliche Arbeit des Magens keine nützliche Leistung. Und so wäre die Frage noch offen, ob die Glieder mehr für den Magen tun oder er für die Glieder. Es ist merkwürdig und zu bedauern, daß wir einen so wichtigen Körperteil wie den Magen ganz nach einem unzuverlässigen Gutdünken behandeln. Auge und Ohr wissen wir zu schonen, ja wir können ihnen, ist es nötig, sogar für einige Zeit völlige Ruhe geben. Der Magen, der von Zeit zu Zeit unabweisbar darauf dringt, daß ihm Speisen zugeführt werden, wird fast ausschließlich nach unserer Willkür und Gelegenheit bedient. Appetit und Geschmack irren und unsere Instinkte, durch Kultureinflüsse verdorben, weisen nicht mehr zuverlässig den Weg. So kommt es, daß der Mensch unserer Tage, ohne daß er es recht gewahr wird, in

## eine falsche Lebensweise

hineingerät. Er ißt, was ihm schmeckt, er trinkt, was ihm behagt. Schäden werden anfangs kaum empfunden und dann nicht rechtzeitig beachtet. Machen sie sich aber stark bemerkbar, so ist ihnen nicht mehr so leicht abzuhelfen. Jedenfalls sind sie dann imstande, dem Leidenden das Leben zu vergällen, wenn nicht zu verkürzen. Der Magenleidende ist nicht fähig, seine Berufspflichten so zu erfüllen, wie seine Gaben und guter Wille es ihm erlauben. Ohne Lust bringt er seine geringen Leistungen in und außer dem Hause zustande. Nichts gewährt ihm Genuß. Viele leiblichen Freuden, die uns die Natur zur Verschönerung des Lebens gab, sind ihm nichts, er fürchtet die Folgen, die Magenschmerzen. Ehe wir weiter auf die Aeußerungen des Leidens eingehen, wollen wir die **hauptsächlichsten Ursachen** besprechen, denn ohne deren Beseitigung ist eine Heilung und Besserung sehr schwer, wenn nicht ganz unmöglich. Wer gewohnheitsmäßig sehr schnell ißt und also meist ungenügend kaut, wer von bestimmten Speisen weiß, daß sich unmittelbar nach ihrem Genuß Beschwerden einstellen, wer recht

viel raucht und trinkt, der
hat bei Magen= und Darm=
beschwerden schon einen
Fingerzeig, was er meiden,
worin er sich Beschränkung
auferlegen soll. In sehr vie=
len Fällen wird der Leidende
jedoch ein ganz reines Ge=
wissen haben. Er wird be=
haupten, genau so zu leben,
wie tausend andere, die über
keine Beschwerden klagen.
Oft trifft hier das Sprich=
wort: „Eines schickt sich
nicht für alle" zu, die
Naturen sind eben ver=
schieden. Besonders Ner=
vöse und Blutarme pflegen
sehr empfindliche Ver=
bauungsorgane zu haben
und nach harmlosen Ge=
nüssen von den unange=
nehmsten Erscheinungen
geplagt zu werden.

Wir essen, weils uns
schmeckt, so z. B. scharfe
Gewürze, auf die unser
Körper eigentlich nicht ein=
gerichtet ist. In unserer
Nahrung fehlen manche
Stoffe, die uns regelmäßig
zugeführt werden müßten.
Vor allem aber ist es eine
von den Aerzten oft, jedoch
erfolglos gerügte Tatsache,
102

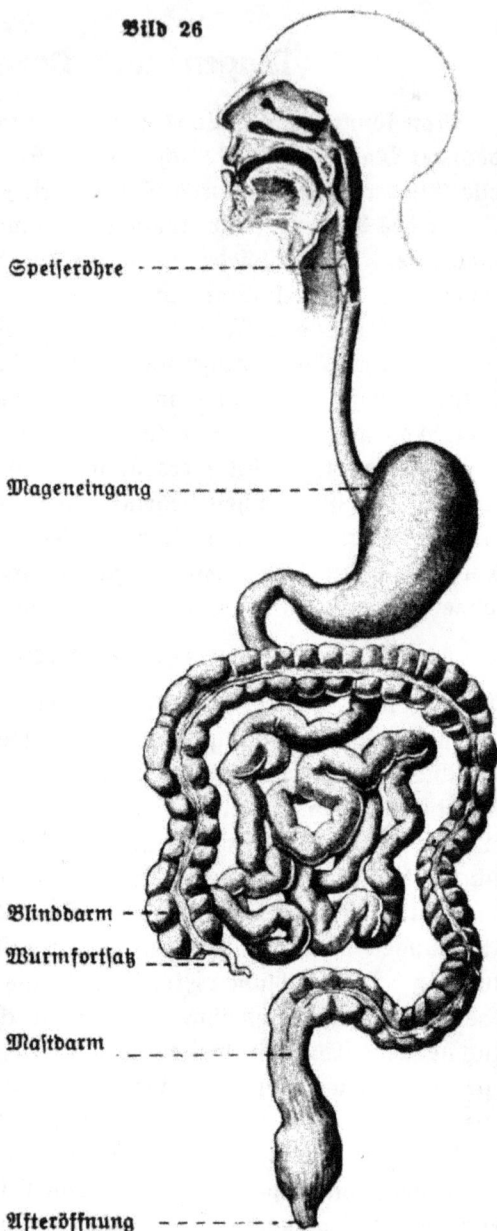

Bild 26

Speiseröhre

Mageneingang

Blinddarm

Wurmfortsatz

Mastdarm

Afteröffnung

**daß wir zuviel essen,** mehr, als unser Magen und Darm ohne Schaden für ihre gesunde Betätigung vertragen. Die Zubereitung und Zusammensetzung unserer Speisen entfernen sich wohl zu weit von dem Willen der Natur, wir essen zuviel Dinge, die allmählich die Magennerven, die Magen- und Darmmuskeln angreifen, so daß diese schlecht arbeiten und sich zuletzt mit Störungen gegen die ihnen nicht gemäße Lebensweise auflehnen.

Die **ersten Anzeichen** der erkrankten Nerven und Muskeln von Magen und Darm sind scheinbar harmlos: Man hat ein unbehagliches Gefühl in der Magengegend. Die Empfindung, aufgebläht zu sein, ein D r u c k, der sich bald nach dem Essen einstellt, lassen aber kaum noch den Gedanken an Krankheit aufkommen.

Auffälliger und lästiger sind S o d b r e n n e n und saures A u f - s t o ß e n. Dauert der Zustand an, so stellt sich U e b e l k e i t bald nach dem Essen ein. Daß solche Erscheinungen kein rechtes Behagen an der Mahlzeit aufkommen lassen und manche Kranke nur mit Furcht den Löffel zur Hand nehmen, ist selbstverständlich.

Ist das Leiden erst vom Magen auf den Darm übergegangen, wie es bei der engen Verbindung der beiden Organe nur zu leicht möglich ist, so treten

### ernste Verdauungsstörungen

auf. Bald sind es D u r c h f ä l l e (siehe auch Seite 112), die den Leidenden entkräften, bald ist es hartnäckige V e r s t o p f u n g (siehe auch Seite 88). Nicht selten wechseln beide Arten der Verdauungsstörung miteinander ab. Alle diese Anzeichen, die auf Erkrankung der Magen- und Darmnerven und -Muskeln weisen, sind deshalb so bedenklich, weil sie mit der Zeit die Widerstandsfähigkeit des Körpers untergraben. Daß ein Magen oder Darm, der den bezeichneten Krankheitszuständen eine Stätte bietet, die der Verdauung zugeführten Stoffe für die Ernährung nur unvollkommen ausnützt, liegt auf der Hand. Da nun infolge des Appetitmangels dem Körper sowieso weniger Nahrung zugeführt wird, nimmt der Organismus nicht genug Nährstoffe auf. Allmählich kommt er von Kräften.

Heumanns **Nervogastrol** hat sich nach den gemachten Erfahrungen als besonderes wert- und wirkungsvolles Medikament erwiesen.

Die Wirkung dieses Mittels läßt sich ungefähr folgendermaßen erklären: Es **übernimmt in erster Reihe einen Teil der Verdauungstätigkeit des Magens.** Hierdurch sollen die überlasteten und geschwächten Magennerven und -Muskeln Gelegenheit haben sich zu schonen, sich zu erholen und zu kräftigen. Dann kommen die anregenden Bestandteile, die im Nervogastrol enthalten sind, zur Geltung. Die wieder erstarkten Verdauungsorgane sollen versuchen, ihre Tätigkeit wieder voll aufzunehmen. Dank der **Belebung und Unterstützung,** die sie im Nervogastrol finden, gelingt es ihnen meist, ihrer Aufgabe von Tag zu Tag mehr nachzukommen. Werden die Speisen besser verdaut, so kommt dies dem ganzen Körper zugute und es geht dann in wohltätiger Wechselwirkung

### eine Stärkung des Gesamtorganismus

und eine Kräftigung und Genesung der Verdauungsapparate Hand in Hand und schreitet vorwärts.

Da sich nun jedes Magenleiden in verschiedenen Beschwerden äußert, ist es für den Kranken interessant, zu lesen und zugleich eine große Beruhigung, zu wissen, wie in Heumanns „Nervogastrol" in der sorgfältigen Auswahl und Zusammensetzung seiner Bestandteile **die verschiedensten Arten und Aeußerungen von Magenleiden berücksichtigt sind.** Bewährte Linderungs- und Heilmittel, welche das Pflanzen- und Tierreich liefert, sind im Nervogastrol in zweckmäßiger Zusammensetzung und Dosierung vereinigt.

Manche Magenleiden beruhen auf übermäßigen Gärungsvorgängen und allzustarker Säurebildung im Magen. Dann liegt die Gefahr nahe, daß die zarten Gewebe der Magenwände von der Säure angegriffen werden. Heumanns Nervogastrol **stumpft die überflüssige Säure ab** und beseitigt die allzustarke Gasbildung, die sich oft in einem schmerzhaften Druck äußert. Ist die Magenwand bereits verletzt, so hilft auch hier oft Nervogastrol durch seine heilkräftigen Mineralsalze, die an wunden Stellen alsbald ihre gute Wirkung zeigen.

Es gibt auch Fälle von Magenleiden, in denen nicht zuviel, sondern eher **zu wenig Magensäure** vorhanden ist. In diesen

Fällen wird sich natürlich auch kein saures Aufstoßen zeigen. So teilen uns auch manchmal Kunden mit, daß ihr Arzt Mangel an Magensäure festgestellt und Salzsäure verordnet hat. In diesen Fällen ist ausdrücklich **Nervogastrol-sauer mit Pepsin-Salzsäure** zu bestellen.

Im Nervogastrol ist der Extrakt aus der Rinde eines Strauches mit dem wissenschaftlichen Namen M a r s h d e n i a  C o n d u r a n g o enthalten, der in der glühenden Tropensonne seine herrlichen Blüten entfaltet und in dessen Saftgängen die Natur eine geschätzte Arznei geschaffen hat. Dieser heilkräftige Extrakt übt einen beruhigenden Einfluß auf die Magennerven aus. Wieviel gerade dies wert ist, geht aus unseren vorherigen Anführungen einiger Folgen der nervösen Magenleiden hervor. Will man, abgesehen von diesen eben geschilderten speziellen Wirkungen des Heumann'schen Nervogastrol, seine allgemeine Wirkung erfassen, so kann man sagen: Momentane Störungen und Beschwerden, wie saures Aufstoßen, Magendruck, Krämpfe, Sodbrennen, Liegenbleiben der Speisen, Uebelkeit usw. werden meist sehr schnell nach dem Gebrauch von Nervogastrol beseitigt.

## Der Appetit hebt sich, die Verdauung wird geregelt

und besseres Aussehen des Genesenden gibt von der erhöhten Nährwirkung der Speisen Kunde. Demgemäß wird auch die Stimmung besser zumal der Gebrauch des Nervogastrol auch peinigende Beschwerden, wie Sodbrennen und Magenschmerzen, zum Schwinden bringt. Jeder mag **beizeiten** zum Nervogastrol greifen, denn es ist klar, daß vernachlässigten, besonders schweren Magenleiden gegenüber unser Nervogastrol nicht allmächtig ist. Andererseits aber muß aus der langen Dauer eines Leidens nicht zwingend auf seine Schwere geschlossen werden; deshalb mag auch der Jahr und Tag mit Verdauungsstörungen Geplagte vertrauensvoll unsere Kur versuchen. In zahlreichen Fällen wird der Erfolg nicht ausbleiben.

Heumanns Nervogastrol ist unschädlich und wird auch bei längerem Gebrauch ohne Widerwillen genommen.

## Nervogastrol

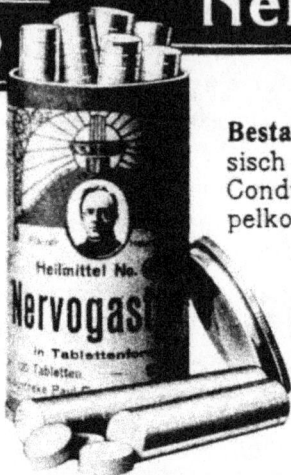

**Bestandteile:** Basisch salpetersaures und basisch gerbsaures Wismut je 2,5; Matapero-Condurangoextract 5; Pepsinferment 5; doppelkohlensaures Natrium 30; kohlensaures Calcium 12; kohlensaures Magnesium und gebrannte Magnesia je 15; aromatische Pulver 10; Maisstärke 17,3; aetherische Oele 1.
**Preis:** Original-Packung RM. **3.70.**

## Nervogastrol sauer

**Bestandteile:** Basisch salpetersaures und basisch gerbsaures Wismut je 2,5; Matapero-Condurangoextract 5; Pepsinferment 5; gebrannte Magnesia 20; Bolus 30; schwefelsaures Natrium 10; Weinsteinsäure 2; aromatische Pulver 20; Maisstärke 15,7; aetherische Oele 1.
**Preis:** Original-Packung RM. **4.35.** Pfarrer Heumann-Mittel sind nur echt, wenn die Packung den Aufdruck „Pfarrer Heumann" und das Bildnis Pfarrer Heumanns trägt. Verkaufsbedingungen s. S. 317. Die Mittel sind in allen Apotheken erhältlich, bestimmt in allen in diesem Buch (zwischen S. 112/113) genannten Apotheken, sonst Hauptversandstelle für ganz Deutschland (Versand porto- und verpackungsfrei!) **Löwen-Apotheke, Nürnberg 2, Brieffach 9.**

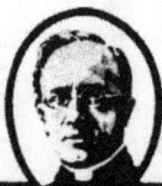

Zur Feststellung mancher Magenleiden wird der Arzt als Hilfs=
mittel auch eine R ö n t g e n d u r c h l e u c h t u n g oder eine U n t e r=
s u c h u n g  d e s  M a g e n s a f t e s vornehmen.  Wir raten jedem:
Gehe zu Deinem Arzt, laß Dich von ihm untersuchen und Dir sagen,
was Dir fehlt.

Ebenso wird bei nervösen Magenleiden die Grundursache am
besten durch den Arzt festgestellt.

Wenn das Magenleiden durch Nervogastrol beseitigt ist, muß man
der Wiederkehr des Leidens **vorbeugen**.  Zu diesem Zweck muß man
besonders

## im Essen und Trinken vorsichtig und mäßig sein.

Außerdem aber sollte man wenigstens von Zeit zu Zeit ein gutes
Mittel nehmen, das den Appetit anregt und die Verdauung fördert.
Vortrefflich wird diese Aufgabe durch Heumanns Balsamische Pillen
(siehe Seite 90) erfüllt, die auch gleichzeitig mit dem Nervogastrol
zur Anwendung kommen können.

Ueber die Balsamischen Pillen siehe Näheres Seite 88 dieses Buches.
Liegt neben einem nervösen Magenleiden allgemeine **Nervosität** vor,
so ist noch Seite 47 über Heumanns Nervenpillen zu beachten.

## Ratschläge für Magenleidende.

Jeder Gesunde und wie viel mehr noch ein Magenkranker soll
sich davor hüten, zu heiß zu essen und zu kalt zu trinken.  Mancher hat
sich allein dadurch ein Magenleiden geholt, mancher ein leichtes Uebel
bedeutend verschlimmert. Alle Speisen müssen gut und sorgfältig ge=
kaut werden, es wird hierdurch dem Magen ein großer Teil Arbeit ab=
genommen und die Verdauung erleichtert. Aus diesem Grunde ist
auf eine sorgfältige M u n d= und  Z a h n p f l e g e Wert zu legen,
schlechte Zähne müssen plombiert werden, in anderen Fällen ein künst=
liches Gebiß eingesetzt werden.  Wo dies aus irgend einem Grunde nicht
angängig ist, wie bei sehr alten Leuten, kaufe man sich einen Fleisch=

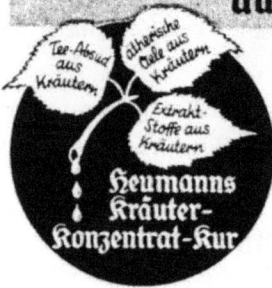

zerkleinerer. Allzuscharfes Würzen, Salzen, Pfeffern sind ebenso wie Essig und Senf oft Gift für Magenkranke und vielfach nur Gewohnheit. Man würze ganz allmählich immer etwas weniger und es wird bald ebenso gut schmecken. Salate sind am bekömmlichsten, wenn sie mit saurem Rahm und Zitronensaft angemacht werden. Auch allzu fettes Essen ist für Magenleidende schwer verdaulich, besonders diejenigen Kunstfette oder Talg usw. welche schwer schmelzbar sind. Starkes Rauchen des Morgens mit nüchternem Magen und Genießen von stark alkoholhaltigen Getränken, wie Schnaps, Grog usw. ist nach Möglichkeit zu vermeiden. Hin und wieder nach dem Essen eine leichte Zigarre, eine Zigarette oder ein Glas Bier wird natürlich nicht immer gleich schlimme Folgen haben, wie wohl jeder selbst am besten beurteilen kann.

108

**Dank- und Anerkennungs-Schreiben über die mit Pfarrer Heumanns Heilmitteln erzielten Erfolge bei**

# Magenleiden

### Von Stunde zu Stunde besser.

Mein Leiden hat sich durch Nervogastrol stark gebessert. Ich litt an Appetitlosigkeit und heftigem Erbrechen. Ein guter Freund machte mich auf Ihre Heilmittel aufmerksam, er war treuer Anhänger der Pfarrer Heumann'schen Präparate. Ich habe Ihre Heilmittel schon monatelang pünktlich nach der Gebrauchsanweisung zu mir genommen und will sie auch weiter anwenden. Aerzte, die mich behandelt haben, staunen über meine Krankheit, die sich in 2 Jahren gebessert hat. Konnte schon fast garnichts mehr essen. Als ich die erste Packung Nervogastrol anwandte, wurde ich von der Zeit an besser und fühle mich heute schon ganz wohl. Weil mein Leiden schwer war, ging es nicht so schnell. Heute kann ich schon überall hingehen. Bin Ihnen sehr dankbar und werde Ihre Mittel weiterempfehlen.
Augstupöhnen, den 28. 9. 32       Emil Posmick,
Post Schirwindt/Ostpr.       Rentner
Am 13. 6. 33 schrieb uns Herr Posmick: Mein Arzt ist sehr verwundert darüber, wie ich mich geheilt habe. Er staunte darüber, als ich ihm davon erzählte. Ich spreche Ihnen den besten Dank dafür aus. Ich soll immer weiter Ihre Heilmittel nehmen.

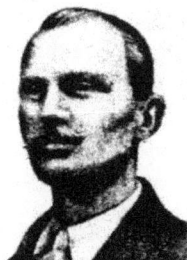

### Anhaltend in der Wirkung.

Ich habe schon öfter Nervogastrol-Tabletten verwendet und kann Ihnen mitteilen, daß ich damit sehr zufrieden bin und recht froh, daß ich dieses wirklich gute Mittel erreicht habe, das in seiner Wirkung so anhaltend ist.
Weiler i. Allgäu, den 17. 4. 34       Gg. Hörmann,
Bahnhofpl. 144       Kaufmann

---

Bei Anfragen an obige Adressen bitte Rückporto beifügen

---

**Fühlt fich wieder genau fo wohl wie früher.**

Infolge eines im Felde zugezogenen fchweren Magen= und Darmleidens, wurde ich durch einen Freund auf Ihre Medizin ("Nervogaftrol") aufmerkfam gemacht. Ich bin glücklicherweife heute durch diefes Nervogaftrol foweit hergeftellt, daß ich faft alle Speifen und Getränke genießen und auch meinen Beruf ziemlich nachgehen kann. Da ich mir nun fage, daß ein folch fchweres Leiden auch lange Zeit zur Heilung refp. Kräftigung der Organe braucht, mache ich eine periodifche Nachkur. Ich bin äußerft zufrieden und hoffe auch wieder völlig hergeftellt zu werden

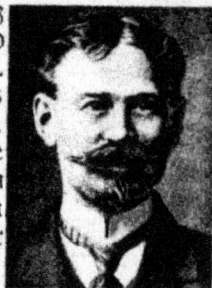

Hermann Richter, Heizungsmonteur

Radebeul, den 28. 2. 26
bei Dresden, Schildenftr. 39

Am 17. 1. 27 fchreibt uns Herr Richter: Ich teile Ihnen mit, daß ich mit "Nervogaftrol" außerordentlich zufrieden gewefen bin. Mein Leiden war ein fehr veraltetes. Seit Sommer 1916 habe ich unter Schmerzen gelitten. Zuletzt mußte ich reichlich 2 Jahre lang jeden Tag meinen Stuhlgang durch Einlauf holen. Seit nunmehr 1½ Jahren fühle ich mich wieder genau fo wohl wie früher, kann alles effen und trinken, ohne Befchwerden irgend welcher Art zu haben. Natürlich habe ich Ihr Nervogaftrol reichlich 3 Jahre mit teilweifen Paufen genommen. Ich ftelle hiermit feft, daß Ihr Nervogaftrol mich geheilt hat und fühle mich veranlaßt, Ihnen, da ich nunmehr gefund bin, herzlich zu danken.

**Endlich das richtige Mittel.**

Erfreulicherweife kann ich Ihnen mitteilen, daß ich jetzt endlich das richtige Mittel gegen Magenleiden gefunden habe. Habe in 14 Tagen 3 Pfund zugenommen. Es wurde überhaupt von der erften Stunde an beffer und ich glaube, daß ich tatfächlich noch geheilt werden kann.

Simmern/Hunsrück, den 26. 3. 34        Rudolf Haferkamp,
Herzog=Reichhardftr. 28              ehem. Werkführer

**Nur wer Rückporto beifügt, kann eine Antwort erwarten**

110

## Kann wieder ohne Beschwerden essen.

Kann Ihnen berichten, daß ich seit Jahren an Magenbeschwerden zu leiden habe. Ich probierte einmal Nervogastrol; bei der 2. Schachtel spürte ich Erleichterung und ließ mir wieder 4 Schachteln schicken. Das Klopfen und Zittern und ängstliche Gefühl ist weg, auch das Liegenbleiben der Speisen ist fort. Ich zähle jetzt 32 Jahre, in den letzten 3 Jahren wurde es immer schlimmer, ich magerte arg ab. Seitdem ich Nervogastrol nehme, sehe ich

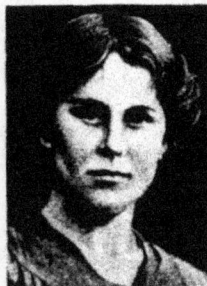

besser aus und fühle mich wohler. Spreche meinen herzlichen Dank aus, für die schnelle Wirkung. Möge doch jedes zu den Heumann'schen Mitteln greifen.

Fanny Radlmaier, Hilfsarb.-Gattin
Kling, den 26. 2. 26
Haus Nr. 11, Post Schnaitsee/Obb.

Später schrieb Frau Radlmaier: Teile Ihnen mit Freuden mit, daß ich mein Magenleiden überwunden habe und wieder ohne Beschwerden essen kann. Mein Allgemeinbefinden ist als wohl zu bezeichnen, was ich Ihren Mitteln verdanke. Ich werde Ihre Heilmittel jedem leidenden Menschen empfehlen, denn sie sind eine wirkliche Segensquelle.

## Der Appetit wurde besser.

Jetzt kann ich Ihnen die freudige Mitteilung machen, daß ich mein Leiden durch Ihr Nervogastrol wieder ganz los geworden bin. Die Stiche im Rücken und in der Brust und der Druck vor dem Magen ist alles verschwunden. Ich bin so glücklich, daß ich Ihnen meinen herzlichsten Dank ausspreche. Vom 2. Tage an, an dem ich einnahm, bemerkte ich schon, daß es besser wurde. Ich bekam Hunger, der Appetit wurde besser und jetzt kann ich

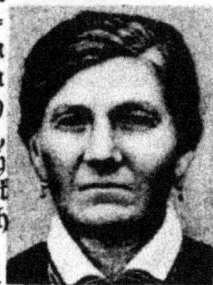

essen. Ich sage Ihnen nochmals vielen Dank und werde sie stets weiterempfehlen, wo ich nur irgend kann.

Frau M. Waack, Hausfrau
Biestow bei Rostock Nr. 8, den 9. 12. 33

Bei Anfragen an obige Adressen bitte Rückporto beifügen

## Durchfall.

Eine Sondererscheinung gewisser Magen- und Darmleiden ist anhaltender **Durchfall**. Es ist durchaus eine Erscheinung, der man erhebliche Bedeutung beimessen muß: denn er zieht eine große allgemeine Entkräftung nach sich. Demgegenüber handelt es sich darum, nicht nur durch Ruhigstellung des Darmes, diesem krankhaften Abweichen ein Ende zu machen, sondern auch den Magen und die Verdauungsorgane wieder in Ordnung zu bringen, Gärungsvorgänge zu beseitigen und die Verdauungswege zu desinfizieren. Es ist gelungen, in den **Tabletten gegen Durchfall** eine Arznei zu schaffen, die in den meisten Fällen diese Anforderungen zu erfüllen verspricht.

Pfarrer Heumanns     Heilmittel Nr. 63

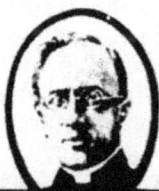

**Tabletten gegen Durchfall**

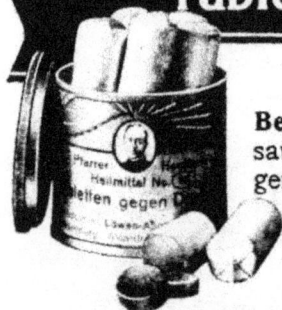

**Bestandteile:** Tannin-Eiweiß 60; basisch gerbsaures Wismut 6; China-Calisaya- und -Carthagenarinde 30: Naphthalin 4.

**Preis:** Originalpackung RM. **2.30.** Pfarrer Heumann-Mittel sind nur echt, wenn die Packung den Aufdruck „Pfarrer Heumann" und das Bildnis Pfarrer Heumanns trägt. Verkaufsbedingungen s. S. 317. Die Mittel sind in allen Apotheken erhältlich, bestimmt in allen in diesem Buch (zwischen S. 112/113) genannten Apotheken, sonst Hauptversandstelle für ganz Deutschland (Versand porto- und verpackungsfrei!) **Löwen-Apotheke, Nürnberg 2, Brieffach 9.**

| | | |
|---|---|---|
| **Breslau I** | Priv. Aeskulap-Apotheke, Ohlauerstr. 3 (neb.d. Kornecke) | |
| **Breslau II** | Apotheke zur Hygiea    Tauentzienstr. 91 (Ecke Grünstr.) | |
| **Brieg** Bezirk Breslau | Rats-Apotheke | Ring 15 |
| **Buchholz-Wendisch** | Priv. Adler-Apotheke v. Dr. O. Müller | |
| **Bückeburg** | Hirsch-Apotheke | Braustraße 2 |
| **Buer/Westf.** | Alte Apotheke | Hochstr. 21 |
| **Bütow/Pom.** | Königl. privil. Apotheke | — |
| **Burgbrohl** | Ibachsche Apotheke | — |
| **Castellaun** | Schloß-Apotheke | — |
| **Castrop-Rauxel** | Industrie-Apotheke | Kronprinzenstr. 151 |
| **Celle** | Löwen-Apotheke | An der Stadtkirche 1 |
| **Cham/Opf.** | Marien-Apotheke | — |
| **Chemnitz** | Löwen-Apotheke | Innere Klosterstr. 4 |
| **Cleve** | Adler-Apotheke | — |
| **Coblenz** | Apotheke am Jesuitenplatz | — |
| **Coburg** | Stadt-Apotheke | Spitalgasse 22 |
| **Coesfeld** | Aeskulap-Apotheke | — |
| **Cöthen/Anhalt** | Alte Apotheke | — |
| **Cottbus** | Priv. Löwen-Apotheke | Marktplatz 24 |
| **Cüstrin-Altst.** | Hof-Apotheke | |
| **Darmstadt** | Löwen-Apotheke | Ballonplatz 11 |
| **Deggendorf** | Joseph L. Sellsche Apotheke | — |
| **Dessau** | Löwen-Apotheke | am Rathaus |
| **Detmold** | Hof-Apotheke | Langestr. 55 |
| **Dillingen/Donau** | Untere Apotheke | — |
| **Dinkelsbühl** | Adler-Apotheke | — |
| **Dinslaken** | Adler-Apotheke | Duisburgerstr. |
| **Donauwörth** | Apotheker Jos. Haberl | |
| **Dorfen/Obb.** | Apotheke von Gg. Herterich | |
| **Dortmund** | Einhorn-Apotheke | Hansastr., Ecke Kuhstr. |
| **Dortmund-Hörde** | Aar-Apotheke a. Hörder Markt, Alfred-Trappenstr. | |
| **Dresden** | Engel-Apotheke | Annenstr. 14 |
| **Düren/Rhld.** | Hirsch-Apotheke | Marktplatz 19 in der Nähe der Annakirche |
| **Düsseldorf** | Hirsch-Apotheke | Karlplatz 2 |
| **Düsseldorf** | St. Rochus-Apotheke | am Rochusplatz |
| **Düsseldorf-Oberkassel** | Oberkasseler-Apotheke | Luegallee 39 |
| **Duisburg** | Löwen-Apotheke | Königstraße 52 |
| **Duisburg-Meiderich** | Germania Apotheke | Baustr. 57 |
| **Duisburg-Ruhrort** | Adlerapotheke | |
| **Durlach** | Löwen-Apotheke | Adolf Hitlerstr. 32 |
| **Ebersbach/Fils** | Apotheker Dr. Lang | — |
| **Eberswalde** | Löwen-Apotheke | Breite Straße 45 |
| **Eichstätt** | Marien-Apotheke | — |
| **Eichwalde** (Kreis Teltow) | Rosen-Apotheke | Bahnhofstr. 5 |
| **Eickel bei Wanne** | J. Haack'sche Alte Apotheke | Hindenburgstr. 11 |
| **Eisenach** | Ost-Apotheke a. Hauptbahnh. | Bahnhofstraße 57 |
| **Eisleben** | Mohren-Apotheke | — |
| **Eislingen** | Schloß-Apotheke | — |
| **Elberfeld** | St rn-Apotheke | Kölnerstraße 72 |
| **Elbing** | Apotheke am Fischertor | — |
| **Elspe/Westf.** | Apotheke | — |

**Hauptversandstelle für ganz Deutschland: Löwen-Apotheke, Nürnberg 2**

| | | |
|---|---|---|
| **Emden** | Löwen-Apotheke | Zwisch. beid Syhlen 14-15 |
| **Engelskirchen** | Aggertal-Apotheke | — |
| **Engers/Rhein** | Schützen-Apotheke | |
| **Eppingen/Baden** | Apotheke v. Friedrich Brunner | — |
| **Erfurt** | Mohren-Apotheke | Schlösserstr. 9/10 |
| **Erlangen** | Adler-Apotheke | Hauptstr. 61 |
| **Eschweiler** | Adler-Apotheke | — |
| **Essen/Ruhr (Mitte)** | Engel-Apotheke | Adolf Hitlerstr. 74 |
| **Esslingen** | Salzmann'sche Apotheke | Marktplatz 2/3 |
| **Falkenstein/Opf.** | Schloß-Apotheke | — |
| **Feuchtwangen** | Apotheke v. M. Zieglwalner | — |
| **Flensburg** | Friesen-Apotheke | — |
| **Forst/N.~L.** | Löwen-Apotheke | Mühlenstr. 12 |
| **Frankenthal** | Pelikan-Apotheke | Wormserstr. 9 |
| **Frankfurt/Main** | Engel-Apotheke | Große Friedberger Straße 44—46 |
| **Frankfurt/Oder** | Adler-Apotheke | Am Markt |
| **Frauenburg/Ostpr.** | Adler-Apotheke | |
| **Freiburg/Baden** | Löwen-Apotheke | Kaiserstr. 91 |
| **Freiburg/Schles.** | Priv. Adler-Apotheke | — |
| **Fürth/Bay.** | Mohren-Apotheke | Königstr. 82 |
| **Füssen** | Apoth. Rob. Schmid | — |
| **Fulda** | Priv. Hof- u. Schwanen-Apotheke | Marktstr. 14 |
| **Geisa/Rhön** | Hirsch-Apotheke | — |
| **Gelnhausen** | Einhorn-Apotheke | — |
| **Gelsenkirchen** | Schwan-Apotheke | Ueckendorferplatz |
| **Gera/Reuß** | Stadt-Apotheke | Markt 9 |
| **Gießen** | Hirsch-Apotheke | Frankfurterstr. 4 |
| **Gladbeck** | Adler-Apotheke | Hochstraße 36 |
| **Glatz** | Priv. Mohren-Apotheke | Ring 13 |
| **Glauchau** | Löwen-Apotheke | — |
| **Gleiwitz** | Mohren-Apotheke | Ring 20 |
| **Gmünd/Schwäb.** | in allen Apotheken | — |
| **Göppingen** | Dr. Mauch'sche Apotheke | Hauptstraße 7 |
| **Görlitz** | Adler-Apotheke | Wilhelmplatz |
| **Göttingen** | Löwen-Apotheke | Rotestr. 41 |
| **Goldap** | Apotheke zum goldenen Kreuz | Mühlenstr. 6 |
| **Gotha** | Priv. Hof-Apotheke am Hauptmarkt | |
| **Gottesberg/Schles.** | Adler-Apotheke | — |
| **Greiz** | Löwen-Apotheke | — |
| **Gröditz b. Riesa** | Apotheker Otto Bauer | — |
| **Grünberg/Schles.** | Adler-Apotheke | Ring Nr. 25 |
| **Guben** | Löwen-Apotheke | Lubststraße 3 |
| **Güstrow/Meckl.** | Schloß-Apotheke | — |
| **Gütersloh** | in allen Apotheken | — |
| **Gumbinnen** | Neustädtische-Apotheke | Königstr. 3 |
| **Habelschwerdt** | Löwen-Apotheke | Mittelwalderstr. 27, Ecke Glatzerstr. |
| **Hagen/Westf.** | Engel-Apotheke | Mittelstraße |
| **Hagen/Westf.** | Kronen-Apotheke | Altenhagenerstraße 56 |
| **Halberstadt** | Hof-Apotheke | Westendorf 28 |
| **Hall/Schwäb.** | Engel-Apotheke | — |
| **Halle/Saale** | Stern-Apotheke | Hindenburgstr. 49 |
| **Hamborn/Rhein** | Rote-Apotheke | Alleestr. 114 |
| **Hamburg** | Borgfelder-Apotheke | Bürgerweide 36 |

**Hauptversandstelle für ganz Deutschland: Löwen-Apotheke, Nürnberg 2**

| | | |
|---|---|---|
| **Hamburg** | Central-Apotheke | am Rödingsmarkt 3 |
| **Hamburg** | Engel-Apotheke | Steindamm 33 beim Hansaplatz |
| **Hameln** | Raths-Apotheke | Osterstraße 51 |
| **Hamm/Westf.** | Einhorn-Apotheke | Gr. Weststr. 22 |
| **Hanau/Main** | Hof-Apotheke z. gold. Schwan | Marktplatz 19 |
| **Hannover** | Löwen-Apotheke | Adolf Hitlerstr. 3 |
| **Harburg/Elbe** | Adler-Apotheke | Wilstorferstraße 22 |
| **Haspe/Westf.** | Hütten-Apotheke | Kölnerstr. 37 |
| **Hassloch/Pfalz** | Hirsch-Apotheke | — |
| **Heidelberg** | Hof-Apotheke | gegenüber dem Bismarckplatz |
| **Heilbronn/Neckar** | Rosen-Apotheke | Rathausg. 1 |
| **Heilsberg/Ostpr.** | Adler-Apotheke | Langgasse 17 |
| **Heilsbronn** | Apotheke v. Aug. Bierlein | — |
| **Herford** | Radewiger-Apotheke | |
| **Herne/Westf.** | Alte-Apotheke | Bahnhofstr. 39 |
| **Heydekrug**/Memelgeb. | Elch-Apotheke | — |
| **Heydekrug**/Memelgeb. | Schmitts Adler-Apotheke | am Markt |
| **Hilden**/Bz. Düsseldorf | Stern-Apotheke | Mittelstr. 3 |
| **Hildesheim** | Neustädter-Apotheke | — |
| **Hindenburg/O.~S.** | Marien-Apotheke | — |
| **Hirschberg/Schles.** | Adler-Apotheke | Langstr. 21 |
| **Höchstädt/Donau** | Stadt-Apotheke | — |
| **Hörde~Dortmund** | Aar-Apotheke a. Hörder Markt | Alfred-Trappenstr. |
| **Hof/Saale** | Einhorn-Apotheke | am Rathaus |
| **Hohenstein-Ernstthal** | Priv. Mohren-Apotheke | Altmarkt 18 |
| **Hohenstein/Ostpr.** | Adler-Apotheke | — |
| **Homburg v. d. H.** | Engel-Apotheke | Schulstraße 7—9 |
| **Hückeswagen** | Hirsch-Apotheke | — |
| **Jena** | Rats-Apotheke | am Kreuz |
| **Immenstadt** | Stadt-Apotheke | — |
| **Ingolstadt** | Marien-Apotheke | Harderstr. |
| **Insterburg** | Priv. Grüne Apotheke | Alter Markt 17 |
| **Iserlohn** | Adler-Apotheke | Kirchstraße 1—3 |
| **Itzehoe/Holstein** | Neustädter Apotheke | Krämerstraße 5 |
| **Kaiserslautern** | Adler-Apotheke | an der Stiftskirche |
| **Kaiserswerth/Rhein** | Löwen-Apotheke | — |
| **Kamenz/Sa.** | Stadt-Apotheke | Markt 15 |
| **Karlsruhe/Baden** | Löwen-Apotheke | Kaiserstr. 72 |
| **Kassel** (Telefon Nr. 373) | Adler-Apotheke, Apoth. A. v. Borstel, | Fuldabrücke 8 |
| **Kempten** | Adler-Apotheke | Salzstr. 42 |
| **Kerpen b. Köln** | Adler-Apotheke | — |
| **Kiefersfelden** | Apotheke v. C. Hagen | — |
| **Kiel** | Alte Rats-Apotheke | Holstenstr. 5 |
| **Köln** | Jan v. Werth-Apotheke | Alter Markt 48 |
| **Köln** | Friesen-Apotheke | Friesenstr. 86 |
| **Köln~Kalk** | Marien-Apotheke | Kalker Hauptstr. 136 |
| **Köln~Mülheim** | Einhorn-Apotheke | Buchheimerstr. 61 — Hansahaus |
| **Köln~Nippes** | Feige's-Apotheke | Neußerstraße 304 |
| **Königsberg/Pr.** | Central-Apotheke | Unterlaak 28, Ecke Unt. Rollberg |
| **Königsberg/Pr.** | Priv. Berg-Apotheke | Roßg. Markt, Ecke Bergplatz |
| **Königsfeld/Baden** | Schwarzwald-Apotheke | — |
| **Konstanz** | Hof-Apotheke zum Malhaus | — |
| **Kraiburg** | Engel-Apotheke | — |
| **Kraupischken** | Adler-Apotheke | — |

**Hauptversandstelle für ganz Deutschland: Löwen-Apotheke, Nürnberg 2**

| | | |
|---|---|---|
| Krefeld | Delphin-Apotheke | Ostwall 150 |
| Kreuzburg O. S. | Löwen-Apotheke | Adolf Hitler Str. 11 |
| Kreuznach-Bad | Einhorn-Apotheke | |
| Kronach | Untere Apotheke | Kirchenplatz |
| Kulmbach | Obere Apotheke | Obere Stadt 2 |
| Lahr/Baden | Löwen-Apotheke | Marktstr. 19 |
| Landau/Pfalz | Schwanen-Apotheke | Paradeplatz 12 |
| Landsberg/Warthe | Löwen-Apotheke | am Moltkeplatz |
| Landshut | St. Nikola-Apotheke | Seligenthalerstr. 2 |
| Landstuhl/Pfalz | Apotheke von Dr. J. Weyland | |
| Langendreer | Stern-Apotheke | Tannenbergstraße 1 |
| Lathen/Ems | St. Vitus-Apotheke | — |
| Lauda Baden | Apotheke von Ferdinand Hammel | |
| Laufen/Obb. | Marien-Apotheke | — |
| Lauingen/Donau | Apotheker Otto Zenetti | — |
| Lautenthal/Harz | Berg-Apotheke | — |
| Lehe-Wesermünde | Sonnen-Apotheke | Hafenstr. 19 |
| Leipzig | Engel-Apotheke | Markt 12 |
| Leipzig | König-Salomo-Apotheke | Grimmaische Str. 17 |
| Leobschütz | Löwen-Apotheke | |
| Leverkusen | Eulen-Apotheke | Hauptstr. 106 |
| Liegnitz | Engel-Apotheke | Breslauerstr. 46 |
| Liegnitz | Karthaus-Apotheke | Feldstraße 33 |
| Lindau/Bodensee | Hirsch-Apotheke | |
| Lippstadt/Westf. | Priv. Engel-Apotheke | |
| Lötzen | Hindenburg-Apotheke | Markt 25 |
| Luckenwalde | Pelikan-Apotheke | Markt 4 |
| Ludwigshafen/Rhein | Adler-Apotheke | Oggersheimerstr. |
| Lübeck | Adler-Apotheke | Mengstr. 10 |
| Lüneburg | Einhorn-Apotheke | am Sand 54 |
| Magdeburg | Hof-Apotheke | Breiteweg 158 (Am Ulrichsbogen) |
| Mainz | Engel-Apotheke | Gr. Bleiche 42, Ecke Clarastraße |
| Mannheim | Einhorn-Apotheke | am Markt R 1 Nr. 2/3 |
| Marburg/Lahn | Priv. Trauben-Apotheke | Reitgasse 15 |
| Marienburg/Westpr. | Apotheke zum goldenen Adler | Nied. Lauben 37 |
| Marienwerder, Westpr. | Hindenburg-Apotheke | Marienburgerstraße 32 |
| Markdorf/Bodensee | Apotheke von Wilh. Berndt | |
| Markranstädt | Apotheker P. Dörr | — |
| Marktredwitz | Adler-Apotheke | — |
| Mayen | Schlags-Apotheke | Marktstr. 34 |
| Meerane/Sa. | Schwan-Apotheke | — |
| Meiningen | Kronen-Apotheke | -- |
| Meißen/Elbe | Markt-Apotheke | — |
| Melle/Hann. | Schreiber'sche Apotheke | — |
| Minden/Westf. | Löwen-Apotheke | Am Markt |
| Mittenwald | Marien-Apotheke | — |
| Mittweida | Stadt- u. Löwen-Apotheke | Markt 24 |
| Moers/Rhein | Priv. Adler-Apotheke | |
| Mühldorf/Inn | Stadt-Apotheke | — |
| Mülheim/Ruhr | Engel-Apotheke | Bachstr. 7 |
| Mülheim/Ruhr-Styrum | Hütten-Apotheke | Oberhausenerstraße 118 |
| München | Schützen-Apotheke | Schützenstraße 2 u. Bayerstr. 4 |
| München | Löwen-Apotheke | Viktualienmarkt-Blumenstr. |
| Mchn.-Gladbach | Adler-Apotheke | Am Markt 49 |
| Münster/Westf. | Hirsch-Apotheke | am Roggenmarkt |

**Hauptversandstelle für ganz Deutschland: Löwen-Apotheke, Nürnberg 2**

5

| | | |
|---|---|---|
| **Münsterberg/Schles.** | Helenen-Apotheke | Ring 17 |
| **Münsterberg/Schles.** | Stadt-Apotheke | Ring 33 |
| **Murnau/Staffelsee** | Apotheke von Anton Metzger | — |
| **Naila/Ofr.** | Stadt-Apotheke | — |
| **Naugard/Pommern** | Priv. Adler-Apotheke | — |
| **Naumburg a. S.** | Lorbeerbaum-Apotheke | Herrenstr. 2 |
| **Neckarsulm** | Stadt-Apotheke | — |
| **Neidenburg** | Schloß-Apotheke | — |
| **Neisse** | Adler-Apotheke | — |
| **Nesselwang** | Apotheke v. J. Boneberger | — |
| **Neuburg/Donau** | Apotheke d. barmherz. Brüder | — |
| **Neumarkt/Rott** | Goetzsche-Apotheke | — |
| **Neumünster** | Vicelin-Apotheke | Joachimstr. 27, Ecke Christianstr. |
| **Neusalz/Oder** | Adler-Apotheke | Markt 2 |
| **Neuß** | Adler-Apotheke | Furtherstraße 11 |
| **Neustadt/Aisch** | Stadt-Apotheke | Nürnberger Str. 5 |
| **Neustadt/Bez. Kassel** | Apotheker Flemming | — |
| **Neustadt/Haardt** | Hirsch-Apotheke | Hauptstr. 82 |
| **Neustadt/O. S.** | Marien-Apotheke | Niedertor 5 |
| **Neustadt/O. S.** | Priv. Stadt-Apotheke | Ring 18 |
| **Neustettin** | Greif-Apotheke | Markt 8 |
| **Neuzelle** | Priv. Apotheke | — |
| **Nördlingen** | Stadtapotheke z. Engel | Marktplatz B 13 |
| **Nowawes** | Linden-Apotheke | Lindenstr. 50 |
| **Oberaudorf** | Apotheke v. C. Hagen | — |
| **Oberhausen/Rhld.** | Falkenstein-Apotheke | Ecke Falkenst./Uhlandstr. |
| **Oberndorf/Neckar** | Apotheke b. d. Kirche | — |
| **Oberstdorf/Allg.** | Siegfried-Apotheke | — |
| **Oberstein/Nahe** | Neue Apotheke | Wasenstr. 14 |
| **Obing** | St. Laurentius-Apotheke | — |
| **Ochsenhausen**/Wttbg. | Kloster-Apotheke | — |
| **Offenbach/Glan** | Apotheker Hubert Schoenen | — |
| **Offenbach/Main** | Rosen-Apotheke | Wilhelmsplatz 11 |
| **Offenburg/Baden** | Einhorn-Apotheke | Hauptstr. 82 |
| **Oldenburg i. O.** | Rats-Apotheke | am Markt 18 |
| **Oppeln/O. S.** | Kronen-Apotheke | Hindenburgstr. 39 |
| **Ortelsburg** | Adler-Apotheke | — |
| **Osnabrück** | Stern-Apotheke | Bramscherstr. 29 |
| **Osterfeld/Westf.** | Glückauf-Apotheke | am Marktplatz |
| **Osterhofen/Ndb.** | Jos. Sell'sche Apotheke | — |
| **Osterode/Ostpr.** | Adler-Apotheke | — |
| **Paderborn** | in allen Apotheken | |
| **Passau** | Stadt-Apotheke | — |
| **Peine** | Markt-Apotheke | am Markt 16/17 |
| **Peissenberg** | St. Barbara-Apotheke | — |
| **Pforzheim** | Schwanen-Apotheke | Bahnhofstr. |
| **Pirmasens** | Löwen-Apotheke | — |
| **Pirna/Elbe** | Stadt-Apotheke zum Löwen | Markt 17—18 |
| **Plauen/Vogtl.** | Alte Apotheke | Am Rathaus |
| **Polch** | Schwanen-Apotheke | — |
| **Potsdam** | Cecilien-Apotheke | Spandauerstr. 3 |
| **Prechlau** | Apotheke v. Bruno Effler | — |
| **Prenzlau** | Mohren-Apotheke | — |

**Hauptversandstelle für ganz Deutschland: Löwen-Apotheke, Nürnberg 2**

6

| | | |
|---|---|---|
| **Quedlinburg** | Markt-Apotheke | |
| **Rastatt** | Priv. Stadt-Apotheke | Marktplatz |
| **Rathenow** | Grüne-Apotheke | |
| **Ratibor** | Marien-Apotheke | Adolf Hitlerstr. 13 |
| **Ravensburg** | Engel-Apotheke | Kirchstr. 3 |
| **Recklinghausen** | Rats-Apotheke | Hernerstr. 1 am Viehtor |
| **Regensburg** | Mohren-Apotheke | a. d. Karmelitenkirche |
| **Reichenbach/Vgtl.** | Alte Stadt-Apotheke | — |
| **Remscheid** | Adler-Apotheke | Alleestr. 11 |
| **Rendsburg** | Altstädter-Apotheke | — |
| **Reutlingen** | Löwen-Apotheke | — |
| **Rhede(Bez.Münster)** | Hirsch-Apotheke | Nordstraße 10 |
| **Rheine/Westf.** | Löwen-Apotheke | Am Markt |
| **Rheydt** | Hirsch-Apotheke | — |
| **Rhynern/Westf.** | Apotheke Franz Gröning | — |
| **Rinteln/Weser** | Engel-Apotheke | Weserstraße |
| **Rostock** | Fritz Reuter-Apotheke | Doberanerstr. 43 B |
| **Rothenburg o. d. T.** | Löwen-Apotheke | — |
| **Rottenburg/Laaber** | Landgerichts-Apotheke | — |
| **Rottenburg/Neckar** | Dom-Apotheke | — |
| **Saalfeld/Thür.** | Hof-Apotheke | Am Markt 21 |
| **Saarbrücken** | Apotheke am Markt | — |
| **Sagan** | Hof- und Stadt-Apotheke | am Markt |
| **Salach** | Staufen-Apotheke b. Bahnhof | — |
| **St. Georgen**/Schwarzw. | St. Georg-Apotheke | |
| **Schmalkalden** | Mohren-Apotheke | |
| **Schneidemühl** | Kaiser-Wilhelm-Apotheke | Wilhelmsplatz 9 |
| **Schorndorf/Wttbg.** | Gaupp'sche Apotheke | — |
| **Schrozberg/Wttbg.** | Apotheke v. Karl Hiebeler | — |
| **Schussenried** | Apoth. Rud. Hausner | — |
| **Schwäb. Gmünd** | in allen Apotheken | — |
| **Schwäb. Hall** | Engel-Apotheke | |
| **Schwarzenbach/Saale** | Stadt-Apotheke, Apotheker Gg. Walter | |
| **Schweidnitz** | Elisabeth-Apotheke | Köppenstraße 2 |
| **Schweinfurt** | Kronen-Apotheke | Spitalstraße 32 |
| **Schwerin/Meckl.** | Fritz Reuter-Apotheke | Wittenburgerstr. 40 |
| **Siegburg** | Adler-Apotheke | Kaiserstr. 126 |
| **Siegen** | Priv. Hirsch-Apotheke | Coblenzerstraße 3 |
| **Soest/Westf.** | Engel-Apotheke | |
| **Solingen** | Schwanen-Apotheke | Alter Markt |
| **Spandau** | Adler-Apotheke | Potsdamerstraße 40 |
| **Speyer/Rhein** | Einhorn-Apotheke | — |
| **Stargard/Pom.** | Schwan-Apotheke | Gr. Wall 15 |
| **Steele/Ruhr** | Adler-Apotheke | Berlinerstr. 46 |
| **Steinen/Baden** | Apotheke v. Otto Eccard | — |
| **Stendal** | Albrecht-Apotheke | Frommhagenstr. 64 |
| **Sterkrade** | Berg- u. Hütten-Apotheke | — |
| **Stettin** | Apotheke zum Greif | Lindenstr. 30 Ecke grüne Schanze |
| **Stolberg/Rhld.** | Adler-Apotheke | — |
| **Stolp/Pommern** | Apotheke zum Mönch | Wilhelmstraße 38 |
| **Stralsund** | Rats-Apotheke | Heilgeiststr. |
| **Straubing** | Ludwigs-Apotheke | Frauenhoferstr. 5 |
| **Striegau** | Auen-Apotheke | — |

| | | |
|---|---|---|
| **Stuttgart** | Hof-Apotheke | Alter Schloßplatz 5 |
| **Stuttgart** | Hirsch-Apotheke | Hirschstr. 30/34 |
| **Tilsit** | Priv. grüne Apotheke | Deutsche Str. 63 |
| **Tittmoning** | Stadt-Apotheke | — |
| **Torgau/Elbe** | Löwen-Apotheke | Marktplatz 10 |
| **Traunstein** | Marien-Apotheke | — |
| **Trier** | Einhorn-Apotheke | Simeonstraße 9 |
| **Triesdorf-Weidenbach** | Fr. Pfautsch-Apotheke | — |
| **Tuttlingen** | Engel-Apotheke | — |
| **Uffenheim** | Apotheke F. Wunderlich | — |
| **Ulm/Donau** | Löwen-Apotheke | Langestr. 21 |
| **Unna/Westf.** | Löwen-Apotheke | — |
| **Viersen** | Löwen-Apotheke | Hauptstr. 133 |
| **Villingen/Baden** | Berthold-Apotheke | Niederestr. 92 |
| **Vilsbiburg** | Apotheker Mayer | |
| **Waldbreitbach** | Apotheke von M. Ditscheid | — |
| **Waldenburg/Schles.** | Birkholz'sche Adler-Apotheke | — |
| **Waltrop** | Apotheke v. Joseph Weber | — |
| **Wangen/Allg.** | Stadt-Apotheke | — |
| **Wanne-Eickel** | J. Haack'sche Alte Apotheke | Hindenburgstr. 11 |
| **Wartenburg/Ostpr.** | Adler-Apotheke | — |
| **Wattenscheid** | Germania-Apotheke, | Hochstr. 54 |
| **Weidenbach** b. Triesdorf | Fr. Pfautsch-Apotheke | |
| **Weikersheim** | Stadt-Apotheke | — |
| **Weißenburg/Bay.** | Einhorn-Apotheke | Rosenstr. 3 |
| **Weißenfels/Saale** | Priv. Mohren-Apotheke | — |
| **Wendisch-Buchholz** | Priv. Adler-Apotheke | |
| **Wermelskirchen** | Rats-Apotheke | Remscheiderstr. 37 |
| **Wesel** | Adler-Apoth. A. Liman | Hindenburgstraße 35 |
| **Wesermünde-Lehe** | Sonnen-Apotheke | Hafenstr. 19 |
| **Wiesbaden** | Schützenhof-Apotheke | Langgasse 11 |
| **Wiesbaden** | Löwen-Apotheke | Langgasse 31 |
| **Wilhelmshaven** | Adler-Apotheke | Bismarckstr. 79 |
| **Witten/Ruhr** | Germania-Apotheke | Ruhrstr. 28 |
| **Wittenberge** | | |
| **Bez. Potsdam** | Bismarck-Apotheke | Bismarckplatz |
| **Wörishofen** | Apotheke v. Franz Ziegler | — |
| **Wörth/Donau** | Hof-Apotheke | — |
| **Wolfenbüttel** | Priv. Apotheke | Stadtmarkt |
| **Worbis** | Apotheke von Wilhelm Hansen | |
| **Worms/Rhein** | Westend-Apotheke | Alicenstr. 2 |
| **Würzburg** | Kronen-Apotheke | Plattnersgasse 4 |
| **Wunsiedel** | Dr. Schmidt'sche Stadt-Apotheke | — |
| **Zell/Mosel** | Hirsch-Apotheke | — |
| **Zella-Mehlis** | Priv. Apotheke | — |
| **Zerbst** | Rats- und Stadt-Apotheke | Markt 3 |
| **Zittau** | Stadtapotheke | Markt 10 |
| **Zuffenhausen** | Hirsch-Apotheke | — |
| **Zweibrücken** | Löwen-Apotheke | — |
| **Zwickau/Sa.** | Schwanen-Apotheke | — |

Die Natur des Durchfalles mag der Arzt feststellen.

Neben dem Einnehmen der Tabletten muß natürlich bei allen Durchfällen auf entsprechende Diät und strenge Einhaltung der Angaben des behandelnden Arztes gesehen werden.

**Heumanns Tabletten gegen Durchfall sollen in jedem Hause vorrätig sein, damit man sie im Bedarfsfalle stets sofort zur Hand hat.**

Nun noch einige besondere Fälle:

Bei Magen- und Darmkatarrh mit D u r c h f a l l ißt man in der ersten Zeit nichts, dann kann man Eichelkakao oder ungesüßten Tee oder eine Schleimsuppe und ein Weißbrötchen genießen. Der Unterleib muß gut warm gehalten werden (Elektr. Wärmekissen, Wärmeflaschen usw. siehe Seite 279). Kann man nicht im Bett bleiben, so trägt man eine Leibbinde.

Ist der Körper durch besonders lange anhaltenden Durchfall sehr stark geschwächt, so empfiehlt sich, zur Stärkung und Hebung des allgemeinen Wohlbefindens **Heumanns Vitamin-Kraftnahrung Rovase** (siehe Seite 305) anzuwenden.

## Verstopfung bei Magenleiden.

Heumanns Balsamische Pillen Stärke 2 sind bei Stuhlverstopfung ein wirksames und im Gegensatz zu vielen anderen Abführmitteln selbst bei längerem oder dauerndem Gebrauch ein unschädliches Mittel. Die Bedeutung der häufigen Stuhlträgheit und die Folgen ihrer Vernachlässigung haben wir schon vorher erwähnt (s. S. 88).

## Abführmittel für Kinder.

Selbstverständlich ist es gut, zweckmäßig und geradezu notwendig, daß Kinder öfter Abführmittel erhalten. Abführmittel sollen Kindern aber auf keinen Fall regelmäßig gegeben werden, auch nicht, wenn es sich um sogenannte unschädliche Hausmittel handelt! Ueberhaupt diese Hausmittel und Ratschläge von der Nachbarin, der Hebamme oder ähnlichen guten Freunden, man hüte sich vor ihnen! Hat jemand bei ihrem Gebrauch wirklich ungetrübte Freude erlebt, eine Besserung ohne

113

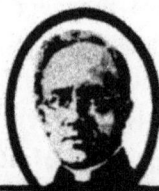

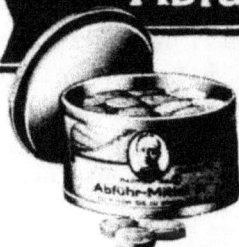

Schädigung festgestellt? Oder hat er sie nur deshalb gebraucht, weil
er gerade nichts anderes besseres zur Hand hatte?

Wann sollen Kinder Abführmittel erhalten?

Die Frage ist kurz und bündig dahin zu beantworten:

Im ersten halben Jahr überhaupt nicht!

In allen folgenden Fällen:

Hat ein Kind keinen Appetit,

114

ist es unlustig und mürrisch,
schreit es viel,
hat es einen heißen Kopf oder heiße Händchen,
hat es eine belegte Zunge,
hat es trübe, matte Augen,
hat es Kopfweh, Leibweh.

Außerdem gibt man den Kindern Abführmittel, wenn sie einmal zu viel oder zu Schweres gegessen haben, z. B. immer, wenn sie irgendwo „zu Besuch" waren, schaden tun sie in solchem Falle nie.

Die Heumann'schen **Abführmittel für Kinder** sind ganz genau nach dem Alter in ihrer Zusammensetzung und Wirkungskraft abgestuft. Man muß sie stets nach Angabe in etwas Wasser lösen und die Lösung dann mit der Milch oder Suppe geben. So merkt das Kind überhaupt nicht, daß es etwas einbekommt und das ist bekanntlich von sehr großem Wert.

**Diese Abführmittel sollten in jedem Hause, in dem Kinder sind, vorrätig gehalten werden, damit sie stets zur Hand sind.**

### Abführmittel für Wöchnerinnen.

Bekanntlich leiden Wöchnerinnen zeitweilig unter hartnäckiger Stuhlverstopfung. Die Hauptmenge ihrer so lästig empfundenen Beschwerden führen gerade auf die Verstopfung zurück und verschwinden, sowie sie behoben ist. Naturgemäß ist es durchaus unstatthaft, einer in gesegneten Umständen befindlichen Frau die gleichen Abführmittel zu geben, die im sonstigen Leben angebracht sind und ohne Schaden gebraucht werden können. Man muß dabei stets bedenken, daß Wöchnerinnen das, was sie einnehmen, auch dem Kinde geben, daß also scharfe Abführmittel diesem ganz fraglos schaden und ein Grund für spätere Erkrankungen Zeit seines Lebens sein können!

So sehr also jede Wöchnerin für einen täglich geregelten Stuhlgang sorgen soll und muß, so sehr soll sie sich vor allen scharfen Abführmitteln hüten, auch vor denen, welche irgend eine gefällige Nachbarin ihr als Hausmittel empfiehlt! Es mag sein, daß dieser ein solches nicht gerade schadete, **ob es aber für das Kind gut war,** — darüber hat sie vielleicht noch nicht nachgedacht und erkennt es erst, wenn sie darauf aufmerksam gemacht wird.

Ein für jede Wöchnerin und deren Kind unschädliches Abführmittel ist Heumanns **Abführmittel für Wöchnerinnen.**

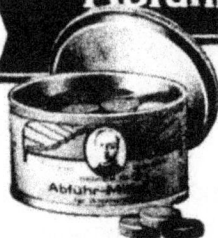

Es soll an dieser Stelle ausdrücklich bemerkt werden, daß auch das vielleicht notwendige tägliche Einnehmen keinen Schaden stiften kann. Unnötig sollen diese Pastillen selbstredend nicht eingenommen werden, denn eine ausreichende Eigenentleerung ist naturgemäß stets einer Nachhilfe auch durch die unschädlichsten Mittel in jedem Fall vorzuziehen.

Pfarrer Heumanns   Heilmittel Nr. 5

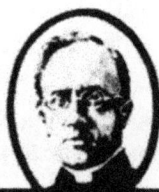

## Abführmittel für Wöchnerinnen

**Bestandteile:** Shensi-Rhabarberextract 40; doppelkohlensaures Natrium 59; Oelzucker 1.

**Preis:** Original-Packung RM. 2.30. Pfarrer Heumann-Mittel sind nur echt, wenn die Packung den Aufdruck „Pfarrer Heumann" und das Bildnis Pfarrer Heumanns trägt. Verkaufsbedingungen s. S. 317. Die Mittel sind in allen Apotheken erhältlich, bestimmt in allen in diesem Buch (zwischen S. 112/113) genannten Apotheken, sonst Hauptversandstelle für ganz Deutschland (Versand porto- und verpackungsfrei!) **Löwen-Apotheke Nürnberg 2, Brieffach 9.**

# Hämorrhoidalleiden.

Manche Menschen sind von Natur aus für Hämorrhoidalleiden veranlagt, andere ziehen sie sich durch ihren Beruf, ihre Lebensgewohnheiten zu, wie sitzende Lebensweise, zu reichliches und zu nahrhaftes Essen, übermäßigen Alkoholgenuß. Auch chronische Verstopfung, die sich besonders bei Frauen häufig findet, zieht oft das Leiden nach sich.

Nicht wenige tragen nicht nur die Veranlagung, sondern auch das schon im Entstehen und Wachsen begriffene Uebel längere Zeit mit sich herum, ohne es zu wissen. Später erst machen sich die ersten Beschwerden bemerkbar. Der Kranke hat plötzlich ein Kitzelgefühl, ein **Jucken in der Mastdarmgegend und Schmerzen beim Stuhlgang.** Dann kommt meist sehr bald ein Druckgefühl in der Kreuzgegend und heftiges Brennen am After, quälender Stuhlgang und kleinere oder größere **Blutungen** aus dem Mastdarm. Der Patient bemerkt immer deutlicher das Vorhandensein von Hämorrhoiden.

Unter Hämorrhoiden versteht man spindel= und sackförmige Erweiterungen und Geschwülste der Venen oder Blutadern. Unsere Adern sind elastische, dehnbare Röhren. Je mehr das Blut sich an

**Bild 27**

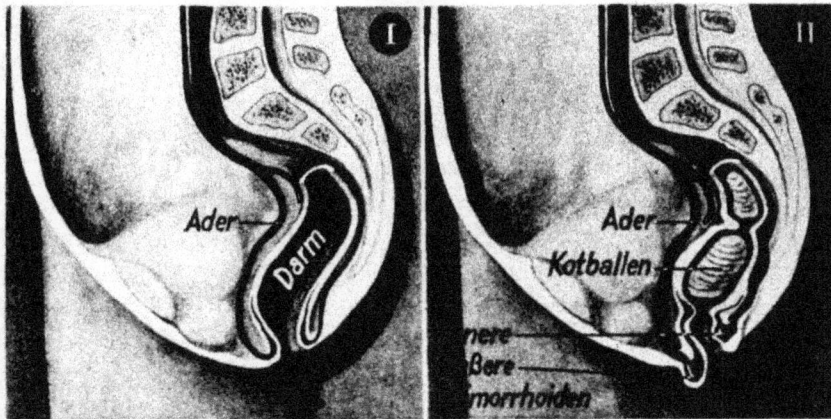

Harter Stuhlgang, eine häufige Ursache von Hämorrhoiden.
**Bild I:** Normaler Zustand. **Bild II:** Erhärteter Kot drückt auf die Ader und erschwert den Blutrückfluß. Diese Blutstauung führt zur Ueberdehnung und Schwächung der Aderwände. So bilden sich kleine, blutgefüllte Säckchen, die Hämorrhoiden.

einer Stelle staut, umsomehr dehnen sich die Adern aus, besonders da, **wo das Blut sich sammelt und staut** (s. Bild 27), was besonders bei Personen mit sitzender Lebensweise oft am Ausgange des Mastdarmes der Fall ist. Diese Anschwellungen umgeben den After mit einem Kranz von kleinen Knötchen, meist unsichtbar und blaß, in gefülltem Zustand aber, besonders beim Pressen, werden sie blaurot und erreichen die Größe einer Erbse, ja einer Pflaume. Diese Gebilde können auch im Innern des Darmes entstehen und durch den Schließmuskel des Afters abgeklemmt werden. In anderen Fällen bilden sich krampfader=ähnliche Erscheinungen und Geschwüre. Platzen diese Knoten, so kommt es zu mehr oder minder reichlichen Blutungen und der Kranke hat meist ein Gefühl der Erleichterung. Der Volksmund bezeichnet daher die sogenannten fließenden Hämorrhoiden als „goldene Ader".

Das sind ungefähr die Aeußerungen des Leidens in der ersten Zeit. Greift der Patient **nun schon** zu den Heumann'schen Mitteln, der **Hämorrhoidal=Salbe** oder den **Hämorrhoidal=Zäpfchen** und sorgt gleichzeitig für leichten Stuhl, so kann er auf eine rasche Beseitigung des Uebels hoffen, die Kur wird nach kurzer Zeit von schönem Erfolg gekrönt sein.

Leidet der Kranke bereits längere Zeit an Hämorrhoiden, so werden die Erscheinungen oft schon eine ernstere Form angenommen haben. Die Geschwülste treten häufiger auf und werden größer, die Blutungen reichlicher.

Auch liegt die Gefahr nahe, daß sich Gefäße durch geronnenes Blut verstopfen, was unter Umständen

### mit Entzündungsvorgängen verbunden

ist. Außer Blut kann auch Schleim entleert werden, was dann als „blinde Hämorrhoiden" bezeichnet wird. Endlich können auch größere Hämorrhoiden sich entzünden und eitrig zerfallen, so besonders ab= geklemmte.

Bei Leuten, die sich schon jahrelang mit diesem beschwerlichen Leiden abquälen, stellt sich eine Reizbarkeit und Erregung ein, ein Gefühl der Müdigkeit und Unlust zu jeder Arbeit, Appetitlosigkeit, Schlaflosigkeit, Atemnot und Herzklopfen können gleichzeitig vorhanden sein oder durch das Leiden entstehen.

118

## Haemorrhoidal- Salbe Zäpfchen

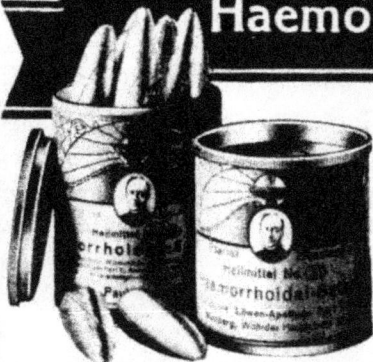

**Salbe. Bestandteile:** Basisch gerbsaures Wismut 3; Zincoxyd 3; Anaesthesin Höchst 2; Ichthyol-Ammonium 5; künstlicher Perubalsam (Cinnameingehalt 50%) 5; Formaldehydteercondensat 2; Hamamelisextract 10; Grundmasse 70.

**Zäpfchen. Bestandteile:** Resorcin Wismut 0,9; Jod Wismut in gerbsaurer Verbindung 5,1; Ratanhiaextract 2; Anaesthesin Höchst 2; ichthyolsulfosaures Natrium 5; Formaldehydteercondensat 2; Grundmasse 83.

**Preis:** Originalpackung Salbe (Bestell-Nr. 35) RM. **2.75,** Zäpfchen (Bestell-Nr. 36) RM. **4.15.** Pfarrer Heumann-Mittel sind nur echt, wenn die Packung den Aufdruck „Pfarrer Heumann" und das Bildnis Pfarrer Heumanns trägt. Verkaufsbedingungen s. S. 317. Die Mittel sind in allen Apotheken erhältlich, bestimmt in allen in diesem Buch (zwischen S. 112/113) genannten Apotheken, sonst Hauptversandstelle für ganz Deutschland (Versand porto- und verpackungsfrei!) **Löwen-Apotheke, Nürnberg 2, Brieffach 9.**

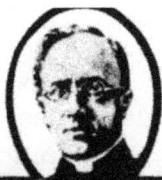

Heumanns Hämorrhoidenmittel bestehen aus Zäpfchen und einer Salbe, von denen das eine oder das andere angewendet wird, je nachdem sich die Knoten **im Darm** oder **außen** um die Afteröffnung befinden. Die beste und schnellste Wirkung wird natürlich sehr häufig bei gleichzeitiger Anwendung beider Präparate erzielt. Beide wirken

119

schmerzlindernd, das Brennen und Jucken verschwindet, der Kranke hat schon bald nach der Anwendung ein wohltuendes Gefühl der Erleichterung. Außerdem wirken beide Mittel verengernd auf die Venen, so daß eine Zurückbildung und ein

## Einschrumpfen der Geschwülste und Knoten

begünstigt, einer Neubildung entgegengearbeitet wird. Gelingt das, so werden nicht nur die momentanen Beschwerden beseitigt, sondern es wird auch auf das ursächliche Moment Einfluß ausgeübt, so daß eine Wiederkehr der Erscheinungen weniger zu befürchten bleibt. Endlich wird durch Heumanns Hämorrhoiden-Mittel eine rasche Ausheilung der durch das Platzen der Knoten entstandenen Wunden bewirkt, so daß jene oben erwähnten gefährlichen und schmerzhaften Folgeerscheinungen verhindert oder wenigstens gelindert werden. Die genaueste Möglichkeit zur Feststellung des Leidens durch eingehende Untersuchung hat natürlich der Arzt mit seinen Instrumenten (Mastdarmspiegel). Es kommen auch Fälle vor, in denen der Arzt zur Operation schreiten wird. Zur Feststellung des Leidens ist ärztliche Untersuchung notwendig, weil sich auch andere schlimme Erkrankungen anfangs durch ähnliche Beschwerden äußern können.

Wir raten in allen Fällen jedem: Gehe zu Deinem Arzt, laß Dich von ihm untersuchen und Dir sagen, was Dir fehlt.

Jeder an Hämorrhoiden Leidende weiß wohl selbst, welche Schmerzen ihm ein **harter Stuhlgang** bereitet und wie sich sein Leiden dadurch verschlimmert. Man braucht also kaum weiter zu betonen, daß der Patient stets auf leichten Stuhl zu achten hat und wenn dies nicht von Natur aus der Fall ist, die entsprechenden Mittel anwenden muß. Vortrefflich erreicht man das durch Heumanns B a l s a m i s c h e P i l l e n, Stärke 2 (siehe Seite 90), **welche außer durch ihre Regelung der Verdauung und des Stuhlganges auch noch durch eine Reinigung und Verbesserung des Blutes die Gesundung günstig beeinflussen.**

## Ratschläge für Hämorrhoidal-Leidende.

Der After muß durch häufige Abwaschungen und Fichtennadelsitzbäder (siehe Seite 287), (Badewannen und Bade-Utensilien siehe Seite 281) peinlich sauber gehalten werden. Zur Reinigung nach

120

dem Stuhlgang nehme man kein bedrucktes Zeitungspapier, sondern man führe für diesen Zweck immer etwas Watte oder weiches u n - b e d r u c k t e s  P a p i e r  bei sich. Zu Hause nimmt man am besten ein Schwämmchen. Durch E i n f e t t e n oder E i n ö l e n der After- öffnung kann man den Stuhlgang erleichtern, der Ausgang wird da- durch geschmeidiger und Einrisse werden vermieden.

Vorgefallene Hämorrhoidenknoten reinigt man gut mit warmem Wasser, streicht sie mit einem reinen Oel ein und drängt sie dann vorsichtig zurück. Auf die unbedingte Notwendigkeit, für leichten Stuhlgang zu sorgen, wollen wir nochmals hinweisen.

Mäßige Bewegung in frischer, freier Luft, ist nur anzuraten und sofort nach dem Aufhören der Schmerzen oder des Druckgefühls beharrlich durchzuführen. Solange Bewegung an frischer Luft infolge der durch das Gehen verursachten Schmerzen nicht möglich ist, werden **Fichtennadelbäder** (siehe Seite 287) gute Dienste tun.

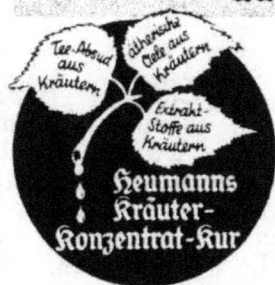

## Dank- und Anerkennungs-Schreiben über die mit Pfarrer Heumanns Heilmitteln erzielten Erfolge bei

# Hämorrhoidalleiden

### Die Hämorrhoiden trockneten vollständig ab.

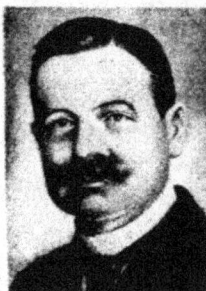

Schon vor mehreren Jahren litt ich an Hämorrhoiden und ließ mir seinerzeit schon Pfarrer Heumanns Hämorrhoidal-Salbe und -Zäpfchen schicken. Nachdem ich zuvor schon Mittel angewandt hatte, die mir aber weder Heilung noch Linderung brachten, hatte ich mit Pfarrer Heumanns Heilmitteln einen vollen Erfolg zu verzeichnen. Die Hämorrhoiden trockneten vollständig ab. Heute nach vielen Jahren, hat sich wieder ein unangenehmer Juckreiz bemerkbar gemacht, doch auch diesmal habe ich nach Anwendung von Pfarrer Heumanns Hämorrhoidalsalbe sofort Heilung erzielt. Ich kann jedem Leidenden Pfarrer Heumanns Heilmittel bestens empfehlen.                                   Albert Otto,
Berlin-Neukölln, den 2. 4. 33          Polizei-Oberwachtmeister
Karlsgartenstr. 4

### Schon nach ein paar Tagen Besserung eingetreten.

Ich litt lange Zeit an Hämorrhoiden, aber wie es auf dem Lande schon ist, man wartet, bis es nicht mehr geht. So auch ich, bis ich nicht mehr gehen konnte. Da ich Pfarrer Heumanns Heilmittel schon kannte, kaufte ich mir Hämorrhoidal-Salbe und -Zäpfchen. Schon nach ein paar Tagen war Besserung eingetreten. Nach einigen Wochen waren sie verschwunden. Es ist nun über ein halbes Jahr her, ich brauchte nichts mehr und spürte nichts mehr, trotz meiner 55 Jahre. Daher möchte ich dieses Mittel allen Leidenden empfehlen.

Gauchsdorf Nr. 14, den 25. 5. 33                     Paul Mitzam,
Post Büchenbach über Roth b. Nbg.                    Landwirt

| Bei Anfragen an obige Adressen bitte Rückporto beifügen |
| --- |

**Das Leiden verschwand ganz.**

Im vergangenen Sommer trat bei mir zum ersten Male ein Hämorrhoidalleiden auf, ich hatte dabei ein lästiges Jucken am After. Mit der Zeit bildeten sich mehrere Blutknoten, die immer von Zeit zu Zeit platzten und beim Stuhlgang sichtbar wurden. Ich griff sofort zum Pfarrer-Heumann-Buch und wandte die dort empfohlenen Hämorrhoidalzäpfchen an. Durch den Gebrauch einer Schachtel Zäpfchen verschwand das Leiden; ich hatte seither keinerlei Beschwerden mehr.

München, den 7. 1. 33      Eduard Baumgartner,
Hansastr. 187/I      Polizeihauptwachtmeister

**Das Leiden kam nie wieder.**

Ich litt an einem Hämorrhoidalleiden. Alles mögliche habe ich angewandt, aber alle Hilfe war immer nur für kurze Zeit. Damals hörte ich von Ihren Mitteln. Ich ließ mir ein Buch kommen und machte dann mit Hämorrhoidalsalbe und -Zäpfchen einen Versuch. Und nun dauerte es nicht lange und das Leiden war bald verschwunden. Ich habe lange gewartet mit dem Dankschreiben, weil ich sehen wollte, ob das Leiden nicht vielleicht wieder kam. Aber Gott und Ihnen sei recht herzlich gedankt, denn es kam nie wieder. Ich werde Pfarrer Heumanns Heilmittel überall bestens empfehlen.

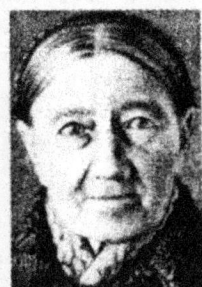

Elchwinkel/Ostpr., den 19. 1. 34      Marie Bendig,
Post Kaukehmen      Hausfrau

**In einigen Wochen geheilt.**

Seit mehreren Jahren litt ich an Hämorrhoiden und hatte schon verschiedene Heilmittel dagegen angewendet, jedoch ohne Erfolg. Da las ich von Pfarrer Heumanns Hämorrhoidalsalbe und -Zäpfchen. Ich wandte hierauf auch die Hämorrhoidalsalbe und -Zäpfchen an und schon nach einigen Wochen war ich geheilt und habe seitdem keine Beschwerden mehr.

Lobenstieg, den 29. 1. 33      Georg Götz,
Post Michelfeld, Opf.      Landwirt

---

| Nur wer Rückporto beifügt, kann eine Antwort erwarten |
| --- |

**Befreit von der langjährigen Qual.**

Wollte Ihnen schon längst über die Wirkung Ihres ausgezeichneten Heilmittels, über Hämorrhoidalsalbe, berichten und Ihnen meinen Dank übermitteln, war aber leider immer geschäftlich verhindert. Ich bin jetzt 65 Jahre alt; vor ungefähr 10 Jahren bekam ich am After ein ganz unbehagliches Jucken und wenn ich dann ins Bett kam und warm wurde, war es fast unerträglich. Oft weckte mich das Jucken aus dem Schlafe. Ich nahm Sitzbäder mit Eichenrinde und Essigwaschungen, erhielt wohl etwas Erleichterung, aber das Jucken ist immer wieder gekommen. Nun kam ich auf den Gedanken, das könnten Hämorrhoiden sein und kaufte mir verschiedene angepriesene Salben, ohne Erfolg; das Jucken ließ halt nicht nach und so vergingen wieder ein paar Jahre. Ganz unverhofft kam ich zu einem kleinen Heumann-Büchlein und las darin von Ihrer Hämorrhoidalsalbe. Ich kaufte sie mir sogleich in München in der Schützenapotheke, und zu meinem Erstaunen war der Erfolg einfach großartig. Das lästige Jucken verschwand nach ganz kurzer Anwendung und ich war von dieser langjährigen Qual befreit.

Ebersberg/Obb., den 18. 11. 31  Josef Bierwirth,
Adolf-Hitler-Straße 4  Kaufmann

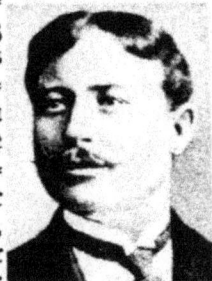

**Schon am ersten Tage Linderung.**

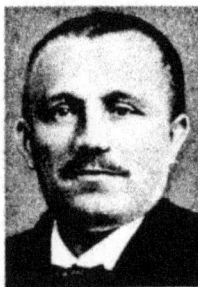

Ihre Balsamischen Pillen und die Hämorrhoidalsalbe haben mir große Dienste geleistet, wofür ich Ihnen meinen besten Dank ausspreche. Am ersten Tage habe ich schon eine Linderung bemerkt, das Jucken und Brennen im After ist bis heute nicht mehr aufgetreten. Durch meine Schwägerin wurden mir Ihre Heilmittel empfohlen. Ich selbst habe sie nun schon wieder an verschiedene Bekannte empfohlen.  Otto Rödel, Lademeister i. R.
Bad Dürkheim/Pfalz, den 28. 4. 33
Hugobischoffstr. 11

| Bei Anfragen an obige Adressen bitte Rückporto beifügen |

# d) Atmungsorgane.
## Die Nase.

Weitaus die häufigste Erkrankung ist der **Katarrh** oder **Schnupfen**. Die Nase ist dabei gerötet, verstopft und geschwollen, die Schleimhaut entzündet und sondert viel, teilweise eitrigen Schleim ab, oft zeigt sich auch etwas Fieber. Der Nasenkatarrh ist zwar an sich harm= los, doch soll man ihn nicht vernachlässigen, er kann sonst dauernd (chronisch) werden, oder auf den Kehlkopf oder die Ohren übergreifen. Das führt zum Ohrenkatarrh, der oft mit einer äußerst schmerzhaften Mittelohreiterung verbunden ist. Am besten vermeidet man, wenn man Katarrh hat, kalte und rauchige Luft.

Pfarrer Heumanns     Heilmittel Nr. 62

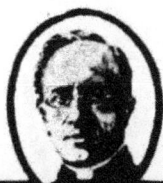

## Schnupfen-Pulver

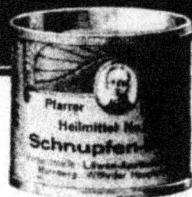

**Bestandteile:** Menthol-Kobayashi 2; Bor-säure 5; Alaun 5; Dijodparaphenolsulfo-saures Natrium 8; gebrannte Magnesia 10; Bolus 40; Eibischwurzelpulver 30; Lat-schenkieferöl 2.

**Preis:** Originalpackung RM. —.70. Verkaufsbedingungen s. S. 317.

Hat man **Kopfschmerzen** oder einen eingenommenen Kopf oder Fieber, so hole man Heumanns **Brasantabletten** aus der Hausapotheke und man kann auch hier auf ihre erprobte gute Wirkung rechnen. (Näheres darüber Seite 61). (Nasenbusche, Nasenspritzen usw. siehe Seite 282).

# Erkältungskrankheiten der oberen Luftwege.
## Rachen, Hals, Mandeln.

Allerhand lichtscheues Gesindel, wie Strauchdiebe und Mordbuben, denen zwar heute ihr Handwerk ziemlich gelegt ist, die aber vor noch nicht viel mehr als hundert Jahren auch in unserem lieben Deutschland kräftig ihr Unwesen trieben, suchten sich als Zufluchtsstätten Gebiete aus, wo sie in Spalten und Schluchten, in Höhlen hausen konnten, wo ihnen schwer beizukommen war und sie in Sicherheit ihren Nachwuchs heranziehen konnten. Aehnlich ist es heute noch mit den Wegelagerern, die unserer Gesundheit nachstellen, den **B a k t e r i e n.**

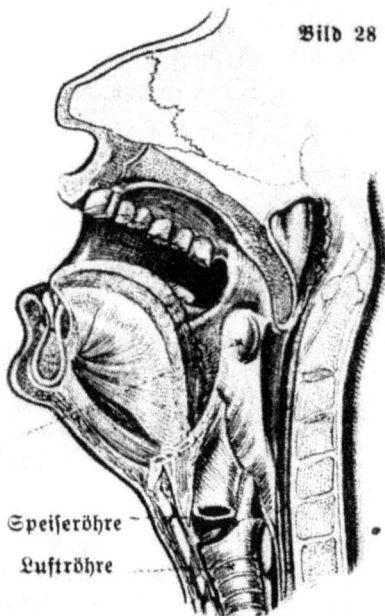

Bild 28

Mandeln

Speiseröhre

Luftröhre

Wo könnte sich für sie ein besseres Gebiet finden, als in unserer **Mund-und Rachenhöhle.** mit ihren vielen Falten und Fältchen und den vielen von ihnen als Unterschlupf und Ansiedlungsort besonders bevorzugten **Schleim-**

**häuten.** Und wie ungeheuer groß die Zahl dieser kleinen, fast unsichtbaren Feinde ist, die nur auf eine Gelegenheit lauern über uns herzufallen, hat man erst in den letzten Jahrzehnten entdeckt. Ebenso wie wir unter dem Mikroskop in einem Wassertropfen Tausende von kleinen Lebewesen erblicken können, ist auch nachgewiesen, daß sich in der Atemluft Milliarden über Milliarden solcher sogenannter Mikroorganismen vorfinden. Unser Körper ist zwar durch die undurchlässige Haut wie durch einen Panzer gegen diese geschützt, doch beim Atmen

126

und Sprechen haben sie durch Mund und Nase Zutritt zu unserer Mund- und Rachenhöhle, alle Luft muß, ehe sie in die Lunge kommt, hier durchpassieren und mit der Luft alle diese mehr oder minder gefährlichen Schädlinge.

Nun stehen wir ja allerdings diesen Eindringlingen selbst an diesen für sie offenen Eingangspforten nicht schutzlos gegenüber. Die feinen Härchen der inneren Nasenwand bilden gleichsam einen Filtrierapparat, der schädliche Keime abfängt; unser Speichel enthält Stoffe, die verschiedene Bakterien vernichten oder wenigstens in ihrer Entwicklung hemmen können und endlich hat unser Körper ein Millionenheer von natürlichen Schutztruppen zur Verfügung, nämlich **die weißen Blutkörperchen.** Diese leben in einem beständigen Vernichtungskampf mit den Mikroorganismen. Entgehen jedoch einige der eingedrungenen Bakterien den Schutzvorrichtungen des Körpers, so können sie ihr verderbliches Treiben beginnen. Besonders an Stellen, an denen die Widerstandskraft unserer Organe durch Erkältungen oder Entzündungen geschwächt ist, setzen sie sich fest,

## entwickeln giftige Stoffe,

die sogenannten Toxine, wodurch wieder andere Körperteile in Mitleidenschaft gezogen werden, so daß das Uebel immer weiter um sich greift. Es hat mancher vielleicht schon eines der Werke dieser eingedrungenen Fremdkörper gesehen, wenn er einem Halsleidenden in den Rachen sah und auf den Mandeln den „gelben Belag" bemerkte (s. Bild auf der nächsten Seite).

Haben sich so Bakterien festgesetzt und übermächtig Boden gewonnen, so können unsere natürlichen Schutzorgane den Kampf mit denselben nicht mehr ohne Unterstützung erfolgreich durchführen, wir müssen ihnen durch Arzneien und Lebensweise zu Hilfe kommen. Da kam man denn zunächst auf die Mund- und Gurgelwässer. Nun wird aber wohl jeder aus eigener Erfahrung wissen, daß es unmöglich ist, beim Gurgeln die hintere Partie des Rachens, Rachenrand und Mandeln zu erreichen; außerdem stellte sich heraus, daß viele Gurgelwässer auch im vorderen Teile des Mundes, wo eine wirkliche Bespülung des Mundes stattfindet, nicht genügend in die feinen Fältchen eindringen und endlich, daß ihre Berührungsdauer viel zu kurz ist, um eine völlige

**Bild 29**

## Die Mandeln, der häufige Sitz von Halsleiden.

Bild I zeigt den ge- öffneten Mund im Quer- schnitt; l. M. ist die linke Mandel, r. M. die rechte Mandel. Den Querschnitt der rechten Mandel finden Sie in Bild II vergrößert dargestellt. Man erkennt die eigenartige Struktur der Mandel, den Zellen- aufbau und die tiefen Furchen, die sog. Lakunen. Selbst die Außenansicht der Mandel (Bild III) bringt diesen eigenartigen Aufbau zum Ausdruck.

Bei Mandelentzün- dung ist nun die ganze Drüse geschwollen und außen, also im Halse sicht- bar, mit Eiterflocken be- deckt. „T h y m o m a l t - P a s t i l l e n" lösen diese Flöckchen, wie die Praxis lehrt, lindern den Schmerz und die Entzündung.

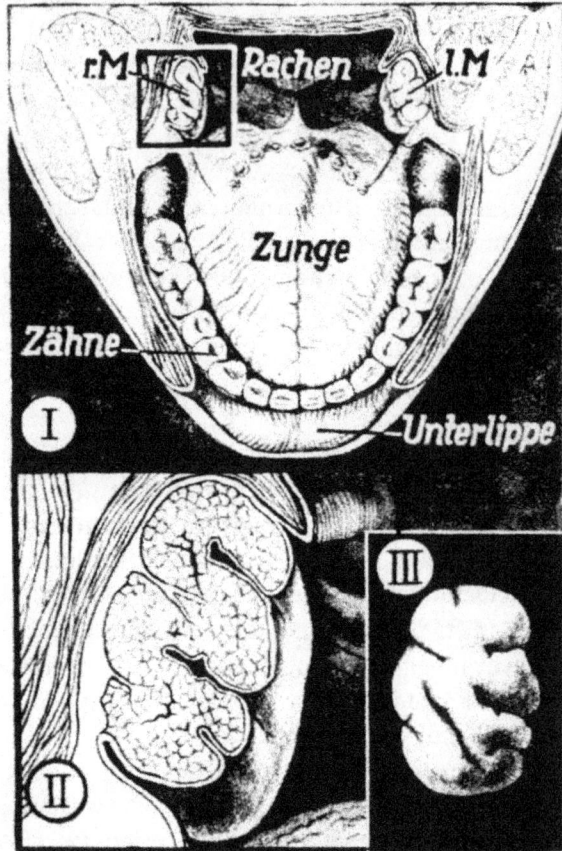

Desinfektion durchzuführen. Da lernte man die bakterientötende Wirkung des F o r m a l d e h y d s kennen und fand eine Form, die es möglich machte, diesen Stoff zu einer länger dauernden Behand- lung der Mund- und Rachenhöhle zu verwerten. Es gelang, den sonst gasförmigen Körper als Paraformaldehyd in feste Form zu bringen, man konnte ihn so mit Zucker und aromatischen Bestandteilen, die den unangenehmen Geschmack und Geruch verdecken, vermischen und zu Tabletten pressen. Ließ man diese dann langsam im Munde zergehen,

128

Pfarrer Heumanns  Heilmittel Nr. 65

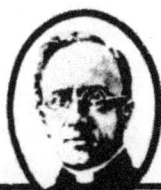

## Thymomaltpastillen

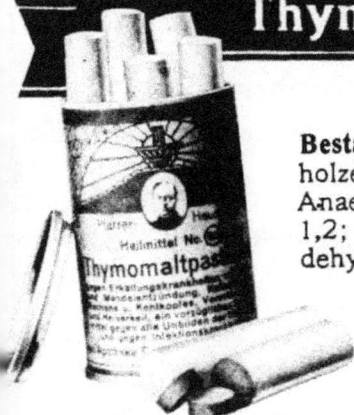

**Bestandteile:** Eisenzucker (3%) 15; Süßholzextract 3; Zucker 54; Malzextract 4,5; Anaesthesin Höchst 1,5; Weinsteinsäure 1,2; Menthol-Kobayashi 0,6; Paraformaldehyd 0,6; Thymolnatrium 0,35. **Preis:** Original-Packung RM. **2.30**, Kleinpackung im Taschenformat RM. **—.95.** Pfarrer Heumann-Mittel sind nur echt, wenn die Packung den Aufdruck „Pfarrer Heumann" und das Bildnis Pfarrer Heumanns trägt. Verkaufsbedingungen s. S. 317. Die Mittel sind in allen Apotheken erhältlich, bestimmt in allen in diesem Buch (zwischen S. 112/113) genannten Apotheken, sonst Hauptversandstelle für ganz Deutschland (Versand porto- und verpackungsfrei!) **Löwen-Apotheke, Nürnberg 2, Brieffach 9.**

so wurde unser Speichel zu einer Formaldehydlösung **von hoher Desinfektionskraft, die überall, in jedes Fältchen der Schleimhaut, in jedes Eckchen zwischen den Zähnen eindrang, die auch Rachen und Mandeln bespülte und überall genügend lange verweilte,** um ihr für uns segensreiches Vernichtungswerk vollenden zu können. Außerdem ist auch jede Schädigung unserer Organe bei dieser Art der Desinfektion ausgeschlossen, da Formaldehyd in der richtigen Verdünnung nur die pflanzliche Zelle zerstört und aus dieser bestehen ja die Bakterien, während es die Zelle des Tier- und Menschenkörpers nicht angreift.

Nun würde es aber dem Geiste der stets vorwärts bringenden deutschen Forschung völlig zuwiderlaufen, sich mit einem erreichten

129

Erfolge zu begnügen und nicht darnach zu trachten, ihn noch zu vergrößern und zu verbessern. So ist dies auch in diesem Falle in der erfreulichsten Weise gelungen. Man lernte die Wirkung des Formaldehyds mit der des M e n t h o l s und T h y m o l s zu vereinigen, man verband damit auch noch den schon lange erkannten günstigen Einfluß, den das Extrakt des M a l z e s und der S ü ß h o l z w u r z e l ausübt. Da außerdem die meisten Entzündungserscheinungen des Halses

## mit Schmerzen verbunden

sind, warum sollte man also den Pastillen nicht eine anästhesierende (schmerzstillende) Arznei beimengen, welche die Schmerzen lindert oder gar beseitigt?

Nach diesen hier vorgetragenen Gesichtspunkten sind Heumanns **Thymomaltpastillen** entstanden. Aus dieser wohlüberlegten und vielseitigen Zusammensetzung lassen sich die guten Erfolge erklären, die sich bei der Anwendung der Pastillen immer wieder zeigen und über die uns dauernd berichtet wird.

Wir haben also in Heumanns Thymomaltpastillen ein Linderungsmittel, das den meisten Erkältungskrankheiten: **Halsleiden, Hals- und Mandelentzündungen, Katarrhen des Rachens und Kehlkopfes, Verschleimung, Heiserkeit und Husten** gegenüber aufs wärmste zu empfehlen ist. Wir schützen uns gleichzeitig durch den fürsorglichen, rechtzeitigen Gebrauch der Thymomaltpastillen gegen die Unbilden der Witterung. Gibt es doch genug Leute, die bei naßkaltem, stürmischem Wetter vorhersagen können: „Nun, wenn ich da hinaus muß, ist mir mein Schnupfen und meine Halsentzündung wieder sicher." Derartige Befürchtungen brauchen nicht mehr gehegt zu werden, wenn man vorsorglich einige der bazillenfeindlichen Tabletten zu sich nimmt.

Endlich schränken wir durch rechtzeitigen Gebrauch von Heumanns **Thymomaltpastillen** die Gefahren ein, die uns von Infektionskrankheiten unserer Mitmenschen drohen.

**Jedermann, jede Familie sollte daher Heumanns Thymomalt-Pastillen ständig im Hause haben, um sie in geeigneten Fällen stets sofort gebrauchen zu können.**

130

Im allgemeinen genügt es, alle zwei Stunden eine Pastille lang=
sam im Munde zergehen zu lassen. Bei Halsleiden oder wenn man
irgendwo Ansteckungsgefahr vermutet, z. B. bei Besuchen, empfiehlt
sich eine häufigere Anwendung bis zu einem halb=, ja viertelstündigen
Gebrauch einer Pastille.

Ist nur einigermaßen begründeter Verdacht auf Diphtherie, Schar=
lach, Lungenentzündung, Typhus oder Masern vorhanden, so ist so
rasch wie möglich ärztliche Hilfe beizuziehen.

Es lassen sich natürlich nicht alle Erkrankungen der Mund= und
Rachenhöhle durch das bloße Einnehmen von Tabletten heilen oder
bessern, aus diesem Grunde raten wir jedem: Gehe zu Deinem Arzt,
laß Dich von ihm untersuchen und Dir sagen, was Dir fehlt.

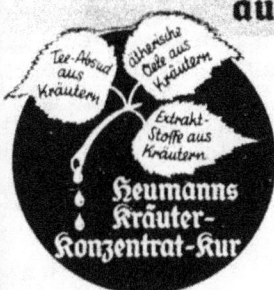

# Einige Dank-und Anerkennungsschreiben
## über die Erfolge mit Pfarrer Heumanns
# Thymomalt-Pastillen

### Gut gegen Verschleimung.

Von den Thymomaltpastillen ließ ich mir eine Kleinpackung zur Probe senden. Diese sind gegen Verschleimung so gut, daß ich sie weiter gebrauchen werde.

Buckow (Märk. Schweiz), den 13. 4. 34      Anna Gasser, Lindenstr. 4/I      Schneiderin

### Schnell von Schmerzen befreit.

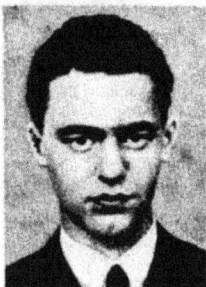

Seit einigen Jahren leide ich bei jedem Witterungsumschlag an schmerzhafter Mandelentzündung. Habe bisher viele Mittel versucht, aber keines hat mir je gründlich geholfen. Ein Bekannter machte mich vor kurzem auf Ihre Heilmittel aufmerksam. Ich nahm sofort Ihre Thymomaltpastillen ein und am nächsten Tage war die Entzündung schon beseitigt. Noch nie hat mich ein Mittel so schnell von den Schmerzen befreit. Ich möchte daher nicht verfehlen, Ihnen an dieser Stelle meinen aufrichtigsten Dank auszusprechen.

W. Elberfeld, den 13. 3. 33      Werner Betz, Poststr. 16      Kfm.-Lehrling

### Sehr zufrieden.

Meine Frau ist mit Ihren Pastillen sehr zufrieden, diese dürfen in unserem Hause nicht mehr fehlen.

Neuruppin, den 7. 3. 34      Hermann Seeger, Schäferstr. 2      Kleinrentner

---

**Bei Anfragen an obige Adressen bitte Rückporto beifügen**

**Ja, die Thymomaltpastillen bewähren sich.**

Ich will Ihnen mitteilen, daß es mir jetzt wieder sehr gut geht; Husten und Auswurf sind nun verschwunden. Früher bekam ich meistens um diese Zeit einen starken Heuschnupfen, aber mittels Ihrer bewährten Thymomaltpastillen konnte ich in diesem Jahre diese Erscheinung völlig eindämmen, sodaß ich auch nicht Gefahr laufen werde, wieder wie früher so oft, eine Bronchitis zu bekommen, die mir dann meistens monatelang schwer zu schaffen machte. Daß sich Ihre Thymomaltpastillen wirklich bewähren, konnte ich hier wieder erfahren, denn als uns hier eines Tages der Bruder meines jetzigen Hausherrn besuchte, klagte er über eine starke Mandelentzündung, von der er, wie er uns sagte, oft befallen sei. Ich gab ihm dann gleich von meinen Thymomaltpastillen eine Kleinpackung. Am selben Tage noch, nachts um 12 Uhr, erzählte er mir einige Tage später, hätten die Schmerzen aufgehört und 2 Tage später war die ganze Sache aus dem Halse verschwunden. Ein weiterer Zeuge ist meine Schwester, sie ist in Holland in einer Privatklinik Krankenschwester; sehr oft leidet sie, meist im Winter, an Halsentzündungen. Ich gab ihr nun, als sie bei mir ihre Ferien verbrachte, Ihr Heumannbuch mit und empfahl ihr, es einmal genau zu studieren. Sie sagte dabei, daß man in Holland Pfarrer Heumanns Heilmittel sehr wohl kenne und viel Gutes darüber sagen höre.

Döggingen, den 11. 7. 33                    Willib. Thiel,
Bez. Donaueschingen                          Kriegs=Invalide

**Innerhalb acht Tagen vollständig geheilt.**

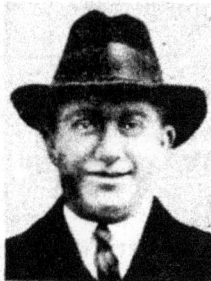

Ich litt in jedem Jahre den ganzen Winter an sehr hartnäckiger Heiserkeit, ließ mir daher, nachdem ich allerhand Mittel angewandt hatte, von Ihren Thymomaltpastillen schicken, nach deren Anwendung ich innerhalb 8 Tagen geheilt war. Ich kann Ihre Heilmittel daher überall bestens empfehlen und kann Ihnen dafür nicht genug dankbar sein.

Gustav Huesmann,
Setlage, den 1. 4. 31                    Landwirt
Post Freren

| Nur wer Rückporto beifügt, kann eine Antwort erwarten |
| --- |

## Von Husten und Verschleimung befreit.

Ich bin schon längere Zeit mit Husten und Verschleimung behaftet. Von einer Freundin hörte ich, daß sie Thymomaltpastillen mit gutem Erfolg genommen hatte, und nun machte ich auch einen Versuch mit denselben. Ich habe sie eine Zeitlang genommen und bin nun von Husten und Verschleimung befreit. Werde das Mittel im Bekanntenkreise gern weiterempfehlen. Spreche Ihnen meinen besten Dank aus.

München, den 4. 3. 33                                     Käthi Lerchl,
Kreittmayerstr. 13/II                                        Hausfrau

## In ein paar Tagen schon besser.

Ich wurde 1917 am Kropf operiert und habe seit dieser Zeit bei ganz leichter Erkältung oder durch einen kalten Trunk einen solch schlimmen Hals, daß ich kein lautes Wort mehr reden kann. Seit März 1931 verwende ich Ihre Thymomaltpastillen und mein Leiden wurde in ein paar Tagen schon besser. Ich kann Ihnen daher mit Freuden meinen besten Dank aussprechen. Ich habe Jahre lang alles mögliche probiert, doch alles umsonst. Jedem, der ein ähnliches Halsleiden hat, kann ich Ihre Thymomaltpastillen empfehlen.

Stephanskirchen, den 7. 4. 31                       M. Krinner,
Post Rosenheim Obb.                                       Bahnwärter

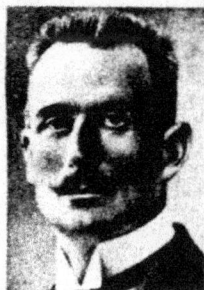

## Es wurde besser.

Seit 1½ Jahren leide ich an Rachen- und Halskrankheit. Seit ich Thymomaltpastillen nehme, machte ich die Bemerkung, daß es besser wurde. Seitdem verwende ich nur noch diese Tabletten, besonders bei Witterungsumschlag. Sie sind nicht nur angenehm im Geschmack, sondern auch erfrischend. Ich danke Ihnen für Ihre Hilfe und werde die Thymomaltpastillen bei meinen Bekannten empfehlen.

Kaffzig/Pom., den 12. 6. 32                         Olga Krupp,
Kr. Rummelsburg                                        Arbeitersgattin

---

**Bei Anfragen an obige Adressen bitte Rückporto beifügen**

134

Bei mancherlei Erkrankungen der Luftwege sind auch **Schwitzkuren,** wie die Anwendung einiger Apparate angezeigt, z. B.:

Heißluftapparate zu Schwitzkuren (siehe Seite 282), Einatmungs- oder Inhalationsapparate (siehe Seite 282), Trocken-Zerstäubungs- oder Trocken-Inhalationsapparate (siehe Seite 282), Hals- und Rachenpinsel (siehe Seite 282).

## Die inneren Luftwege.
### Lunge und Kehlkopf.

Die durch die N a s e eingeatmete Luft wird dort durch die vielen kleinen Härchen auf der Innenwand von den Staubteilchen gereinigt und so gleichsam filtriert.

Im oberen Teil der Nase muß die Luft an großen, etagenartig angeordneten Schleimhautflächen vorüberstreichen, wodurch sie etwas vorgewärmt wird, damit keine allzukalte Luft in die Lunge gelangt. Man sieht also, daß es aus mehrfachen Gründen besser ist, durch die Nase, als durch den Mund zu atmen. Die durch die Nase und die durch den Mund eingeatmete Luft geht dann vereint durch den K e h l k o p f und trifft nochmals auf Schutzorgane für die Lunge. Die Luft passiert hier die M a n d e l n, das sind Aus- wüchse der Lymphdrüsen des Halses, die besonders viele weiße Blut- körperchen beherbergen. Diese ver- teilen sich auf der Oberfläche der Schleimhaut und wirken hier gleich- sam als Hauspolizei, sie suchen jeden schädlichen Eindringling, Bakterien usw. gleich bei seinem Eintritt abzufangen und zu ver- nichten. Nun gelangt die Luft in die L u f t r ö h r e am Kehldeckel vorbei.

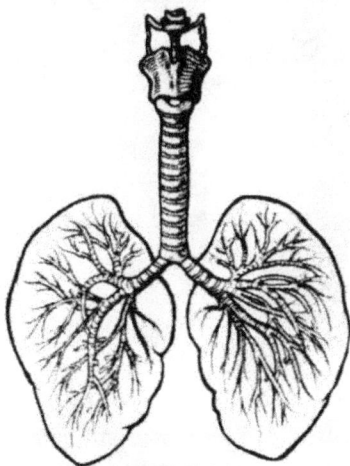

**Bild 30**
Schematische Darstellung der Ver- zweigung der Luftröhre (Bronchien) in der Lunge.

135

Dieser hat die Aufgabe, zu verhüten, daß beim Essen Speisen in den falschen Schlund, in die Luftröhre gelangen, weshalb er diese bei jeder Schluckbewegung abschließt. Nun erst betritt der Luftstrom das

Bild 31

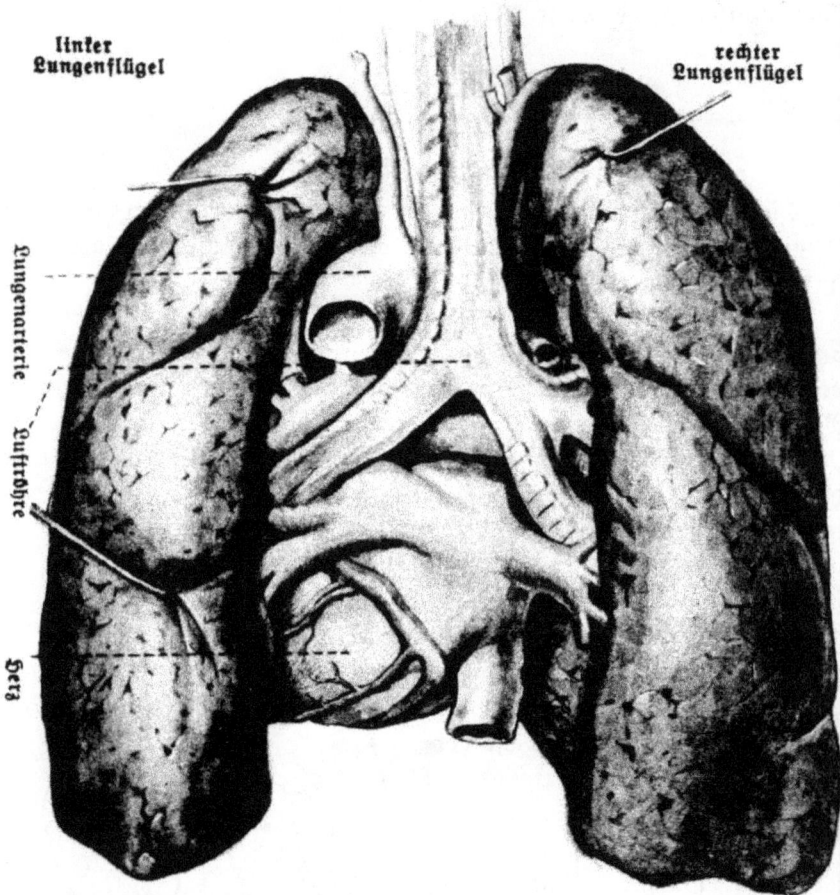

eigentliche Atmungsorgan, die L u n g e. Diese liegt in der oberen Brusthöhle und besteht aus zwei völlig getrennten, durch die Luftröhre zusammengehaltenen Lungenflügeln. Von diesen ist wieder der linke

in 2, der rechte in 3 L a p p e n abgeteilt, die obersten von ihnen bezeich=
net man als L u n g e n s p i ß e n. Die Luftröhre verzweigt sich in der
Lunge in die sogen. B r o n ch i e n, erst in einige stärkere, dann. in
mehrere feine Aeste und schließlich in unendlich feine und feinste Kanäle.
Jedes der feinen Endästchen erweitert sich dann wieder und endet
in einer kugeligen Ausbuchtung, L u n g e n b l ä s ch e n genannt.

Bild 32

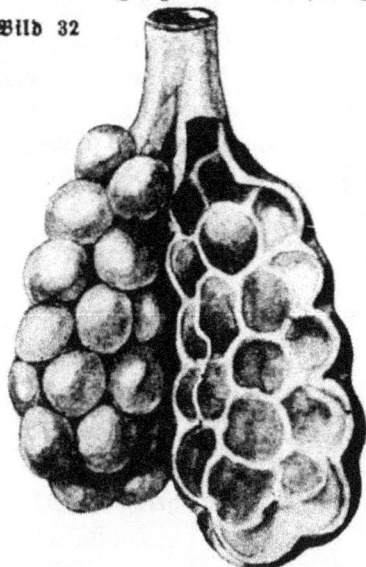

Lungenbläschen sehr stark vergrößert.
Rechte Seite aufgeschnitten.

Andererseits tritt aus der rech=
ten Herzkammer die Lungenarterie
ein, verzweigt sich ebenfalls wieder
in eine Unmenge feiner Aestchen
und Haarneßgefäße, die die Wan=
dungen der Lungenbläschen durch=
ziehen. Durch die äußerst feine
Wand der Haarneßgefäße hindurch
findet der Stoffaustausch statt.
Das Blut, das seinen Weg durch
den Körper zurücklegt und dadurch
eine Menge Abfallprodukte des
Stoffwechsels mit sich führt, gibt
seine **Kohlensäure** an die Lunge ab,
die sie ausatmet. Dafür reißt das
Blut den eingeatmeten **Sauerstoff**
an sich (es bildet sich eine lose
chemische Verbindung zwischen

Sauerstoff und Eisen), sammelt sich dann in stärkeren Aederchen
und gelangt in die linke Herzkammer und wird von hier aus durch
den ganzen Körper gepumpt, überall hin, in alle Organe einen Strom
von belebendem Sauerstoff bringend.

Die Lunge führt beim Ein- und Ausatmen eine ähnliche Bewegung aus, wie ein Blasebalg. Dehnt sie sich aus, so wird die Luft eingezogen, zieht sie sich zusammen, so wird diese hinausgepreßt. Mit dem ersten Atemzuge beginnt unser Leben, mit der letzten Ausatmung erlischt es.

## Husten, Lungenleiden, Keuchhusten.

Die Erkrankungen der Atmungsorgane sind deshalb so gefährlich, weil man bei nicht exakter Ausheilung leicht Gefahr läuft, die gefährlichste aller Erkrankungen, die **Tuberkulose**, zu erwerben. Berücksichtigt man ferner, daß die Anfangserscheinungen der Tuberkulose von einem „gewöhnlichen" Bronchialkatarrh kaum unterschieden werden können, so wird jedermann die Gefahr der Tuberkulose-Erwerbung und -Verbreitung als sehr groß bezeichnen müssen. Durch eine Untersuchung des Hustenauswurfes kann übrigens in vielen Fällen festgestellt werden, inwieweit es sich um eine tuberkulöse Erscheinung oder um eine leichtere Erkrankung handelt. Bis vor kurzem stand man diesem tückischen Feind der Menschheit machtlos gegenüber. Erst durch die Entdeckung der **Tuberkel-Bazillen** (s. Bild 33) durch den deutschen Gelehrten Robert Koch wurden die Anfangsgründe gelegt, um ihr erfolgreich entgegentreten zu können. Inzwischen hat sich die Tuberkulose-Sterblichkeit stark vermindert und es fallen z. B. der Lungenschwindsucht lange nicht mehr so viele Menschen zum Opfer wie noch vor wenigen Jahrzehnten.

**Bild 33**

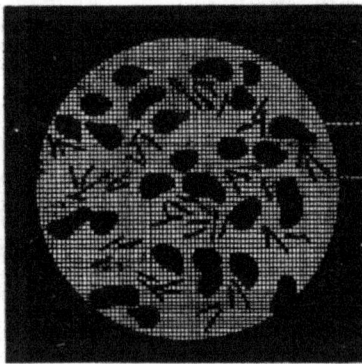

weiße Blutkörperchen

Tuberkelbazillen

Durch die Entdeckung Kochs gelang der Nachweis, daß die Tuberkel-Bazillen äußerst giftige Stoffe (Toxine) absondern. Hierdurch wird in der erkrankten Lunge die Bildung von Knötchen eingeleitet (Tuberkulum heißt Knötchen), die sich bald zu größeren Anhäufungen ver-

138

einigen, beim Absterben in käsige Massen zerfallen und große Hohl=
räume (Kavernen, siehe Bild 34) in den Lungen bilden. Eine stetig
fortschreitende Ausdehnung hat den Tod zur Folge und — was eigent=
lich das Gefährlichste ist — die Tuberkulose wirkt außerordentlich
ansteckend und befällt am leichtesten die Atmungsorgane dann, wenn sie
durch leichte Erkältungen in ihrer Widerstandskraft gemindert sind.

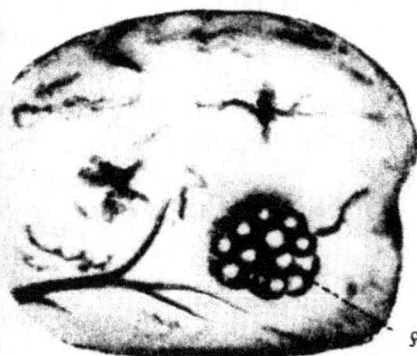

**Bild 34**

**Kavernen**

Glücklicherweise
besitzt der normale
menschliche Körper
aber auch gegen diese
Erbfeinde des Men=
schengeschlechts **Ab=
wehrstoffe.** Einer der
wirksamsten sind die
in jedem gesunden
Blute enthaltenen
weißen Blutkörper=
chen, welche anscheinend die Rolle eines tatkräftigen Schutzmanns
spielen und sich auf jeden fremden Eindringling — das in diesem
Falle jeder Krankheitserreger — stürzen und ihn überwältigen, so=
fern sie kräftig genug hierzu sind.

Im übrigen herrschen über die Erkrankungen der Atmungsorgane,
über deren Ursachen und Folgen und die überaus mannigfachen
Wechselbeziehungen, vielfach noch recht unklare Ansichten im Publikum.
Wir wollen uns deshalb mit diesen Fragen etwas eingehender be=
schäftigen.

**Die Erreger der Erkrankungen der Atmungsorgane,**
des Rachenkatarrhs, Bronchialkatarrhs, Lungenspitzenkatarrhs, der
Lungenentzündung, Influenza, Tuberkulose usw. sind **Bakterien.** Die
Möglichkeit, diese einzuatmen, ist so häufig gegeben, daß wir ihr nicht
ausweichen können. Doch reichen in den meisten Fällen die natürlichen
Widerstandskräfte unseres Körpers aus, die Bakterien in ihrer Ver=
einzelung unschädlich zu machen und dadurch eine Erkrankung zu
verhüten.

Wenn im Volke oft eine Erkältung oder nasse Füße und dergleichen als Ursache all dieser Erkrankungen der Atmungsorgane angesehen werden, so ist dies nur insofern richtig, als die hierdurch hervorgerufene Erkältung die Gefahr einer Erkrankung erhöht und zwar durch Lähmung der natürlichen Widerstandskräfte unseres Körpers. Erkältungen, Mangel an frischer, sauerstoffreicher Luft, schlechte Atemtechnik, Unterernährung sind die Bundesgenossen der Tuberkulose.

Zur Darlegung des Wesens einzelner „Krankheiten" sei folgendes bemerkt:

**Husten** an sich ist keine Krankheit, sondern eine **Begleiterscheinung** von solcher, z. B. des Bronchialkatarrhs, der Lungenentzündung usw. Ein Gefühl des Wundseins und Kitzels im Gaumen reizt zum Husten. Die Empfindlichkeit der Luftwege ist so erhöht, daß schon die Einatmung von kalter Luft, wenig Rauch oder Staub, Husten erzeugt. Dieser hat die sehr wichtige Aufgabe, Schleimmassen und Fremdkörper (Zigarrenrauch), die sich in der Luftröhre und ihren Aesten anhäufen, herauszubefördern.

**Bronchialkatarrh** (was wir als Husten bezeichnen, ist meistens ein leichter Bronchialkatarrh) ist eine vielfach durch Bakterien hervorgerufene Entzündung der Luftröhrenäste, deren Schleimhaut dadurch veranlaßt wird, größere Mengen Schleim zu erzeugen, um mit diesem die Bakterien und sonstigen Fremdkörper auswerfen zu können. Es tritt aber eine große Verschlimmerung des Leidens ein, wenn sich der Schleim nicht löst und sich nicht nur in den stärkeren Aesten der Luftröhre ansammelt, sondern auch in die feineren Kanäle bringt.

### Der Schleim, der nicht ausgeworfen wird,

hemmt die Zufuhr von Luft und frischem Blut, schafft Atemnot, mindert die menschliche Widerstandskraft und schützt die Bakterien. Man sieht dies deutlich beim **Lungenspitzenkatarrh**, welcher oft das Anfangsstadium der Tuberkulose wird, weil die mit Schleim belasteten Lungenspitzen ungenügend mit Luft und Blut versorgt werden. Die Wechselwirkung zwischen Tuberkulose und anderen an sich unbedenklichen Erkrankungen der Atmungsorgane ist groß und innig. Wir sahen, daß einfache Erkältungen die Entstehung der Tuberkulose begünstigen.

140

Umgekehrt ist aber bereits ein an Tuberkulose Erkrankter allen Er-kältungen besonders ausgesetzt und jede Erkältung verschlimmert sein ursprüngliches Leiden und schafft die Gefahr der mit Recht gefürchteten Mischinfektionen.

Wenn wir über die Erkrankungen der Atmungsorgane einen Rück-blick werfen und daraus einen Schluß ziehen wollen, was wir zu ihrer Bekämpfung und Linderung tun können, so kommen wir zu folgendem Ergebnis: Wichtig sind in erster Linie Verhütungsmaßregeln, ent-sprechende Kleidung, warmes, für Feuchtigkeit undurchlässiges Schuh-werk, oder wenigstens häufiges Wechseln und Trocknen der Fuß-bekleidung (Strümpfe und Stiefel) und Gebrauch von keimtötenden Arzneien, wie z. B. **Thymomalt-Pastillen** (s. Seite 129).

Ist jedoch eine Ansteckung bereits vorhanden, so ist großer Wert darauf zu legen, die Krankheitserscheinungen gleich in ihrem An-fangsstadium zu bekämpfen, das Festsetzen von Schleim und hierdurch stärkere Entzündungserscheinungen zu verhindern. Ist das Anfangs-stadium übersehen und das Leiden weiter fortgeschritten, so ist der zähe Schleim zu lösen und Entzündungen sind zur Abheilung zu bringen. Das erreicht man besonders gut durch den Gebrauch von Heumanns **Tolusot,** einer sehr glücklichen Zusammenstellung von Stoffen, von denen die einen

## schleimlösend und auswurfbefördernd,

andere e n t z ü n d u n g s h e i l e n d, wieder andere a p p e t i t-a n r e g e n d wirken, dadurch das Allgemeinbefinden und die natür-lichen Widerstandskräfte des Körpers heben und so einen heilkräftigen Einfluß auf Lunge und Atmungsorgane ausüben. Man kann also Tolusot in allen Fällen empfehlen, in denen solche Wirkungen erwünscht sind, also z. B. bei rauhem Hals,

Rachenkatarrh,

Bronchialkatarrh,

Husten,

bei starker Verschleimung,

Influenzahusten,

Keuchhusten und

Lungenspitzenkatarrh.

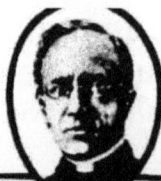

# Tolusot

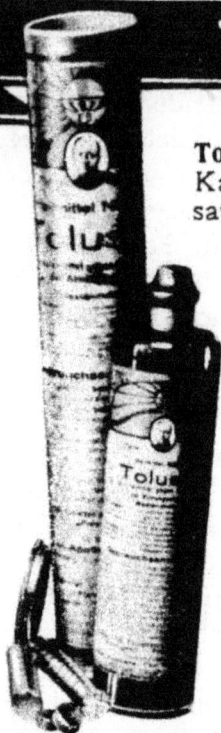

**Tolusot. Bestandteile:** Creosotsulfosaures Kalium 2; Guajacol rein 0,5; guajacolsulfosaures Kalium 3,5; benzoesaures Natrium 0,5; Pommeranzenschalenauszug 12; Thymianfluidextract (20%) 110; Menthol-Kobayashi 0,05.

**Tabletten. Bestandteile:** Phosphorsaures 15; glycerinphosphorsaures 2; kohlensaures 15 und milchsaures Calcium 5; kohlensaures Magnesium 10; kieselsaures Natrium 5; Fenchelpulver 20; Eisenzucker (3%) 15; Maisstärke 7,9. **Preis:** Original-Packung RM. **4.15.** Verkaufsbedingungen s. S. 317. Die Mittel sind in allen Apotheken erhältlich, bestimmt in allen in diesem Buch (zwischen S. 112/113) genannten Apotheken, sonst Hauptversandstelle für ganz Deutschland (Versand porto- und verpackungsfrei!) **Löwen-Apotheke, Nürnberg 2, Brieffach 9.**

Auch wenn diese Leiden tuberkulöse Grundlagen haben, sind obige Wirkungen erwünscht und können mindestens die Begleiterscheinungen des Leidens lindern und in manchen Fällen Komplikationen und Verschlimmerungen aufhalten. Hervorgehoben zu werden verdient, daß gerade die H e b u n g   d e s   A l l g e m e i n b e f i n d e n s, die auch durch Tolusot erstrebt wird, ein hauptsächliches Ziel der Aerzte ist. Daß man die Tuberkelbazillen nicht gleichsam durch Gegengifte, die man einnimmt, vertilgen kann und auf diese Weise das Leiden durch bloße Anwendung von Medikamenten heilen kann, ist erkannt und bewiesen. Es darf also niemand glauben, er brauche nur ein Heilmittel und sei es das beste, einnehmen und könnte auf diese Weise die Tuberkel-Bazillen abtöten. **Unschädlich machen kann sie nur der Körper selbst,** den wir allerdings hinwiederum durch geeignete Arzneien, Nahrung und Lebensweise in seiner Widerstandskraft stärken und zu vermehrter Ausbildung von Schutzstoffen befähigen können. Um eine Heilung zu erzielen, ist die gewissenhafte Befolgung aller Anordnungen des behandelnden Arztes unerläßlich.

Ein anderer Selbstschutz des menschlichen Organismus besteht darin, daß er Tuberkelbazillen e i n k a p s e l t, d. h. mit einer für diese **undurchdringlichen Schicht aus Kalk und Kieselsäure** umgibt und so ihr Wachstum verhindert. Auch bei diesen Selbstschutzbestrebungen können wir den Körper unterstützen, indem wir ihm die geeigneten Kalk- und Kieselsäureverbindungen zuführen. Da auch bei anderen Erkrankungen der Atmungsorgane, bei sogen. katarrhalischen Infektionen sich eine

## Zufuhr von Kalksalzen

als sehr günstig wirkend erwiesen hat, sind gerade diese Kalksalze zu einem Hauptbestandteil der Tolusottabletten gemacht worden! So kann man wohl behaupten, daß, was auf arzneilichem Wege erreicht werden kann, um es dem Organismus zu erleichtern, Erkrankungen der Atmungsorgane auch tuberkulöser Natur zu überstehen, in glücklicher Weise in dem Heumann'schen Doppel-Präparat „Tolusot" Berücksichtigung gefunden hat.

Wer überhaupt weiß, daß er lungenleidend ist, darf sich nicht etwa damit begnügen, Arzneien einzunehmen. Mögen diese auch noch so gut sein, so ist doch die Einhaltung gewisser Verhaltungsmaßregeln unentbehrlich, um im Verein mit der arzneilichen Wirkung Erfolge zu erzielen. Auch bei dem Gebrauch der Heumann'schen Tolusotpräparate müssen die gegebenen Ratschläge für die Lebensweise so weit wie nur irgend möglich befolgt werden. **Das beste für alle, insbesondere schwer Lungenkranke, wäre natürlich eine ständige ärztliche Beobachtung.** Jedenfalls sollte jeder Lungenleidende in seinem eigensten Interesse die ihm von seinem behandelnden Arzt gegebenen Verhaltungsmaßregeln in seiner Lebensweise genau einhalten. Der Arzt muß auch die Entscheidung treffen, in welchen Fällen ein Wechsel des Berufes oder eine Kur im Sanatorium nötig ist.

## Pfarrer Heumanns Brusttee

ist empfehlenswert bei Erkrankungen der Atmungsorgane und katarrhalischen Affektionen der Luftwege. Von wohltätigem Einfluß auf Lunge und Brust wirkt er stark schleimlösend und mildert den unangenehmen Hustenreiz.

Besonders geeignet ist er zur Unterstützung der Kur mit Heumanns Tolusot (Seite 142).

Selbst in größeren Mengen getrunken reizt er nicht die Magenschleimhaut und wird deshalb auch von Magenkranken und Kindern, die nicht jeden Tag Tee zu sich nehmen können, gut vertragen.

Pfarrer Heumanns          Heilmittel Nr. 20

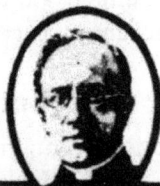

## Brust- u. Lungen-Tee

**Bestandteile:** Wollblumen 5; Süßholzwurzel 15; Huflattich 15; Eibischwurzel 15; Fenchel 15; Sandelholz 5; Queckenwurzel 15; Cacaoschalen 15; getränkt mit einer Lösung von Benzoesäure und mit Anisöl. **Preis:** Original - Packung RM. —.90. Pfarrer Heumann-Mittel sind in allen Apotheken erhältlich, bestimmt in allen in diesem Buch (zwischen S. 112/113) genannten Apotheken, sonst Hauptversandstelle für ganz Deutschland (Versand porto- und verpackungsfrei!) **Löwen-Apotheke, Nürnberg 2, Brieffach 9.**

144

## Besondere Ratschläge für Lungenleidende.

Man sorge für abwechslungsreiche, nahrhafte und fette Kost und achte darauf, daß der Kranke viel ißt und guten Stuhlgang hat. Milch ist besonders vorteilhaft, auch in Form von Kefir oder Joghurt! Diese soll er noch neben der täglichen ohnehin reichlichen Kost verzehren. Ferner ist für gute, gesunde Luft Sorge zu tragen, auch für lauwarme **Fichtennadelbäder** (Seite 287) von 15 Minuten Dauer. (Badewannen und Bade-Utensilien siehe S.281.) Doch hüte man sich dabei vor Erkältungen und lege sich nach dem Bade für eine volle Stunde ins Bett. Die Schlafräume seien sehr gut gelüftet, das Bett leicht, aber warm. Bei staubiger Luft, bei rauhen Winden hüte man das Zimmer, aber bei trockenem Frost und bei Sonnenglut gehe man ins Freie. Auch Uebungen im Tiefatmen sind von Wert; man halte den Oberkörper aufrecht, richte die Schultern möglichst nach rückwärts, um Engbrüstigkeit zu vermeiden.

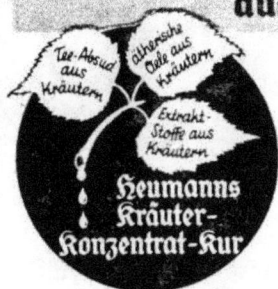

145

# Einige Dank-und Anerkennungsschreiben
## über die Erfolge mit Pfarrer Heumanns

# Tolusot

### Erkältung gänzlich weg.

Ich bezog im Februar ds. Jhrs. Ihr Tolusot gegen Erkältung, hatte seit Monaten Luftröhrenkatarrh und Husten. Nach Gebrauch von Tolusot war die Erkältung weg und ich habe sie auch im kalten Frühjahr nicht wieder bekommen, in einer Zeit in der hier alle Welt gehustet hat. Ich bin überzeugt, daß Tolusot ein vorzügliches Mittel gegen Husten ist.

Königsdorf, den 12. 7. 33             Joh. Witt,
Kr. Flatow/Grenzm.                Lehrer

### Gesund und munter.

Ich litt an einer Erkältung und mußte fortgesetzt husten. Der Husten schwächte meinen Körper und raubte mir oft den nächtlichen Schlaf. Ich habe Pfarrer Heumanns Tolusot-Tabletten und Brusttee gebraucht und muß sagen, daß meine Erkältung sowohl als auch der Husten in kurzer Zeit beseitigt worden ist. Bin jetzt gesund und munter. Besten Dank!

            Carl Heße, Schaffner,
Uthleben, Heiligenhof 4, den 25. 3. 31
Post über Heringen a. Helme

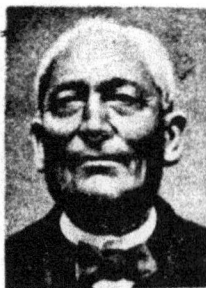

### Der Husten läßt nach.

Seit Jahren leidet meine Frau an Luftröhrenkatarrh, Ihr Tolusot mit Brust= und Lungentee hilft gut. Regelmäßig eingenommen löst sich der Schleim besser und der Husten läßt nach. Es ist gut, daß wir auf Ihre Heilmittel aufmerksam geworden sind.

Ossig Nr. 40, den 18. 7. 32          Carl Handke,
Post Lüben (Schles.) Land         Gemeindebote

---

**Bei Anfragen an obige Adressen bitte Rückporto beifügen**

### Das Allgemeinbefinden wurde besser.

Seit einigen Wochen litt ich an einem hartnäckigen Husten, der trotz mehrerer Mittel, die ich versuchte, nicht verschwand. Da ließ ich mir kurz entschlossen Pfarrer Heumanns Tolusot und Brusttee schicken. Schon nach der ersten Sendung spürte ich Linderung und der Schleim, der vorher sehr fest saß, löste sich in kurzer Zeit. Der Husten ließ immer mehr nach, auch wurde das Allgemeinbefinden bedeutend besser, so daß ich Pfarrer Heumanns Heilmittel überall nur aufs beste empfehlen kann.
Müschenbach, den 25. 7. 33                                   Paul Neuhaus,
Post Hachenburg/Westerw.                                        Meister

### Habe wieder mehr Lebenslust.

Auch teile ich Ihnen mit, daß ich an Bronchialkatarrh litt. Nach Gebrauch Ihrer Tolusot= und Thymomalt=Pastillen war alles gut. Meine Freundin, eine Krankenschwester, fragte mich, was ich gemacht habe, daß ich eine solch gesunde Brust habe. Ich fühle mich sehr wohl, kann weitere Touren machen und habe mehr Lebenslust. Ich kann Ihre Heilmittel daher jedem ähnlich Leidenden aufs wärmste empfehlen. Da ich sehr viel durchmachen mußte, war ich auch mit meinen Nerven herunter, auch dies hat sich gebessert.
Adolfine Schewe, Wwe.
Schneidemühl, den 3. 4. 34
Am Sportplatz 8/I

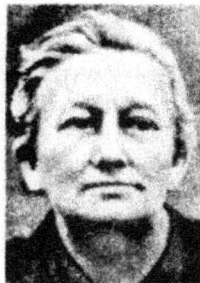

### Keuchhusten überraschend schnell besser.

Meine Tochter, 6 Jahre alt, litt unter Keuchhusten, die An= fälle wurden immer schlimmer und wiederholten sich alle halbe Stunde. Erst als ich Tolusot zur Anwendung brachte, wurde es überraschend schnell besser. Jetzt hat sie des Nachts wenig= stens ihre Ruhe. Tolusot hatte einen sehr guten Erfolg und viel Erleichterung gebracht.
Velten/Mark, den 29. 12. 32                                    Marie Kiel,
Breitestr. 48                                                  Hausfrau

---

Nur wer Rückporto beifügt, kann eine Antwort erwarten

147

## Tolufot griff das Leiden an der Wurzel an.

Seit Jahren leide ich an einem chronischen Bronchialkatarrh. Die vielen mir verordneten Mittel brachten wohl momentane Heilung, d. h. leichte Löslichkeit der festsitzenden Schleimmassen, aber keine durchgreifende Besserung. Die schweren Nebel, die Höxter für alle an den Atmungsorganen Leidenden zum schlechten Aufenthaltsort machen, quälten mich sehr, besonders nach 6 Uhr abends erschwerten sie das Atmen. Heute hat die schwere Luft hier für mich ihre Schrecken verloren und das hat die schnelle Wirkung des Heumann'schen Tolufot erreicht. An einem Freitag begann ich die Kur und schon am folgenden Dienstag waren die Bronchien wie ausgekehrt. Ganz leichter, dünnflüssiger Auswurf trat an Stelle des zähen schwer zu entfernenden. Eine zweite Sicherheitskur brachte weitere Besserung. Tolufot brachte keine oberflächliche Linderung, sondern griff das Leiden an der Wurzel an. Vor neuem Bronchialkatarrh infolge von Erkältung fürchte ich mich nicht, denn ich weiß, Pfarrer Heumanns Tolufot hilft mir. Ich bin 66 Jahre alt.

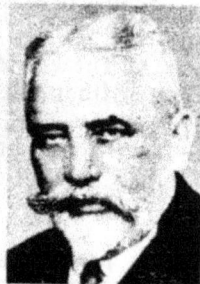

Höxter, den 3. 1. 34                                                Tschepke,
                                                                         Oberleutnant a. D.

## Nicht nur Besserung, sondern vollständig geheilt.

Hierdurch teile ich Ihnen mit, daß ich mit Ihrem Tolufot vollständig zufrieden bin und spreche Ihnen gleichzeitig den innigsten Dank dafür aus. Ich hatte mich vor einem halben Jahr erkältet und hatte dann starken Husten, den ich jedoch bald beseitigt hatte; aber ich spürte doch immer noch, daß die Bronchien stark verschleimt waren und nun gebrauchte ich Tolufot. Jetzt kann ich sagen, daß ich nicht nur Besserung gefunden habe, sondern daß ich mich geheilt fühle, obwohl ich Tolufot nicht regelmäßig einnehmen konnte, weil ich auf der Arbeit war. Dennoch ist, Gott sei Dank! Genesung eingetreten, wofür ich Ihnen nochmals besten Dank ausspreche.

Gündlingen, den 11. 6. 33                          Stephan Fröhner,
Post über Freiburg/Baden                           Hilfsarbeiter

> Bei Anfragen an obige Adressen bitte Rückporto beifügen

148

# Asthma.

Bei Tag und bei Nacht, vom Morgen bis zum Abend und vom Abend bis zum Morgen, ob wir tätig sind oder ruhen, ob wir wachen oder schlafen, eine Aufgabe haben wir stets, unserem Körper, unserer Lunge, durch die Atmung die nötige Luft, den nötigen Sauerstoff zuzuführen. Die gesunden Menschen sind an diese Lungenarbeit so gewöhnt, daß sie diese gar nicht als Arbeit empfinden, ja sie kann sogar direkt als Erholung oder Vergnügen betrachtet werden. So ein richtiger tiefer Atemzug frischer Luft wird als Genuß empfunden; wir gehen ja auch nach den Mühen der Woche am Sonntag hinaus ins Freie und Grüne, um einmal ordentlich „Luft zu schnappen". Doch gibt es leider genug Leute, für welche diese für uns so selbstverständliche Tätigkeit der Atmung mit Anstrengung, ja sogar mit Beschwerden verbunden ist — die bedauernswerten Asthmakranken. Manche tragen schon von Geburt an durch Vererbung die Anlagen für das Leiden in sich, es zeigen sich schon in der Kindheit die ersten Vorzeichen. Derartige Kinder erkranken a u f f a l l e n d l e i c h t an Husten und Schnupfen und sind gegen Erkältung äußerst empfindlich. In späterer Kindheit stellen sich schon richtige asthmatische Zustände ein. Solche Kinder und junge Leute sind oft a u f f a l l e n d m a g e r und lang aufgeschossen, der Brustkorb ist wenig gut entwickelt. Nicht selten verliert sich das Asthma der Jugend vollständig in den zwanziger Jahren, allerdings kann es auch lebenslang bestehen bleiben. Bei anderen wieder stellt sich das Asthma erst mit 40 bis 50 Jahren ein.

Man bezeichnet als Asthma eine Krankheit, bei welcher sich in unregelmäßigen Zwischenräumen plötzlich Zustände von hochgradiger Atemnot einstellen, die als eine besondere Art von Bronchialkatarrh charakterisiert sind, sofern nicht ein sogenanntes Herzasthma vorliegt auf das bei späterer Gelegenheit noch zurückgekommen wird. Die Luftröhre teilt sich in der Lunge des Menschen erst in einige Seitenäste und dann in immer feinere Kanäle, die bis in die äußersten Enden der Lunge reichen. Beim Asthmakranken ziehen sich nun einige Muskeln, die um diese feinen Kanäle herumliegen, plötzlich zusammen, die Luftwege werden dadurch verengert und versperrt, es entsteht Atemnot (s. Bild 35). Verstärkt wird diese noch dadurch, daß beim Lungen-(Bronchien-)Asthmatiker die Seitenäste der Luftröhre, die sogenannten Bronchien, durch große Mengen von zähem Schleim ganz oder teilweise verstopft sind. Treffen nun diese beiden Erscheinungen zusammen, so entsteht ein Asthmaanfall. Bei den anfänglich leichten Anfällen fühlt der Kranke ein Angstgefühl, eine Beklemmung und

Bild 35

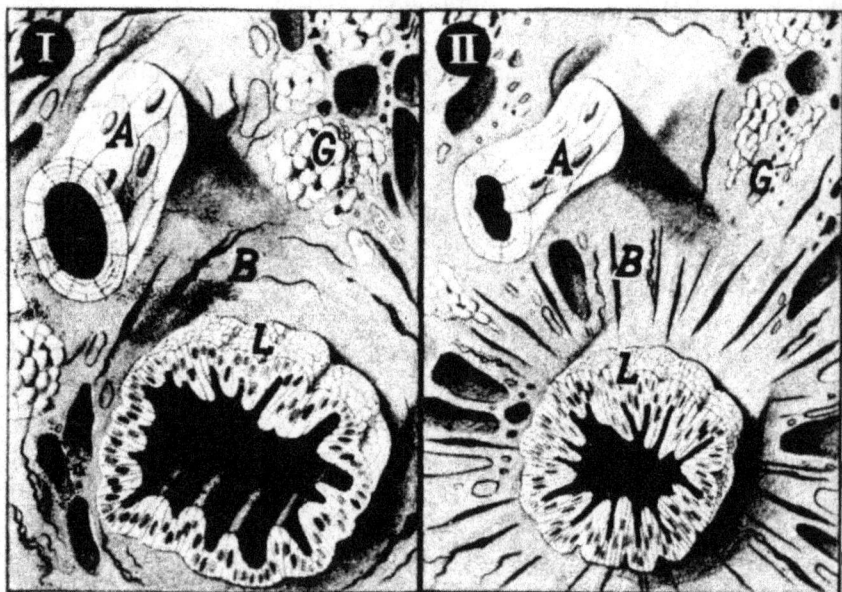

I. Normales Lungenstück. Durch den Luftröhrenast (L) kommt das sauerstoffreiche Blut in das Atemgewebe (G) und von hier in das Blut der Ader (A). In umgekehrter Weise wird beim Atmen auch die Kohlensäure nach außen befördert (B = Bindegewebe).

II. Veränderung der gleichen Lungenteile bei einem Asthma-Anfall. Luftröhrenast (L) zusammengekrampft. Durch Zug am Bindegewebe (B) ziehen sich Adern (A) und Atemgewebe (G) ebenfalls zusammen. So entsteht die Atemnot.

Pfarrer Heumanns     Heilmittel Nr. 8 u. 9

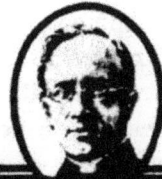

# Asthma-Räucherpulver
# Asthma-Tropfen

Asthma-
Tropfen
nur für
Erwachsene

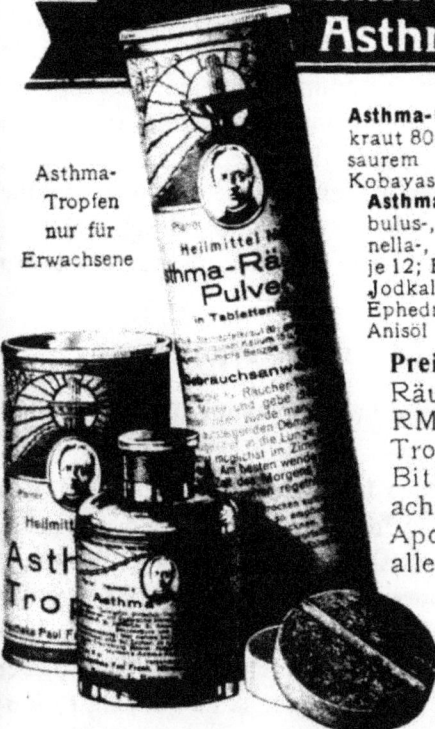

**Asthma-Räucherpulver. Bestandteile:** Stechapfelkraut 80; getränkt mit einer Lösung von salpetersaurem Kalium 15 und -Natrium 5; Menthol-Kobayashi, Sumatra-, Benzoe und Anisöl je 0,5.
**Asthma-Tropfen. Bestandteile:** Eucalyptus globulus-, Thymian-, Grindelia robusta-, Pimpinella-, Baldrian-, Quebracho blanco- Tinctur je 12; Ephedrafluidextract 12; Bromnatrium 10; Jodkalium 5; Anaesthesin Höchst 2; salzsaures Ephedrin 1; Tolubalsam 0,25; Benzoesäure und Anisöl je 1.

**Preis:** Original-Packung Asthma-Räucher-Pulver in Tablettenform RM. **2.95** (Best.-Nr. 8), Asthma-Tropfen RM. **3.70** (Best.-Nr. 9). Bitte Merkblatt S. 313 genau beachten! Die Mittel sind in allen Apotheken erhältlich, bestimmt in allen in diesem Buch (zwischen S. 112/113) genannten Apotheken, sonst nur durch die Hauptversandstelle für ganz Deutschland (Versand porto- und verpackungsfrei!) **Löwen-Apotheke, Nürnberg 2, Brieffach 9.**

einen Druck auf der Brust, es tritt Atemnot ein, besonders beim Stiegen= steigen oder einer sonstigen Anstrengung. Dies sind jedoch sozusagen nur die Vorboten ernsterer Beschwerden, die man ja nicht übersehen soll. Je eher der Kranke mit einer Kur beginnt, umso eher und leichter erfolgt die Heilung. Wie jedes Leiden wird auch das Asthma immer stärker und die Beschwerden immer schlimmer. So kommen dann die

151

schweren Anfälle. So ein Asthmaanfall setzt ziemlich rasch ein, oft während der Nacht. Die Kranken geraten in Atemnot, die es ihnen manchmal unmöglich macht, die Bettlage einzuhalten. Die Atmung geht nur mit größten Anstrengungen vor sich. Der Brustkorb ist erweitert und in die Höhe gezogen, es entsteht eine sogen. **Lungenlähmung,** die nach der Beendigung des Anfalls wieder verschwindet, bei jahrelanger Wiederholung der Anfälle aber dauernd werden und zu einer ernsten Schädigung der Lunge führen kann. Die Anfälle wiederholen sich mit sehr verschiedener Häufigkeit, bei manchen Patienten mehrmals in der Woche, bei anderen nur ein paarmal im Jahre; sie dauern eine oder mehrere Stunden, häufig aber länger, eine Nacht, selbst mehrere Tage an. Hat der Kranke bereits mehrere Anfälle durchgemacht, so wird er meist von der quälenden Angst befallen, er könnte einmal unterwegs von diesem Zustand überrascht werden und es entwickelt sich so

## Platzangst und Schwindelgefühl.

Der Kranke verliert das Selbstvertrauen und wagt überhaupt nicht mehr allein auszugehen.

Eine andere Ursache des Asthmas kann, wie bereits erwähnt, von H e r z l e i d e n herrühren. Die Erscheinungen sind jedoch dieselben, wie die oben geschilderten, auch sie werden mit zunehmender Dauer des Leidens immer schwerer. Bei schweren Asthmaanfällen ist es Aufgabe des behandelnden Arztes durch herzstärkende Mittel einzugreifen. Asthmatische oder asthmaartige Beschwerden können auch Begleit= oder Folgeerscheinungen anderer Leiden, z. B. einer N i e r e n e n t z ü n d u n g sein. Schon aus diesem Grunde raten wir jedem: Gehe zu Deinem Arzt, laß Dich von ihm untersuchen und Dir sagen, was Dir fehlt.

Für die oben geschilderten Beschwerden soll ein gutes Asthmamittel Abhilfe schaffen. Nach den einlaufenden Berichten sind beide Pfarrer Heumanns Asthmamittel, besonders wenn sie gemeinsam zur Anwendung kommen, in den meisten Fällen hierzu recht geeignet. Der zähe **Schleim wird verflüssigt, gelöst und ausgeworfen.** Der vorher

152

meist schmerzhafte trockene Husten wird locker und verursacht keine so großen Beschwerden mehr, **die Luftwege werden gesäubert und freier.** Auch jene oben erwähnte **Muskelzusammenziehung,** welche die Luftkanäle zusammenschnürt, **wird meist aufgehoben,** die An= fälle gehen mit Hilfe der Heumann'schen Mittel schneller und leichter vorüber.

Wenn die Anfälle im wesentlichen nur durch starke Verschleimung verursacht werden, so können sie auch seltener werden und sogar ganz aufhören, wenn der zähe Schleim gelöst und entfernt ist. Der Patient gewinnt wieder ein Gefühl der Sicherheit und wird daher meist von solchen Anfällen verschont, die nur von nervösen Zuständen herrühren. So werden diese in beiden Fällen günstig durch Heumanns Asthma= kur beeinflußt. Bei **Herzasthma** liegt immer der Verdacht nahe, daß dasselbe von A r t e r i e n v e r k a l k u n g herrührt. Wir ver= weisen daher alle, denen an einer möglichst gründlichen Beseitigung des Uebels mit den Ursachen gelegen ist, auf Heumanns verbessertes „A b e r i n" (Seite 72).

Bei **Lungenasthma** kann außer der Spezialkur für Asthma der Gebrauch von Heumanns „Tolusot" (s. Seite 142) den Erfolg der Kur begünstigen und beschleunigen, da dasselbe **den Allgemeinzustand des Körpers,** insbesondere der Lunge und der Atmungsorgane günstig beeinflußt. Bei Leuten, bei denen sich die oben erwähnten Erschei= nungen zeigen, ist der Gebrauch von „Tolusot" (Seite 142) sehr an= gebracht und kann unter Umständen verhindern, daß das Asthma= leiden überhaupt zum Ausbruch kommt.

Pfarrer Heumanns Asthmatropfen lassen Asthma=Anfälle leichter und schneller vorübergehen. Man nimmt bei Beginn des Anfalles 20 Tropfen in Wasser und je nach Bedarf viertelstündlich 10 Tropfen, am besten in Heumanns Brusttee (siehe Seite 144)

Heumanns **Asthma=Räucherpulver** tragen gleichfalls dazu bei, die Beschwerden der Asthmaanfälle zu erleichtern und haben auch, wie uns berichtet wurde, bei längerem, ständigen Gebrauch eine

Wiederkehr seltener gemacht und verhütet. Man breche eine Räucher-tablette in der Mitte durch, entzünde eine Hälfte an der Bruchfläche, fache den Brand durch leichtes Fächeln oder Hineinblasen an, stelle sie dann auf eine Untertasse und atme die aufsteigenden Dämpfe mit geschlossenen Augen tief in die Lunge ein. Man halte den Dampf möglichst im Zimmer und schlafe darin. Am besten ist es, das Mittel **längere Zeit hindurch regelmäßig** des Morgens und vor dem Schlafen-gehen anzuwenden.

Das **Asthmapulver** ist stets trocken aufzubewahren. Sollte dasselbe nicht brennen, so ist es in der Nähe des Ofens zu trocknen. Um starke Rauchentwick-lung zu erzielen, ist es vorteilhaft, die entzündete Tablette durch leichtes Hineinblasen anzufachen.

**Bild 36**

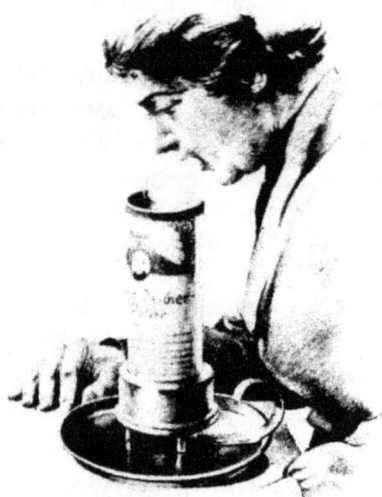

Recht zweckmäßiges Räuchern erzielt man durch Gebrauch von Heumanns praktischem **Räucher-Apparat.** Er ist leicht zu handhaben und gewährleistet volle Ausnutzung der heilsamen Dämpfe. (Siehe nebenstehendes Bild) Preis 2 Mark.

## Ratschläge für Asthmaleidende.

Ratsam für Asthmatiker ist ausgedehnter Aufenthalt in frischer, reiner Luft, regelmäßige, aber nicht überanstrengende Bewegung und Atmungsgymnastik, d. h. man mache mehrmals täglich 20 bis 25 langsame, tiefe Atemzüge.

Der Asthmatiker glaubt aber nicht gut und nicht tief genug atmen zu können und er kann es auch oft nicht. Folgendes einfache Mittel wird ihn dabei unterstützen:

154

Er nimmt einen langen Stock (Besenstiel) in beide Hände und führt ihn langsam wagrecht bis über den Kopf. Hierbei dehnt sich der Brustkorb aus, d. h. er atmet ein. Dann läßt er die Arme mit dem Stock wieder langsam ausgestreckt fallen. Dabei zieht sich der Brustkorb ein, er atmet aus. Diese Übung wiederholt er recht oft am Tage, sie strengt nicht an und er gewöhnt sich wieder an das richtige Atmen ganz allmählich. Gut ist es, wenn er diese Übung im Freien, d. h. in guter Luft macht, nicht im stickigen Zimmer.

Die D i ä t soll nach Möglichkeit ebenso sein, wie bei der Arterienverkalkung (siehe Seite 74).

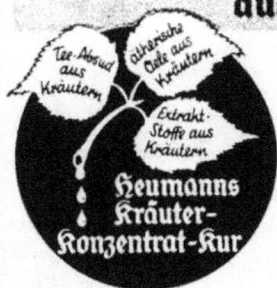

155

# Dank- und Anerkennungs-Schreiben über die mit Pfarrer Heumanns Heilmitteln erzielten Erfolge bei

# Asthma

### Habe Asthmatropfen stets bei mir.

Ich bin 64 Jahre alt und leide schon seit Jahren an Asthma. Als ich mal einen meiner schweren Anfälle hatte, war gerade mein Schwiegersohn anwesend und er riet mir, Ihre Asthmatropfen anzuwenden. Ich ließ sie mir sofort senden und der Erfolg war großartig. Ich habe jetzt das dritte Fläschchen; da es jedesmal hilft bei meinen Anfällen, trage ich es, wo ich gehe und stehe, stets bei mir. Ihre Asthmatropfen sind sogar billig, da ja ein paar Tropfen schon das Wohlbefinden wieder herstellen. Habe schon vielen Leidenden und Kranken Ihre Heilmittel empfohlen.

Johanna Thurnwald, Wagnerswitwe
March, den 26. 12. 33
Bez. Regen

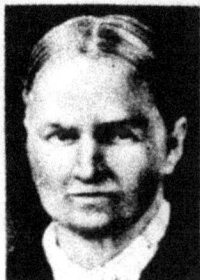

### Konnte nachts wieder schlafen.

Ich werde in diesem Monat 63 Jahre alt und habe Ihr Räucherpulver schon Jahre im Gebrauch. Die Anfälle waren schlimm, trotzdem ich verschiedene Asthmapulver probierte. Sie brachten wohl etwas Linderung, aber die war nur von kurzer Dauer. In Ihrem Kalender las ich von Ihren Heilmitteln und ließ mir das Räucherpulver schicken. Nach etlichen Tagen spürte ich schon Linderung, ich konnte des Nachts wieder schlafen, was ich zuvor nicht konnte. Ich mußte oft des Nachts im Bette sitzen oder aufstehen. Leidensgenossen werde ich das Pulver stets warm empfehlen, ich werde es mir nicht ausgehen lassen. Die Anfälle haben nachgelassen.

Rohrbach, den 25. 5. 33
Post Reichelsheim/Odenwald

Konrad Hartmann,
Landwirt

Nur wer Rückporto beifügt, kann eine Antwort erwarten

## Die besten Dienste geleistet.

Seit ungefähr einem Jahr beziehe ich Ihre Asthmatropfen und bin mit denselben sehr zufrieden. Sie leisten mir gute Dienste. Ich stehe jetzt im 64. Lebensjahre und habe schon eine Menge von Asthmamitteln probiert, hatte aber von keinem einzigen einen solchen Erfolg wie von dem Ihrigen, wofür ich Ihnen meinen besten Dank ausspreche. Ich kann Ihre Mittel jedem Asthma= leidenden bestens empfehlen.

Feinschluck, den 10. 6. 33                     Michael Hochthanner,
Post Thalmässing                                       Landwirt

## Kann wieder arbeiten.

Mein Asthmaleiden bestand schon seit 4 Monaten. Besonders stellten sich die Beschwerden bei irgendeiner Anstrengung ein. So war es mir unmöglich Treppen zu steigen. Nachts raubten mir die Atembeklemmungen den Schlaf. Trotz= dem ich schon 72 Jahre alt bin, haben mir Pfarrer Heumanns Asthmatropfen und =pulver geholfen. Ich habe viele Anfälle gehabt, mei= stens bei Nacht. Ihre Kur werde ich allen Leuten empfehlen. Seit Mitte März arbeite ich wieder den ganzen Tag.

Gunzing, den 30. 3. 34
Post Außernzell/Ndby.

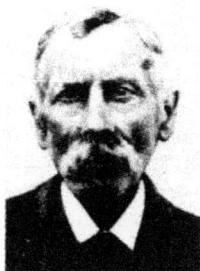

Josef Kroiß,
Ökonom

## Asthma kommt nicht mehr zum Ausbruch.

Für Ihre Heilmittel spreche ich Ihnen meinen herzlichsten Dank aus. Ich habe mit Asthmaräucherpulver und =Tropfen, und den 2 Packungen Tolusot und Brusttee sehr gute Erfolge erzielt. Früher hatte ich bei nebligem Wetter immer sehr schwer mit Asthma zu kämpfen. Jetzt konnte ich zu meiner größten Freude feststellen, daß das Asthma trotz des häufigen Nebelwetters gar nicht mehr zum Ausbruch kommt.

Ganzow, den 22. 11. 32                        Martha Lahn,
Post Freyenstein                                       Hausfrau

---

**Bei Anfragen an obige Adressen bitte Rückporto beifügen**

---

157

**Von Asthma befreit.**

Da mir Ihre Heilmittel gegen Asthma wirklich geholfen haben, möchte ich Ihnen meinen herzlichsten Dank aussprechen. Ich litt sehr unter dem Asthma, besonders im Winter verschlimmerte es sich sehr. Durch Pfarrer Heumanns Räucher= tabletten ließen die Erstickungsanfälle nach, sodaß ich des Nachts ruhig schlafen konnte. Besonderes Lob verdienen jedoch die Asthma= tropfen, seitdem ich diese genommen habe, bin ich vom Asthmaleiden befreit.

Mathilde Murmann, Hausfrau

Gesell Kr. Sonneberg, den 5. 2. 32
Ortsstraße 58

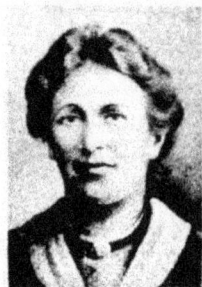

Am 30. 6. 33 schreibt Frau Murmann: Hiermit überreiche ich Ihnen mein Lichtbild. - Meine Anerkennung habe ich ja schon in früherer Zeit, gleich nach meiner Gesundung durch Ihre Heilmittel abgegeben. Durch Ihre Präparate ist es mir gelungen, mein Asthma und Bronchien= leiden vollständig wegzubringen und Gesundung und Wohl= ergehen zu bekommen. Ich spreche nochmals meinen herzlichsten Dank aus und werde allen Freunden und Bekannten, so wie ich es bisher getan habe, die Heilmittel Pfarrer Heumanns empfehlen.

**Wieder lebensfroh und arbeitsfähig.**

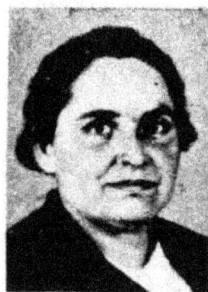

Spreche Ihnen meinen herzlichsten Dank aus für die Asthmatropfen. Seit Jahren leide ich schon an Asthma mit Erstickungsanfällen. Habe schon alles mögliche angewandt, aber nichts hat geholfen, bis ich auf Ihre Asthma= tropfen aufmerksam gemacht wurde; die Asthmatropfen haben ausgezeichnet gewirkt, so daß ich jetzt wieder lebensfroh bin und arbeiten kann, was ich vorher nicht mehr konnte. Kann Ihre Heilmittel allen Leidenden aufs beste empfehlen.

Fischbach O/A Tettnang, den 14. 4. 34　　　Anna Weber,
Hauptstraße 36　　　　　　　　　　　　　　　Hausfrau

| Nur wer Rückporto beifügt, kann eine Antwort erwarten |
| --- |

# e) Harn, Leber, Galle.

## Die Nieren- und die Harnapparate.

Unsere Nieren sind zwei ungefähr faustgroße, bohnenförmige Drüsen und liegen in der Lendengegend links und rechts von der Wirbel-

Bild 37

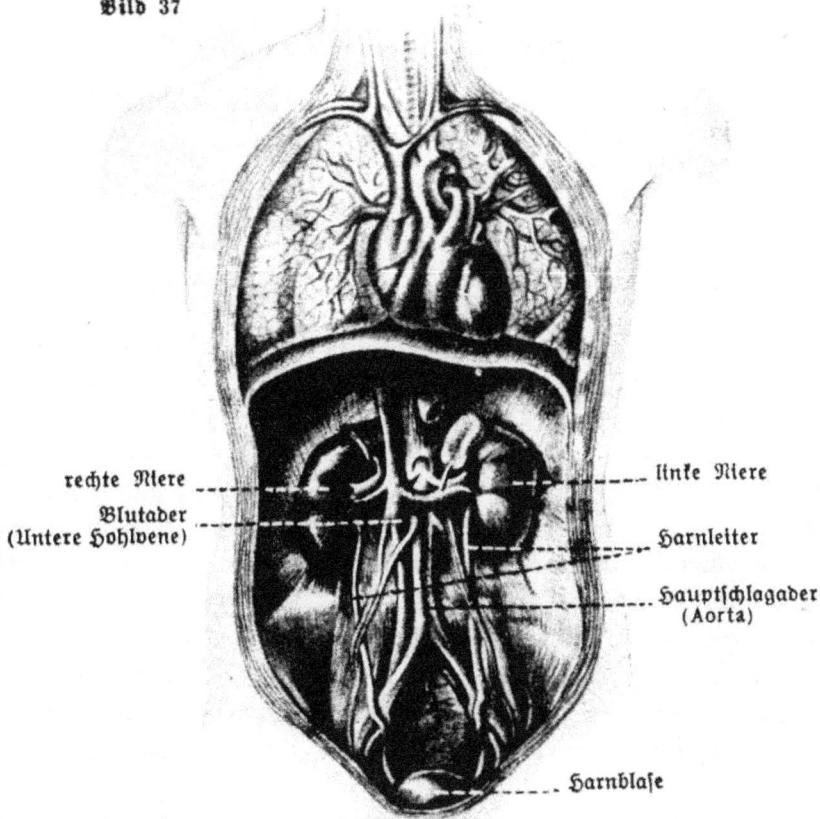

rechte Niere — linke Niere

Blutader (Untere Hohlvene) — Harnleiter

— Hauptschlagader (Aorta)

— Harnblase

säule dicht unter der Leber, rings umgeben von einem starken Fettpolster (die Lage der Nieren im Körper ist auf obiger Abb. Nr. 37 ersichtlich).

Auf der inneren, konkaven Seite finden wir in der Niere eine Spalte, die in einen Hohlraum, das sogen. **Nierenbecken,** führt. In dieses ragen aus der Nierensubstanz 8 bis 16 kegelförmige Warzen hinein, die sich nach dem Nierenrande hin pyramidenförmig verbreiten, wie dies auf unserem Bild 38 schön erkennbar ist.

Das Blut tritt in die Nieren durch die N i e r e n s c h l a g - a d e r ein. Diese teilt sich erst in mehrere feine Aeste und dann in eine Anzahl von Gefäßknäueln von ungemein feinen, ineinander verschlungenen Aestchen. Dadurch steht das Blut

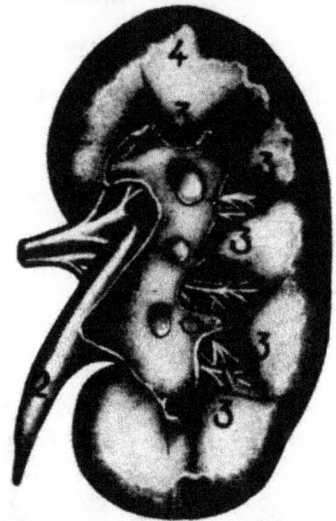

Niere senkrecht durchschnitten
1. Nierenbecken   3. Pyramiden
2. Harnleiter     4. Rindensubstanz

plötzlich unter einem viel höheren Druck und infolge davon werden Wasser und darin gelöste Stoffe, so besonders harnsaure und phosphorsaure Salze, aus den Gefäßschlingen herausgepreßt, treten aus den oben erwähnten Nierenwarzen aus, sammeln sich im Nierenbecken und fließen von da aus als **Harn** oder **Urin** durch die H a r n l e i t e r nach der H a r n b l a s e (siehe Bild 39).

Dieser Weg des Urins läßt sich auf den Bildern leicht verfolgen. Die Entwässerung und Reinigung des Blutes ist die Hauptaufgabe der Nieren, sie wirken teils wie ein Filter, teils wie ein Sicherheitsventil.

Die von den Nieren geforderte Arbeitsleistung ist eine sehr große, denn unser ganzes Blut muß sie passieren und wird hier filtriert und mit dem Blute auch alles, was wir trinken und was wir essen, denn es werden ja alle Speisen in flüssige Form übergeführt und vom Blut aufgenommen.

160

# Blasen- und Nierenleiden.

Von den Leiden dieser Art sollen zunächst die am meisten vor=
kommenden, die Katarrhe und die Steinleiden, besprochen werden.

## Katarrhe.

Katarrhe — das Wort ist eine Ableitung aus dem Griechischen
und bedeutet das Herabfließen — können überall da entstehen, wo sich
Schleimhäute vorfinden. Eine typische Erscheinung ist dabei immer,
daß die Schleimhaut infolge einer Reizung oder Entzündung mehr
Schleim absondert, als im gesunden Zustand. Am besten kennt wohl
jeder den krankhaft vermehrten Schleimabfluß vom Nasenkatarrh
(Schnupfen) her. In unserem Falle handelt es sich um Blasenkatarrh
und Katarrhe der Nierenbecken und Harnleiter.

Beim **Blasenkatarrh** gibt es eine akute, d. h. plötzlich auftretende,
fieberhafte Form und eine chronische, d. h. dauernd bleibende oder
immer wiederkehrende Form. Erstere äußert sich durch schmerzhaften,
andauernden Harndrang, Brennen beim Urinieren und Absonderung
von zähem Schleim (s. Bild 39).

Der **chronische Blasenkatarrh** kann aus einem vernachlässigten
akuten hervorgehen und beginnt dann in schleichender Weise, indem
die Erscheinungen des ersteren an Intensität und Dauer zunächst ab=
nehmen, bis sie so gering werden, daß sie im Verhältnis zu den Leiden
aus der Zeit des akuten Blasenkatarrhs kaum noch bemerkt werden.
Aber allmählich, mitunter auch plötzlich, bei Erkältung oder Reizung
der Blase durch Alkohol, Gewürze, zu kalte Getränke, werden die
Schmerzen und Uebelstände wieder sehr quälend. Meist aber ist er
selbständiger Natur und hängt mit der Erkrankung anderer Harnorgane
zusammen. Eine lästige Folge davon ist manchmal eine Schwäche der
Blasenmuskulatur, welche sich entweder durch erschwerte und unvoll=
ständige Entleerung der Blase oder durch unfreiwilligen Abgang des
Urins, besonders des Nachts, äußert.

Katarrhe des Nierenbeckens und der Harnleiter rühren meist von
Stein= und Grießbildung her, auf die wir nachher zu sprechen kommen.
Die Anfänge des Leiden erscheinen in ihren Aeußerungen ziemlich

161

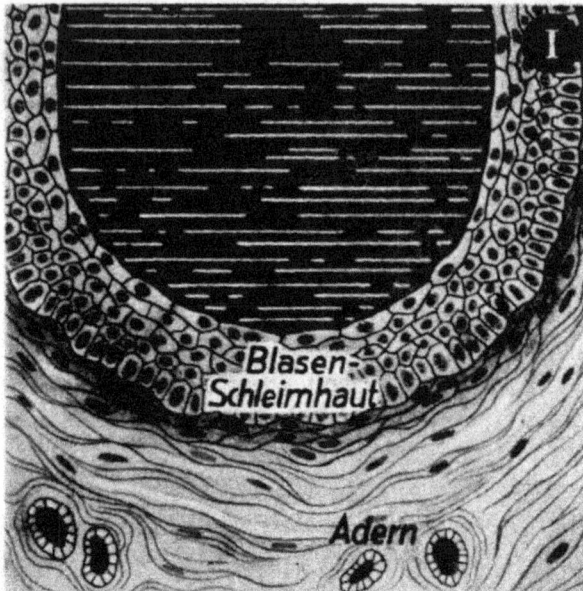

## Die entzündete Harnblase.

**Bild I:** Die Blasenwand stark vergrößert im Querschnitt.

**Bild II:** Dieselbe Blase bei Blasenkatarrh. Die Schleimhautdecke ist gewuchert und stößt den Ueberschuß an Zellen in den Harn ab. Aus den geschwollenen Adern wandern weiße Blutkörperchen (W) und treiben ebenfalls in den Harn hinein. Aus dem Harn setzen sich Kristalle (K) der ihm beigemengten Salze ab. Durch diese Beimengungen erscheint der Harn getrübt.

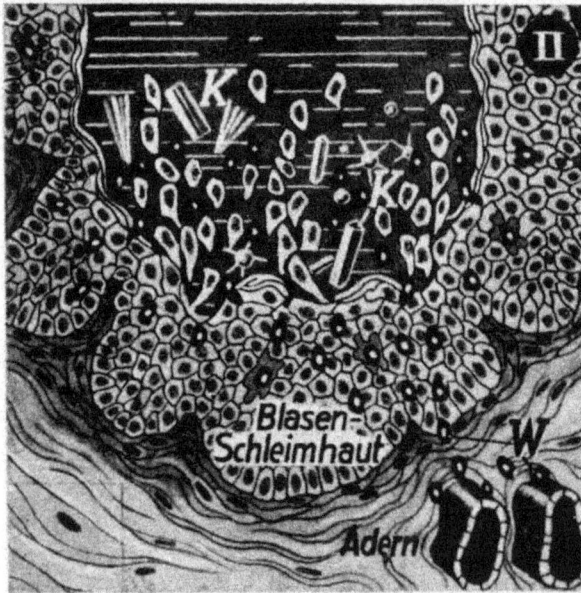

**Bild III:** Gesamtansicht der Harnblase von außen in gefülltem Zustande.

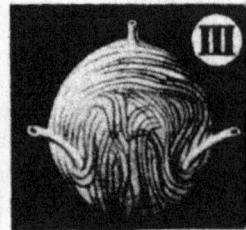

162

harmlos, sollen aber **unbedingt schon frühzeitig beachtet werden,** damit durch rechtzeitiges Vorgehen viel schweres Leid verhütet wird, denn jeder Nierenbeckenkatarrh, der nicht baldigst und richtig behandelt wird, verläuft chronisch.

Im Urin eines jeden Menschen sind Salze und andere feste Stoffe, besonders Harnsäure, gelöst und werden auf diese Weise dank der eifrigen Tätigkeit gesunder Nieren aus dem Körper entfernt. Wird nun durch eine mangelhafte oder unrichtige Funktion der Nieren der Harn krankhaft verändert, so scheiden sich diese gelösten Stoffe ab, man kann sagen, ähnlich wie sich aus dem Wasser eines Dampfkessels der Kesselstein ausscheidet. Es kann dann auf eine Disposition (Veranlagung) zur

## Harn= und Nieren=Grießbildung

geschlossen werden, wenn sich der Urin, der bei der Entleerung ganz klar war, nach dem Erkalten, ohne einen Bodensatz zu bilden, gleichmäßig und innig trübt. Innerhalb des Körpers sind es unsichtbare kleine und kleinste, fein pulverförmige Teilchen, die sich ballen und bis zur Größe eines Stecknadelkopfes bilden. Man spricht dann von sogenanntem **Harngrieß.** In diesem Stadium macht sich das Leiden zuerst bemerkbar. Der Kranke spürt hie und da Schmerzen beim Urinieren, dann einen Druck und ein Brennen in der Blase. Besonders liegt der Verdacht auf Blasensteine nahe, wenn Blasen= und Harnröhrenbeschwerden empfunden werden, die sich deutlich nach Bewegungen steigern und in der Nachtruhe völlig verschwinden. Der Patient achtet oft nicht genügend darauf und meint, es seien nur vorübergehende Beschwerden.

Doch ist es dringend ratsam, **schon jetzt Schritte zur Beseitigung des Leidens zu unternehmen** und ärztlichen Rat zu Hilfe zu ziehen, das Uebel wird sonst viel schlimmer. Beim Abgehen von größeren Mengen Harngrieß zeigt sich Blut, Schleim und mitunter sogar Eiter im Urin.

Beim weiteren Wachsen des Harngrießes entstehen **Blasen= und Nierensteine,** erbsen= und haselnußgroß und noch größer. Die Steine können auch in der Niere entstehen. Setzt sich so ein Stein auf dem

Weg von der Niere zur Blase fest, so wird dadurch der Harngang verstopft und es entstehen Anfälle von **Nierenkolik.** Wird der Harn längere Zeit oder öfter durch diese Störungen zurückgehalten, so wirkt das wieder rückwärts schädlich auf die Nieren, es entsteht meist eine **Nierenentzündung,** welche wieder ihrerseits die weitestgehenden Folgen haben kann.

Ein wichtiges Hilfsmittel zur Erkennung von Blasen- und Nierenleiden ist eine genaue **Harnuntersuchung** (siehe Seite 286). Ein nicht normaler Geruch, alkalische Reaktion, die Anwesenheit von Tripelphosphaten oder von auffallend viel weißen Blutkörperchen läßt meist darauf schließen, daß irgend eine Erkrankung oder Reizung der Blase vorliegt. Bei vielen Nierenleiden finden sich Eiweiß und im mikroskopischen Bild Nierenepithelien oder Nierenzylinder.

Das Ergebnis einer genauen Harnuntersuchung ist auch für Ihren behandelnden Arzt zur Stellung seiner Diagnose unentbehrlich. Dem Arzt muß natürlich auch die Entscheidung überlassen werden, in welchen Fällen eine klinische oder operative Behandlung nötig ist.

Wir raten jedem: Gehe zu Deinem Arzt, laß Dich von ihm untersuchen und Dir sagen, was Dir fehlt. Da bei den Erkrankungen der Niere, der Blase und der übrigen Harnwege nur der Arzt die Art der Krankheit erkennen und wirksame Mittel raten, im besonderen Fall schädliche Mittel und Maßnahmen vermeiden kann, ist ärztliche Beratung hier dringend geboten.

In Heumanns **Blasen- und Nierenkräutern** ist dem Kranken ein Mittel geboten, das zu einer Linderung und in vielen Fällen auch zu einer Beseitigung seiner Leiden führen wird. Sie bestehen aus feingeschnittenen Blättern, Blüten, Kräutern und Wurzeln solcher Pflanzen, deren heilkräftige Wirkung von altersher erkannt und erprobt ist. Durch den Tee wird **die Tätigkeit der Nieren angeregt, unterstützt und geregelt.** Andererseits wird die Muskeltätigkeit der Harnleiter nach der Blase befördert, ein Abgehen von Stein und Grieß wird dadurch erleichtert, eine Neubildung und Festsetzung von Steinen wird erschwert und verhütet. Beim Blasenkatarrh wird **der zähe Schleim gelöst, die** geschwollene und entzündete Schleimhaut von den daran haftenden

164

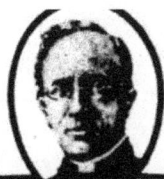

## Blasen- u. Nieren- Kräuter Tabletten

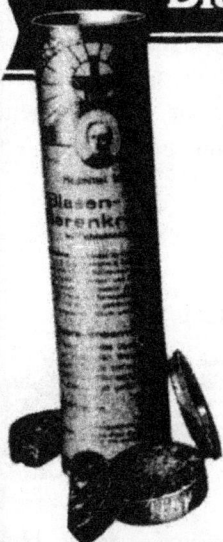

**Bestandteile:** Wacholder 20; Fenchel 10; Bohnenschalen 3; Schachtelhalm 3; Calmus 3; Liebstöckel- und Baldrianwurzel je 3; Spargel 3; Bärentraubenblätter 20; Birken- und Buccoblätter je 3; Frangularinde 3; Grindelia robusta 3; Sandelholz 20; Honduras Sarṣaparille 3; Petersiliensamen 3; Herniaria 3; getränkt mit Lösung von essigsaurem Kalium und Sassafrasöl.

**Preis:** Original-Packung RM. **2.75.** Pfarrer Heumann-Mittel sind nur echt, wenn die Packung den Aufdruck „Pfarrer Heumann" und das Bildnis Pfarrer Heumanns trägt. Verkaufsbedingungen siehe S. 317. Die Mittel sind in allen Apotheken erhältlich, bestimmt in allen in diesem Buch (zwischen S. 112/113) genannten Apotheken, sonst Hauptversandstelle für ganz Deutschland (Versand porto- und verpackungsfrei!) **Löwen-Apotheke, Nürnberg 2, Brieffach 9.**

Abſonderungen befreit und die **Reizerſcheinungen gemildert.** Der Harn fließt reichlicher, die Stimmung wird **mit dem Nachlaſſen der Schmerzen** eine beſſere, der Appetit ſtellt ſich wieder ein, der krankhafte Durſt verſchwindet.

Beſonders bei ſchmerzhaften Blaſenkatarrhen iſt es empfehlenswert, zur Unterſtützung der Wirkung des Tees dreimal täglich ein bis zwei Stück von Pfarrer Heumanns **Blaſen- und Nierentabletten** zu

165

nehmen. Wenn sich bereits Steine gebildet haben, die, wie schon erwähnt, an der Entstehung der Kolikanfälle schuld sind, können die Tabletten ebenfalls von guter Wirkung sein. Die Tabletten haben nämlich die Eigenschaften, im Körper chemisch wirksame Stoffe abzusondern, welche **die Harnsalze leichter löslich** machen. Dadurch soll eine Auflösung oder ein Zerbröckeln von Steinen begünstigt, ein Abgehen der kleiner gewordenen Konkremente erleichtert, eine Neubildung aber erschwert und möglichst verhütet werden. Es ist erwiesen, daß der Urin, wie er nach dem Gebrauch der in Pfarrer Heumanns Blasen- und Nierentabletten enthaltenen Bestandteile gelassen wird, länger steril bleibt und der Fäulnis widersteht, als zuvor. Bei Leiden, bei denen sich in den Harnwegen entzündete und offene Stellen

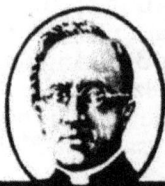

Pfarrer Heumanns     Heilmittel Nr. 17

## Blasen- u. Nieren-Tabletten

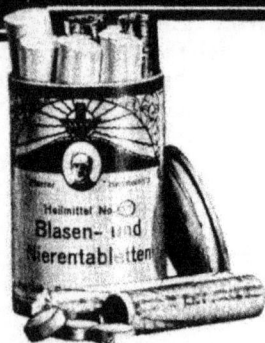

Bestandteile: Salicylsäure 2, Hexamethylentetramin 14, Salicylsaures Theobrominnatrium 15, Kava-Kava-Fluidextrakt 5, Meerzwiebel 10, Wacholderbeerenpulver 35, Salol 10, Capaloe 5, Faulbaumrindenextrakt 10, Milchzucker 5, Bolus 4.

**Preis RM. 3.70**

Für Porto und Verpackung wird nichts berechnet. Zu beziehen durch die **Löwen-Apotheke, Nürnberg 2, Brieffach 9,** sowie durch sämtliche Apotheken, jederzeit bestimmt aber in jenen Apotheken, die wir in dem der Broschüre (zwischen S. 112/113) beigehefteten Verzeichnis nennen. Genaue Gebrauchs-Anweisung liegt bei, Merkblatt und Versandbedingungen auf den Seiten 313—319 des Pfarrer-Heumann-Buches sind unbedingt zu beachten.

vorfinden oder irgend eine Reizung der Blase vorliegt, ist diese Desinfektionswirkung natürlich von großem Wert.

Wer jemals von Blasen- und Nierenleiden heimgesucht worden ist, möge wissen, daß diese Leiden und Anfälle sehr gerne wiederkehren. Deshalb soll man es keinesfalls der Behandlung genug sein lassen, sobald mit Hilfe der Pfarrer Heumann'schen Mittel ein Anfall glücklich überstanden ist. **Kein Blasen- und Nierenkranker darf also versäumen, auch in der beschwerdefreien Zeit ab und zu eine Kur mit den geeigneten Mitteln zu wiederholen.** Schon das Gefühl der Sicherheit, daß er dann wahrscheinlich von neuen Anfällen und Schmerzen verschont bleibt, wird ihm diese Vorsichts- und Vorbeugungsmaßnahme reichlich lohnen.

### Wassersucht.

Weitergehende krankhafte Schädigungen der Nieren führen oft zu den bekannten Erscheinungen der Wassersucht. Wegen dieses Leidens verlange man den S o n d e r - P r o s p e k t „W a s s e r s u c h t" von der Firma Ludwig Heumann & Co. in Nürnberg II, Postfach 109.

### Ratschläge für Blasen- und Nierenleidende.

Größere körperliche Anstrengungen, wie Rodeln, Bergsteigen, längere Märsche, schweres Tragen sind zu vermeiden, auch vor Erkältungen (nasse Füße, längerer Aufenthalt in feuchtkalter Luft), muß man sich hüten. Warme Fichtennadel-**Bäder,** Sonnen-, Dampf- und Lichtbäder, Massage und Schwitzen sind gut, da sie die Hauttätigkeit beleben und so die Nieren entlasten. (Wegen Badewannen und Bade-Utensilien, sowie Heißluft-Apparaten zum Schwitzen siehe Seite 281 und 282). Die **Kost** sei arm an Kochsalz und Gewürzen. Der Genuß von Räucherwurst, besonders Schinken, ist zu vermeiden. Die beste Kost während der Kur sind Milch, Reis, Kartoffeln, frischer Quark, Früchte, Gemüse, Salate, Nudeln, Klöße, Pfannkuchen (kein Rettich, Meerrettich, Lauch, Knoblauch). Trinken kann man frisches, aber nicht zu kaltes Wasser, Fruchtsäfte, natürliche Sauerbrunnen und alle Tees, außer dem chinesischen. Alkoholgenuß in größeren Mengen wirkt schädlich.

Bei einem schmerzhaften Anfall nimmt man ein warmes Fichtennadel-Sitzbad oder macht heiße Umschläge auf Blasen- und Nierengegend und trinkt schluckweise heiße Limonade oder dünnen Tee von Kamillen oder Flieder. Im übrigen ist für Regelung und Erhöhung des Stoffwechsels durch warme Fichtennadelbäder zu sorgen (wöchentlich drei Bäder 11 bis 12 Minuten lang). (Siehe Seite 287.)

Hat der Arzt eine sogenannte akute Nierenentzündung festgestellt, so wird vom Einnehmen von Medikamenten Abstand genommen, bis die Haupterscheinungen abgeklungen sind. Es soll alles vermieden werden, was eine Reizung der Nieren hervorrufen könnte, auch alle scharfen Speisen und Gewürze. Um die Nieren zu entlasten, kann man versuchen, durch warme Bäder oder Schwitzen das Wasser auf anderem Wege durch die Haut aus dem Körper zu entfernen, worauf oben bereits hingewiesen ist. Der Arzt wird in diesen Fällen empfehlen, als hauptsächlichste Nahrung nur Milch zu genießen.

Bei Blasenkatarrh ist die Hauptsache **Wärme**. Man legt ein elektrisches Wärmekissen (siehe Seite 280), eine Bauchflasche, im Notfall einen eingewickelten heißen Stein, auf den Unterleib und soll möglichst viele heiße Getränke trinken. In diesem Fall trinkt man den Blasen- und Nierentee heiß, macht ihn etwas dünner und trinkt möglichst viel. Bei allen Leiden, wo das Wasserlassen mit Schmerz verbunden ist, soll man viel Flüssigkeit (Suppen, Limonade, dünnen Tee) zu sich nehmen, dadurch wird der Harn weniger konzentriert, auch reizloser, also weniger ätzend.

Es wurden dadurch auch in den Fällen günstige Ergebnisse erzielt, in denen sich unwillkürlicher Urinabgang einstellte, in denen der Kranke, wie man sagt, den Urin nicht halten konnte. Das ist ja auch leicht erklärlich, weil der dünnere, von Alkohol freie, salzarme Harn einen geringeren Reiz auf den Schließmuskel ausübt. In den Fällen, in denen sich der Urinabgang des nachts einstellt (Bettnässen), soll man zwar untertags viel Flüssigkeit zu sich nehmen, nachmittags aber von 4 Uhr ab nichts mehr trinken.

168

In anderen Fällen beruht diese Unfähigkeit, den Harn bei Nacht (Bettnässen) und oft auch bei Tag zu halten, auf einer Schwäche oder einer Lähmung des sogenannten Schließmuskels. In diesem Fall kann ein voller Erfolg nicht durch das Einnehmen der Heumann'schen Mittel gegen Blasen= und Nierenleiden allein erzielt werden, sondern diese können nur die eigentliche Hauptkur unterstützen. Diese Hauptkur besteht entweder in einer mit großer Geduld und Ausdauer wochen= ja monatelang durchgeführten ärztlichen Behandlung mit Elektrizität oder in dem Tragen eines Apparates, der es ermöglicht, den Bettnässer längere Zeit trocken zu legen. Wir empfehlen hierzu den mehrfach patentierten und vielseitig ärztlich erprobten Urinalapparat ‚Wota''.

## Heumanns
# Kräuter-Konzentrat-Kur Nr. 203

### aus rein pflanzlichen Stoffen gegen

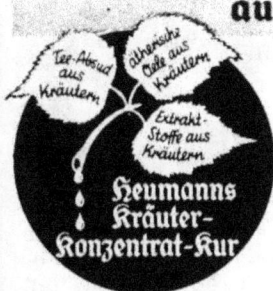

# Blasen- und Nierenleiden

Mit Heumanns Kräuter-Konzentrat-Kuren ist etwas völlig Neuartiges geschaffen worden. Was die Natur an Wirkstoffen gegen Blasen- und Nierenleiden zu bieten vermag, das ist im wesentlichen in der Kur Nr. 203 in hochkonzentrierter Form enthalten. Es empfiehlt sich daher, den Seiten 321—336 besondere Beachtung zu schenken, auf denen Näheres über Heumanns Kräuter-Konzentrat-Kuren zu finden ist.

169

## Dank- und Anerkennungs-Schreiben über die mit Pfarrer Heumanns Heilmitteln erzielten Erfolge bei

# Blasen- u. Nierenleiden

**Heute der gesündeste Mensch.**

Ich wurde nach ¾ jähriger Behandlung beim Militär 1917 wegen eines Blasen= und Nierenleidens entlassen. Trotz allem Kostenaufwand mußte ich mein Leiden 6 Jahre behalten. Durch Zufall wurde ich auf Ihre Heilmittel aufmerksam gemacht und ließ mir gleich 3 Packungen Blasen= und Nierenkräuter schicken. Nachdem ich 6 Tage Tee getrunken hatte war ich soweit genesen, daß ich das Wasser halten konnte. Der Schmerz war fast weg und bin dann selbst zu meinem Arzt gefahren. Der war ganz erstaunt, als er mich in der Sprech= stunde sah. Mein Arzt fragte mich, wie es kam, daß es auf einmal so schnell ging mit der Ge= nesung. Ich sagte ihm alles, da antwortete er: „Ja, das weiß ich, die Pfarrer Heumann Heil= mittel sind gut." Ich nehme von Zeit zu Zeit wieder den Tee und bin heute der gesündeste Mensch. Auch meine Frau, die zurzeit durch ein schweres Nieren= leiden im Bett liegt, ist durch Ihren Blasen= und Nierentee nach kurzer Zeit schon in bester Genesung. Besten Dank für die erstklassigen Pfarrer Heumann=Heilmittel und dafür, daß wir wieder zu den gesunden Menschen gehören.

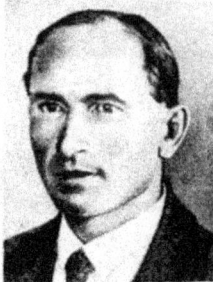

Karlsbach/Ndby., den 21. 1. 31          Karl Rasch,
Bez. Wolfstein                                     Kaufmann


**Bin sehr zufrieden.**

Bin sehr zufrieden und hoffe auf vollständige Heilung.
Vietigheim (Enz.), den 12. 3. 34.          Gottlieb Betzner,
Schieringerstraße 17                               Güterbodenarbeiter

---

Bei Anfragen an obige Adressen bitte Rückporto beifügen

170

## Nicht mehr im geringsten geplagt.

Unterzeichnete teilt mit, daß die Pfarrer Heumanns Blasen= und Nierenkräuter, welche ich mir im vorigen Jahr schicken ließ, sofort wirkten und in zwei Wochen war ich gesund. Seit dieser Zeit bin ich nicht mehr mit Blasen= und Nierenleiden geplagt. Ich spreche darum meinen herzlichsten Dank aus und empfehle überall in meinem Bekanntenkreise Pfarrer Heumanns Heilmittel weiter.

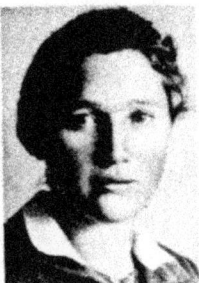

Barbara Bachmayer, Gütlersgattin
Oberloh Nr. 18½, den 25. 2. 34
Post Dorfen/Obbay.

## Bedeutende Erleichterung verschafft.

Ihre Blasen= und Nierentabletten haben mich von dem lästigen Nierensand befreit, auch brauche ich nicht mehr so schrecklich schwitzen (Nachtschweiß), also ein Zeichen, daß eine Dose Tabletten mir schon bedeutende Erleichterung verschaffte. Ich werde diese Kur bis zur gänzlichen Heilung machen. Jedem mit diesem Leiden Behafteten rate ich unverzüglich zu bestellen. Trotzdem ich täglich 2 bis 3 Flaschen Bier trinke, verspüre ich keinen Sand mehr. Ihr Heilmittel wurde mir von einem Arzt empfohlen.

Graz, den 18. 1. 32
Jahominiftr. 84

Josef Jagl,
Destillateur

## Die Steine gingen ab.

Ich kann nicht mehr ohne Ihre Mittel leben; Ihre Mittel sind meine Rettung. Als ich Ihre Heilmittel ganz kurze Zeit genommen hatte, da gingen gleich drei große Steine von mir; der Arzt sagte dann, es wäre meine Rettung ge= wesen.

Quatzow, den 3. 10. 32    Ida Höckendorf,
Post Schlawe (Pomm.)=Land    Arbeitersgattin

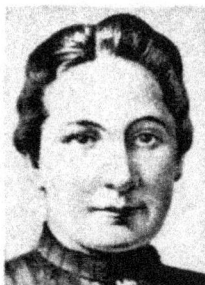

---

Bei Anfragen an obige Adressen bitte Rückporto beifügen

## Keine Nierenkolik mehr.

Ich teile Ihnen hierdurch mit, daß mir Ihr Blasen= und Nierentee große Linderung gebracht hat. Ich hatte im Spätsommer vorigen Jahres mehrere Anfälle von Nierenkolik bekommen. Seit Gebrauch Ihres Tees haben sich selbige bis heute noch nicht wiederholt. Ich werde in gegebenen Fällen Ihren Tee empfehlen.

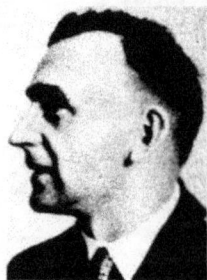

Karl Marschall, kaufm. Angestellter

Peterswaldau/Eulengeb., den 13. 2. 34
Stadionstraße 11

## Glücklich über die Besserung.

Nach eineinhalbjährigem Nierenleiden wurde ich auf Pfarrer Heumanns Blasen= und Nierenkräuter aufmerksam gemacht. Nach Anwendung der ersten Schachtel war der Eiweißgehalt des Urins so gering, daß es der mich behandelnde Arzt merkte. Von Zeit zu Zeit mache ich eine kleine Nachkur und bin ganz glücklich, daß sich mein Zustand soweit gebessert hat. Ich fühle mich verpflichtet, Ihnen meinen herzlichsten Dank auszusprechen.

Fraham O/Oe., den 8. 4. 31          Juliane Illibauer,
Post Eferding                                    Hausbesitzerin

## Keine Schmerzen mehr.

Der von Ihnen bezogene Blasen= und Nierenkräutertee hat mir sehr gute Dienste getan. Ich litt schon seit Jahren an Nierenleiden, bis ich vergangenen Winter auf Ihre Heilmittel aufmerksam wurde. Seit Gebrauch Ihrer Nierenkräutertabletten fühle ich mich ganz wohl und verspüre keine Schmerzen mehr.

Robert Mühleisen, Landwirt

Balmertshofen Nr. 1½, den 21. 2. 34
Post Neu=Ulm (Donau) Land

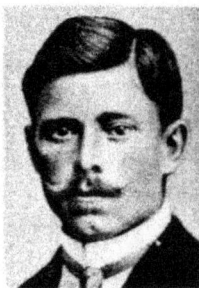

---

Nur wer Rückporto beifügt, kann eine Antwort erwarten

172

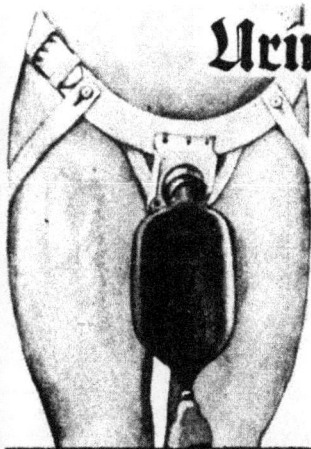
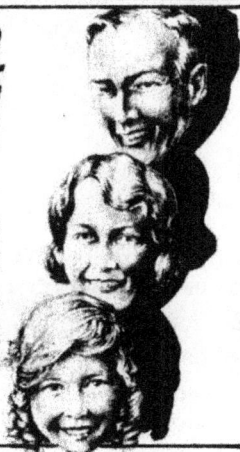

# Leber und Galle.

Die Leber ist das größte Organ unter den Eingeweiden, braunrot, schwammig, in einen größeren rechten und kleineren linken L e b e r - l a p p e n abgeteilt. Sie liegt rechts von der Herzgrube und über- deckt einen großen Teil des Magens. Auf ihrer Unterseite liegt die birnförmige G a l l e n b l a s e in einer Furche eingelagert (siehe Bild 40 und 41).

**Bild 40**

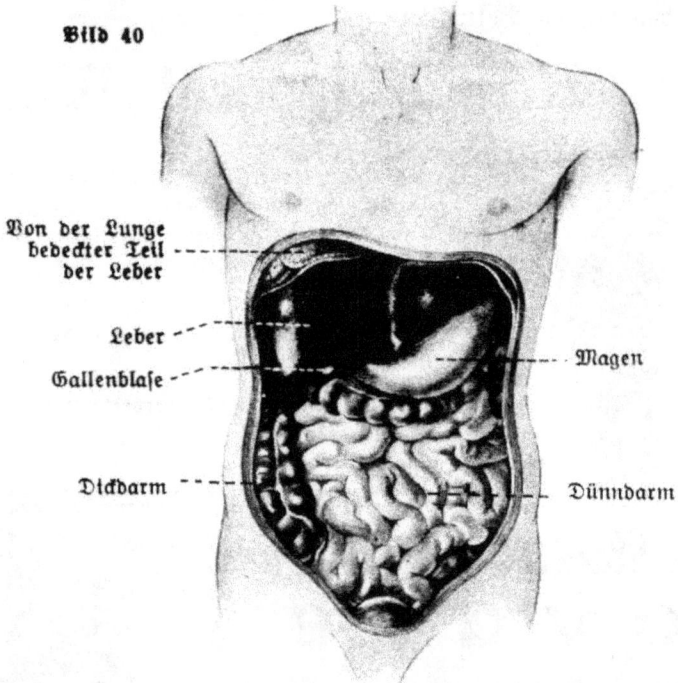

Von der Lunge
bedeckter Teil
der Leber

Leber

Gallenblase

Dickdarm

Magen

Dünndarm

Die Aufgabe der Leber ist eine sehr wichtige und vielseitige. Sie hat bei der V e r d a u u n g  d e r  K o h l e h y d r a t e mitzuwirken. Diese werden ihr in unverdautem Zustande durch die Pfortader, die auf dem Bild 41 sichtbar ist, mit dem Blut zugeführt und in der Leber in Zucker umgewandelt, oder als sogenanntes Glycogen (eine Stärke- art) aufgespeichert und dann nach Bedarf wieder an das Blut abgegeben.

174

Eine bedeutende Rolle spielt die Leber auch bei Vergiftungen aller Art und dient dabei als S c h u ß o r g a n des Körpers, das die Gifte an sich zieht und ihre schädliche Wirkung nach Möglichkeit aufhebt. Nach Todesfällen infolge einer Vergiftung läßt sich ein Teil des Giftes noch lange Zeit nachher in der Leber auffinden und nachweisen.

Die dritte und Hauptrolle der Leber ist die Produktion der Galle aus dem Blut.

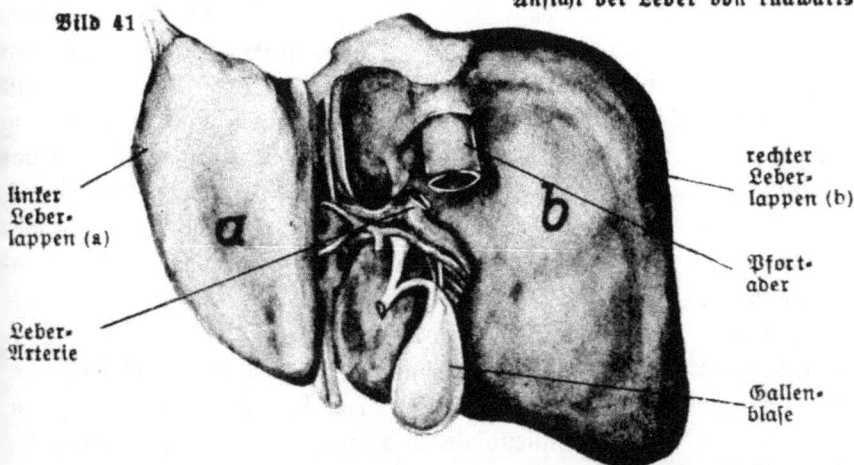

Bild 41

Ansicht der Leber von rückwärts

linker Leber-lappen (a)

Leber-Arterie

a    b

rechter Leber-lappen (b)

Pfort-ader

Gallen-blase

Die **Galle** ist eine zähe, bittere, gelbe Flüssigkeit und die täglich hervorgebrachte Menge ist größer als vielleicht mancher denkt, nämlich 700 bis 1000 ccm, also ¾ bis 1 Liter innerhalb 24 Stunden. Die Galle wird in der Gallenblase angesammelt und durch den Gallen-weg, einem engen, gewundenen Gang, in den Darm entleert. Ein Teil der unverbrauchten Galle wird der Leber wieder zugeführt, so daß sie also einen Kreislauf ausführt.

Im Darm entfaltet die Galle ihre **Wirksamkeit bei der Fettver-dauung.** Die Fette bestehen, wie wohl die meisten wissen, aus Fett-säuren und Glycerin und sie können die menschliche Zellwand nicht pas-sieren, also auch vom Körper nicht ausgenützt werden, ehe sie nicht in die Bestandteile gespalten und aufs feinste verteilt und verflüssigt sind. Dies wird nur durch die Einwirkung der Galle erreicht, es werden da-durch die Fette in eine seifenähnliche, wasserlösliche Masse umgewandelt.

175

# Gallen- und Leberleiden, Gelbsucht und Gallensteine.

In der vorher geschilderten normalen Funktion der Leber können mannigfache Störungen auftreten. Durch eine fehlerhafte Tätigkeit der Leberzellen kann zu wenig oder zu viel Galle erzeugt oder diese in einer falschen Richtung abgesondert oder so zähflüssig werden, daß sie sich in den Gallenwegen staut. In anderen Fällen können die Gallenwege ganz oder teilweise verstopft und der Abfluß der Galle dadurch verhindert werden. Diese Erscheinung kann aus den verschiedensten Ursachen entstehen. So kann irgend ein D r u c k von außen her auf die Gallenwege ausgeübt sein, durch eine Geschwulst am Magen, Darm oder Bauchfell, oder auch durch eine Ansammlung von festen, verhärteten Kotmassen, sogenannten Kotsteinen. Ferner können die Gallenwege durch feste Körper v e r s t o p f t sein, sei es, daß Fremdkörper vom Darm aus eingedrungen sind und sich festgesetzt haben (z. B. Obstkerne, Spulwürmer), oder daß sich Gallensteine gebildet haben und sich auf dem Wege von der Gallenblase zum Darm festklemmen. Besondere Bedeutung erlangt diese **Verstopfung der Gallenwege** dadurch, daß manche **Bakterien und Bazillen,** die sich sonst, ohne eine Störung unserer Gesundheit hervorzurufen, im Darm, in der Gallenblase und den Gallengängen aufhalten können, **Entzündungen** hervorrufen, wenn eine mechanische Störung des Gallenabflusses vorliegt.

So mannigfach und verschieden alle die oben aufgezählten Erscheinungen sind, ihre Folgen sind meist ziemlich die gleichen. Die Galle kann nicht in den Darm abfließen und tritt ins Blut über. Erst beim Uebertritt der Galle ins Blut kann die bekannte gelbe Hautfarbe eintreten. (Es ist mithin eine durchaus irrige Ansicht, daß alle Gallen- und Leberleidenden gelb aussehen müßten!) Bei der Verdauung im Darm macht sich das Fehlen der Galle bald bemerkbar. Es kommt zu mangelhafter Verdauung, Stuhl-Zersetzung und Fäulnisvorgängen im Darm unter starker Gasbildung. Der Stuhl erscheint oft weißlich-grau gefärbt, was von unverdautem Fett herrührt.

Tritt im weiteren Verlauf der Krankheit die Galle ins Blut, so entsteht die **Gelbsucht.** Es zeigen sich meist einige Erscheinungen des

176

Unwohlseins, Appetitlosigkeit, Uebelkeit, Erbrechen, Mattigkeit und Fieber und nach ein paar Tagen färbt sich die Haut stroh-, schwefel-, zitronengelb, ja sogar braungelb und olivgrün. Auch der Harn erscheint gelb bis grünbraun, ja sogar schwärzlich.

Eine **andere Form** der Gallenleiden sind die vorher schon erwähnten

## Gallensteine.

Es sind dies feste Verbindungen aus Kalk und Gallenbestandteilen, die sich in der Gallenblase oder in den Gallenwegen bilden, deren Größe die eines Sandkornes bis zu der eines Hühnereis sein kann und deren Zahl zwischen einem bis zu mehreren Tausenden schwankt. Auf dem Bilde Nr. 42 sind eine Anzahl Gallensteine in natürlicher Größe gezeigt.

**Bild 42**

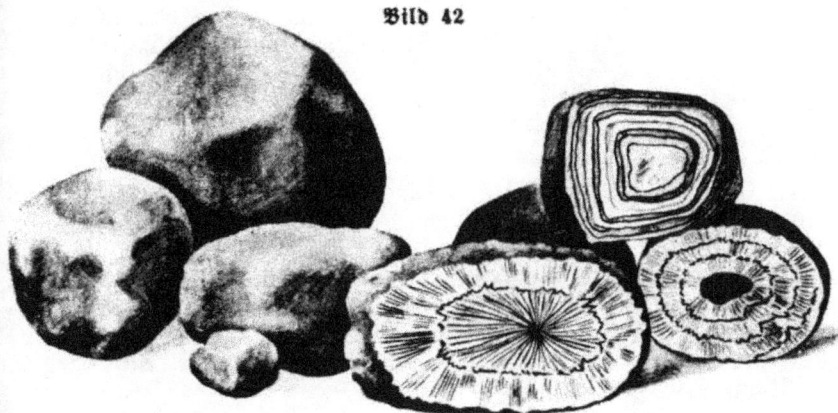

(Außenansicht)                    (Querschnitt)

**Gallensteine**

Es sind solche ausgewählt, wie sie am häufigsten vorkommen, keine abnorm großen. Die Ursache der Steinbildung ist in den meisten Fällen in einem **Katarrh der Gallenwege** zu suchen, der fast stets

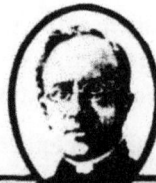

## Gallen- u. Leberpillen

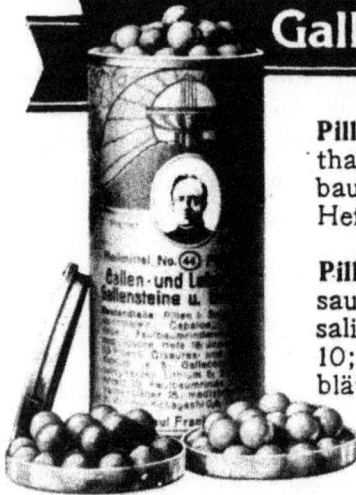

**Pillen I. Bestandteile:** Salol 36; Phenolph-thalein, Capaloe, Faulbaumrinde und Faul-baumrindenextract je 12; medicinische Hefe 18; Campher 0,9.

**Pillen II. Bestandteile:** Oelsaures- und gall-saures Natrium je 5; Gallecondensat 10; salicylsaures Lithium 5; Schöllkrautextract 10; Faulbaumrinde 20; Bärentrauben-blätter 25; medicinische Hefe 20; Menthol-Kobayashi 0,6; Thymol 0,3.

**Preis:** Original-Packung RM. **4.95.** Pfarrer Heumann-Mittel sind nur echt, wenn die Packung den Aufdruck „Pfarrer Heumann" und das Bildnis Pfarrer Heumanns trägt. Verkaufsbedingungen s. S. 317. Die Mittel sind in allen Apotheken erhältlich bestimmt in allen in diesem Buch (zwischen S. 112/113) genannten Apo-theken, sonst Hauptversandstelle für ganz Deutschland (Ver-sand porto- und verpackungsfrei!) **Löwen-Apotheke, Nürnberg 2, Brieffach 9.**

auf die Tätigkeit von Mikroorganismen (Bazillen, Bakterien) zurück-zuführen ist. Stauungen der Galle begünstigen die Entwicklung dieses Katarrhs und damit auch die der Steine. Gallensteine sind eine ziemlich häufig auftretende Erscheinung und werden bei fast $^1/_{10}$ aller

Sektionen vorgefunden. Die bloße Anwesenheit von Gallensteinen braucht noch nicht immer bedeutende Störungen unseres Wohlbefindens hervorzurufen. Diese treten erst ein, wenn ein Stein die Gallenblase verläßt und in die Gallenwege hineingelangt (Bild 43), oder wenn die Anwesenheit der Steine Entzündungen der Gallenblase und Gallengänge hervorruft. Es kommt zu der recht schmerzhaften **Gallensteinkolik.** Der Verlauf eines solchen Anfalles ist ähnlich, wie der (Seite 164) geschilderte Kolikanfall bei Nieren= und Blasensteinen. Nicht selten treten auch Gallensteinkoliken und Gelbsucht zusammen auf.

**Bild 43**

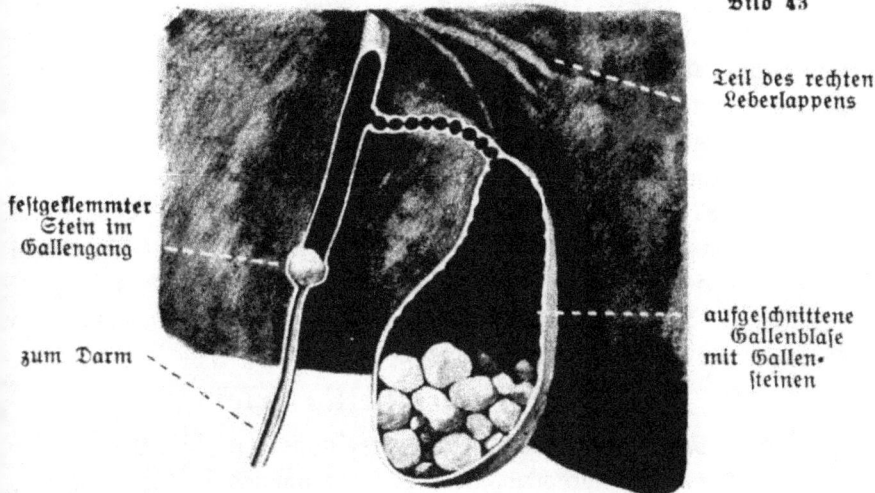

Teil des rechten Leberlappens

festgeklemmter Stein im Gallengang

zum Darm

aufgeschnittene Gallenblase mit Gallensteinen

Herr Pfarrer Heumann hat in seinem Mittel von einem **alt= bekannten Volksmittel** mit Erfolg Gebrauch gemacht, das übrigens auch von Medizinern übernommen wurde, von der sogen. **Oelkur.** Wenn aber diese an sich den richtigen Grundgedanken barg, so be= durfte sie doch vieler Verbesserungen. Das Hauptübel, daß das Oel von vielen **nicht genommen werden konnte und nicht vertragen wurde, ist beseitigt.** Pfarrer Heumann setzte außerdem einige durchaus not= wendige Heilstoffe zu **und verbesserte so die Oelkur.** Hand in Hand mit der eigentlichen Oelkur geht eine Zuführung von Bestandteilen, die eine **Neubildung von Galle anregen,** ein Zähflüssigwerden und eine

**Stauung derselben verhindern sollen.** Dazu kommt noch eine diesem Leiden angepaßte **Darmreinigung und Darmdesinfektion.** Feste Kotsteine werden dadurch entfernt, einer Neubildung von solchen wird entgegengearbeitet, falsche Darmgärung und Fäulnis verhindert und auch die Anwesenheit und Vermehrung von schädlichen Bakterien im Darm nach Möglichkeit eingeschränkt.

Wer einmal einen Anfall von Gelbsucht oder Gallensteinkolik gehabt hat, der weiß natürlich, was er für ein Leiden hat. Ist die Krankheit aber noch nicht so weit vorgeschritten, so wird sie nicht immer gleich mit Sicherheit erkannt, sondern manchmal für Magenkrampf, Darmgicht, Darmkolik oder dergleichen gehalten und behandelt. Man merke sich daher: Schmerzen, die in der Gegend von der Brustwarze bis zum Beckenrand auf der rechten vorderen Körperseite und hinten ebenfalls vom Schulterblatt bis zum Beckenrand verspürt werden, auch stechende Schmerzen in der Gegend der linken Niere und an der Spitze des Leberlappens, rühren wahrscheinlich von einem Leber- und Gallenleiden her. Durch die übersichtliche Zeichnung auf Seite 174 wird die Auffindung der Leber erleichtert, um dann durch Druck festzustellen, ob das Organ schmerzt, d. h. erkrankt ist. Es ist gerade bei diesem Leiden sehr vorteilhaft, wenn

### die Krankheit rechtzeitig erkannt

und richtig behandelt wird, da dann die Schmerzen einer Gallensteinkolik oder das Gallenbrechen und andere unangenehme Erscheinungen, wie Gelbsucht erspart werden.

Sicherer ist es für alle Fälle, sich bei Feststellung des Leidens nicht auf die eigenen Beobachtungen zu verlassen, sondern dabei den Arzt zu Rate zu ziehen. Leber- und Gallenleiden sind oft mit Hilfe einer genauen **Urinuntersuchung** (s. Seite 286) durch die Feststellung von Gallenfarbstoff oder Urobilin im Harn nachweisbar. Oftmals findet sich auch die bei Magenleiden erwähnte Indikanvermehrung. Der Befund einer Harnanalyse wird Ihnen selbst und dem behandelnden Arzt meistens wertvolle Fingerzeige geben.

In seltenen Fällen kann ein Gallen- oder Leberleiden auch auf Krebs beruhen oder kann eine Gallenstauung, auch einen Herzfehler als ursächliches Moment haben, was natürlich vom Arzt durch eine sorgfältige Untersuchung oder längere Beobachtung festgestellt werden und bei der Behandlung besonders berücksichtigt werden müßte. Deshalb wiederholen wir auch hier den so oft gegebenen Rat: Gehe zu Deinem Arzt, laß Dich von ihm untersuchen und Dir sagen, was Dir fehlt. **Ist das Leiden aber einmal erkannt, so kann nicht genug davor gewarnt werden es zu vernachlässigen;** es kann sonst soweit kommen, daß zu einer Operation geschritten werden muß.

### Ratschläge für Leber- und Gallenleidende.

Bei allen diesen Kranken muß für Anregung des Säfte-Umlaufs gesorgt werden. Man erreicht dies am besten durch Bewegung, Spazierengehen, Bergsteigen. Sehr gut sind auch Hantelübungen und Tiefatmungen, sofern nicht akute Entzündungen und Anschwellungen vorliegen, durch die jede Bewegung sehr schmerzhaft wird, oder der Arzt andere Anordnungen trifft. In der Kost ist Obst jeder Art, Schrotbrot, Milch, frischer Quark, Gemüse, Salate, Radieschen, Rettiche, Gurken empfehlenswert; Fette, nicht mehr ganz frische oder schwer verdauliche und blähende Speisen (Sauerkraut, Mayonnaisen usw.) sind zu vermeiden, ebenso starkes Würzen und Alkoholgenuß, überhaupt jede zu reichliche Mahlzeit. Es soll lieber öfter am Tage und dafür jedesmal weniger gegessen werden. Ueber allgemeine Stärkung des Körpers siehe Seite 303.

Die Gelbsucht ist meist von einem sehr unangenehmen

### Hautjucken

begleitet. Kalte Waschungen mit Essigwasser oder warme Vollbäder, wobei man auf 1 Vollbad 1 Pfund Soda zusetzt, lindern den Juckreiz.

Schmerzlindernd bei Anfällen wirken heiße doch nicht zu heiße Fichtennadelsitzbäder (siehe Seite 287). Die Badedauer soll 20 Minuten betragen. (Bade-Wannen und Bade-Utensilien siehe Seite 281.)

Bei einem Kolikanfall muß der Kranke das Bett hüten. Warme Umschläge in der Lebergegend und das wiederholte Trinken von möglichst warmem Wasser — Pfefferminz-, Hollundertee oder heißer Zitronenlimonade — in kleinen Schlücken sind ratsam. Auch hier wirken warme Bäder und Klistiere mit warmem Kamillentee schmerzlindernd, bis der Arzt kommt. (Elektr. Heizkissen, Wärmeflaschen siehe Seite 279.)

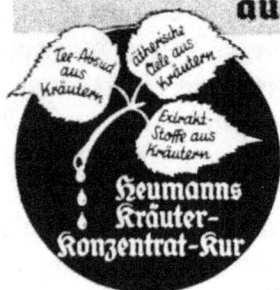

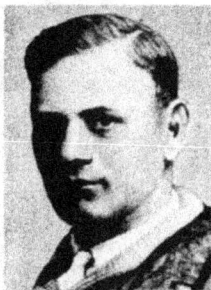

**Keinerlei Beschwerden mehr.**

Ich litt seit einem Jahr an einem Gallen= und Leberleiden. Hatte schon viele Arzneien dagegen angewandt, ehe ich von Ihren „Pillen gegen Gallen= und Leberleiden" hörte. Meine ganze Hautfarbe an den Händen, Gesicht, Leib und sogar die Augenäpfel waren so gelb wie Zitrone. Konnte viele Speisen nicht vertragen und dabei litt ich heftige Schmerzen. Ich hatte selbst sehr wenig Hoffnung auf Besserung; aber Ihre Pillen wirkten gut. Die Farbe wurde von Tag zu Tag besser. Die Anfälle ließen nach, ich bekam auch wieder einen regen Appetit. Als ich die erste Packung ganz verwendet hatte, spürte ich keinerlei Beschwerden mehr. Konnte wieder alle Speisen vertragen, erhielt wieder eine blühende Farbe und spürte keinerlei Schmerzen mehr. Nehmen Sie meinen herzlichsten Dank an für die schnelle Gesundung. Werde jedem Gallen= und Leberleidenden Ihre Pillen empfehlen.

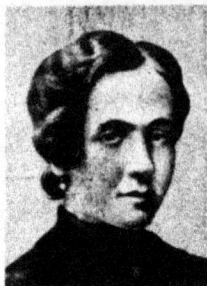

Bermel Nr. 9., den 28. 6. 25        Gertrud Kirst II,
Post Monreal, Kr. Mayen              Landwirtin

Am 26. 12. 26 schrieb uns Frau Kirst: Teile Ihnen mit, daß ich seit Februar 1925, da ich Heumanns „Pillen gegen Gallen- und Leberleiden" gebrauchte, keinerlei Beschwerden mehr mit diesem Leiden hatte. Ich fühle mich bis heute sehr wohl und bin Ihnen stets zu herzlichstem Dank verpflichtet.


**Sehr zufrieden.**

Mit den bisher gebrauchten Medikamenten bin ich sehr zufrieden. Bin von dem Gallenstein= und Leberleiden nach Verbrauch von 2 Sendungen Gallen= und Leberpillen geheilt. Ich hoffe mit dem entsprechenden Mittel nun auch von einem anderen Uebel befreit zu werden, da es mir der Arzt empfohlen hat.

Groß=Räschen N/L., den 7. 9.31        Richard Jungrichter,
Jahnstraße 12                          Besitzer

| Nur wer Rückporto beifügt, kann eine Antwort erwarten |
| --- |

184

### Ich bitte um Veröffentlichung.

Am 9. 12. 33 erkrankte ich an der Gelbsucht, sowie an Leber=
schwellung. Vier volle Tage konnte ich keinen Bissen essen,
der Urin sah grün=gelb aus. Alle Fette mußte ich streng meiden,
sowie heiße Umschläge auf die Leber machen. Kurz entschlossen
ließ ich mir Ihre Mittel gegen diese Krankheit aus der Apotheke
holen. Nach 3 Tagen sagte der Arzt zu mir, daß die Gelbsucht
schon ziemlich rasch abgenommen habe und das gelbe Aussehen
sei fast verschwunden. Auch habe ich wieder Appetit und glaube
ich, daß ich in 8—14 Tagen meinem Beruf wieder nachgehen
kann. Und dies verdanke ich Ihren hochgeschätzten Heilmitteln.
Ich spreche Ihnen nochmals meinen besten Dank aus und kann
jedem Kranken nur Ihre Mittel bestens empfehlen. Ich bitte
dieses Dankschreiben weiter zu veröffentlichen.

Rödiz/Ofr., den 3. 1. 34.     Erhardt Ott
Nr. 21         Steinbrucharbeiter

### Keine Schmerzen mehr.

Schon längst wäre es meine Pflicht gewesen,
meinen herzlichsten Dank auszusprechen für
die Pfarrer Heumanns Mittel. Ich litt an
Gallen= und Leberleiden. Seit der Zeit, wo
ich Pfarrer Heumanns Gallen= und Leberpillen
genommen hatte, hatte ich keine Schmerzen mehr.

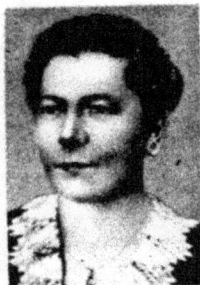

Görliz, den 21. 2. 34    Frieda Hildebrand,
Bahnhofstraße 61      Hausfrau

### Gut geholfen.

Als ich im vorigen Winter Schmerzen in der Lebergegend hatte,
ließ ich mir Ihre Gallen= und Leberpillen schicken. Sie haben
mir gut geholfen, sodaß ich Ihre Heilmittel schon weiter emp=
fohlen habe; auch Ihr Brusttee hatte bei mir Gott sei Dank
gute Wirkung gezeigt, ich bin mit der Gesundheit jetzt ganz
zufrieden.

Setzsteig/Mark, den 19. 2. 32   Friedrich Fahle,
bei Wiesenburg       Forstarbeiter

---

Bei Anfragen an obige Adressen bitte Rückporto beifügen

# f) Rheumatische Leiden.
## Gicht und Rheumatismus.

Eines der Abbau=Produkte unserer Nahrung ist die Harnsäure. Sie wird anfänglich durch das Blut geleitet, dann im gesunden Körper durch die Nieren abgeschoben und findet sich — wie ja auch der Name besagt — in großen Mengen im Harn.

**Harnsäure** ist in Wasser nur schwer löslich, besonders bei Temperaturen unter Körperwärme. Ist das Blut nun reich an Harnsäure, so scheidet sich diese in feinen, spitzen Kristallen aus und zwar besonders an den Stellen, die einer A b k ü h l u n g besonders leicht zugänglich sind, so z. B. an Ohrmuscheln, Fingergelenken, den großen Zehen, den Kniegelenken oder an den Körperstellen, die eine Ab=

**Bild 44**
**Gichtische Anschwellungen.**

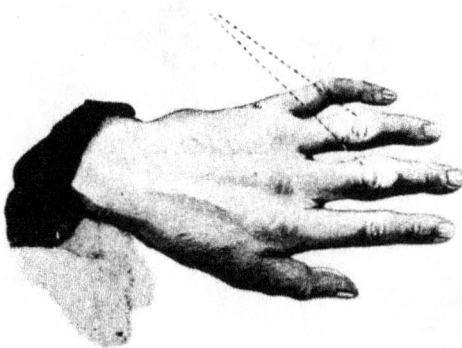

kühlung durch die Witterung erlitten haben, am Rücken wenn es darauf geregnet hat, an den Hüften beim Liegen auf nassem, kaltem Boden usw. Durch Einwirkung der nabelförmigen Harnsäure=Kristalle auf die Nerven und die Gelenke entstehen dann die Schmerzen, welche wir allgemein als **Gicht** und Gichtanfälle bezeichnen. Ein oder mehrere Tage vor einem derartigen Anfall überkommt den Kranken ein gewisses Mißbehagen, die Stimmung wird schlecht, die Verdauung ist nicht ganz in Ordnung. Diese Vorboten können zwar auch fehlen, aber plötzlich, meist gegen Mitternacht, tritt ein außerordentlich heftiger Schmerz in der großen Zehe auf. Das Gelenk wird steif, die Haut gespannt, rot und gegen jede Berührung ungemein empfindlich. Die Kranken ersinnen und bauen sich ganze Apparate auf, um auch die leichteste Decke von dem Ausgangspunkt der Qualen fernzuhalten.

186

Die Anfälle können sich nach verschieden langen Pausen wiederholen, werden aber immer häufiger und halten immer länger an. Solange sich die schmerzhaften Anfälle auf die große Zehe beschränken, spricht man von Podagra. Nach und nach greift die Gicht jedoch auf andere Gelenke über, bei längerem Bestehen des Leidens kann man die aus Harnsäure bestehenden Gichtknoten an den Gelenken, besonders in den Fingern, fühlen, es kommt zu Anschwellungen und Verkrümmungen. (Siehe Bild 44.)

Sehr oft, in fast einem Drittel aller Fälle, trifft man kleine Knoten an den O h r e n an. Ihr Inhalt läßt sich herausdrücken und ist chemisch als Harnsäure nachgewiesen. Nicht so bestimmt als bei der Gicht, aber doch mit ziemlicher Sicherheit ist auch der Beweis erbracht, welch wichtige Rolle eine ungenügende Harnsäureausschei-

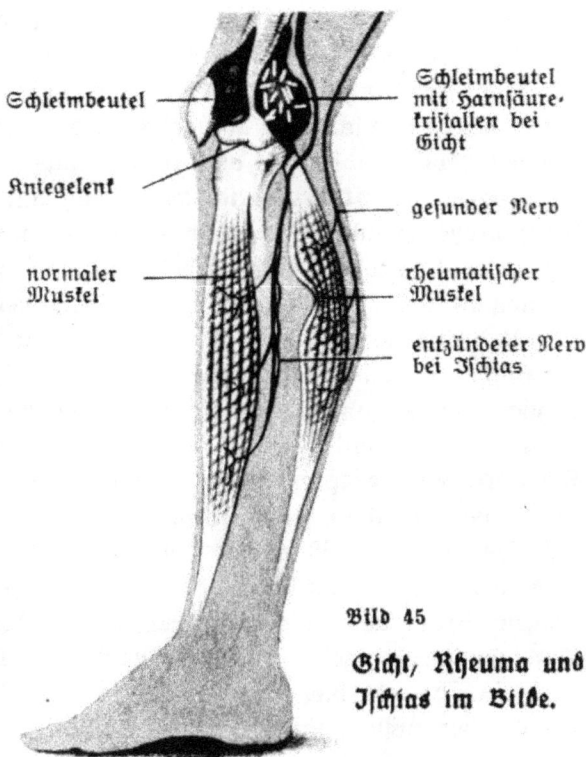

Schleimbeutel

Kniegelenk

normaler Muskel

Schleimbeutel mit Harnsäure-kristallen bei Gicht

gesunder Nerv

rheumatischer Muskel

entzündeter Nerv bei Ischias

**Bild 45**

**Gicht, Rheuma und Ischias im Bilde.**

dung bei den rheumatischen Erkrankungen spielt. Beim sogenannten **Muskelrheumatismus** stellen sich meist ganz plötzlich, nachdem eine schwitzende oder entblößte Körperstelle der Zugluft oder Kälte ausgesetzt war, in der Muskulatur Schmerzen ein. Der befallene Muskel wird hart, bei Druck oder Bewegung dumpf schmerzlich zusammen-

187

gezogen. Nach öfteren Erkältungen oder Durchnässungen, oder als eine Folge einer gichtischen Erkrankung kann der Muskelrheumatismus **chronisch** werden; er befällt meist Nacken-, Schulter-, Lenden- und Rückengegend. Noch schmerzhafter und gefährlicher ist der **Gelenkrheumatismus**. Es tritt eine

## Steifheit der Gelenke

ein, am häufigsten werden die beiden Knie- und Sprunggelenke, auch Schultern und Ellenbogen davon befallen, oft auch die kleinen Gelenke der Hände und Finger. Die Bewegung eines solchen Gelenkes fällt sehr schwer, wenn sie nicht ganz unmöglich wird. Der Zustand kann fieberfrei sein, doch können sich auch hohe Temperaturen einstellen. Bei **chronischem Gelenkrheumatismus** ist auch mit Sicherheit festgestellt, welch große Schuld abgelagerte Harnsäure an diesem martervollen Leiden trägt, es kommt auch hierbei zu Knoten, besonders zwischen dem zweiten und dritten Fingerglied und zu Gelenkverkrümmungen. Ferner fühlt und hört man das Knirschen in den Gelenken bei jeder Bewegung.

So hat sich also die Harnsäure als ein höchst übler Störenfried im menschlichen Organismus erwiesen und da die freie Harnsäure, wie schon oben erwähnt, überaus schwer löslich ist, ist es **mit großen Schwierigkeiten verbunden, sie wieder aus dem Körper zu entfernen** (wenn sie einmal in fester Form abgeschieden ist und sich irgendwo festgesetzt hat). Da ist es nun dem Pharmakologen, zu dessen Arbeit ja auch die Forschung auf chemisch-medizinischem Gebiet gehört, gelungen, Stoffe ausfindig zu machen, die mit der Harnsäure chemische Verbindungen eingehen, welche l e i c h t e r  i m  W a s s e r  l ö s l i c h  s i n d, als die freie Harnsäure. Vielleicht interessiert auch manche der wissenschaftliche Name dieser Harnsäureverbindung; er ist: Diformaldehydharnsäure. Formaldehydpräparate werden aus dem Grund in diesen Fällen angewandt, weil man annimmt, daß diese chemische Umsetzung auch innerhalb des Körpers vor sich geht.

Auch in Heumanns **Gicht- und Rheumatabletten** ist von dieser Errungenschaft Gebrauch gemacht. Dieser Arzneistoff wird zwar meist in der Absicht gegeben, um Harnsäureablagerungen in den Harnwegen aufzulösen, doch wird seine Anwendung auch bei gichtischen

188

Erkrankungen empfohlen. Ferner hat Heumanns Kur die Aufgabe, die **Leber- und Nierentätigkeit anzuregen und zu fördern und so neuen Harnsäureansammlungen entgegenzuarbeiten, schmerzlindernd zu wirken und Fiebererscheinungen zu mäßigen.** Heumanns Tabletten können also gegen Gicht und rheumatische Leiden berechtigterweise empfohlen werden.

Eine vorzügliche, schmerzlindernde Einreibung ist: Heumanns **Gicht- und Rheumafluid.** Man trägt das Fluid mit der hohlen Hand reichlich auf die kranken Körperstellen auf und reibt die schmerzenden Stellen kräftig ein. Schon nach kurzer Zeit schwinden meist bei dieser Behandlung die bei rheumatischen und gichtischen Leiden auftretenden **Schmerzen oder werden gelindert.** Die Einreibung ist in beliebigen Zeitabschnitten so lange zu wiederholen, bis die Schmerzen ausbleiben. Nach der Einreibung müssen die eingeriebenen Stellen sofort mit einem wollenen Tuche umwickelt werden. Da Heumann'sches Gicht- und Rheumafluid selbstredend frei von giftigen Stoffen ist, so ist es naturgemäß auch bei längerem Gebrauch unschädlich.

Will man nicht nur die auftretenden schmerzhaften Erscheinungen, sondern die ihnen zu Grunde liegenden Ursachen beseitigen, so kann dies nur dadurch geschehen, daß die angesammelte schädliche Harnsäure aus dem Körper ausgeschieden wird. Auf die Entfernung sollen Heumanns Gicht- und Rheuma-Tabletten einwirken. Man nimmt jeden Tag morgens, mittags und abends einige Tabletten, wie auf jeder Packung genau angegeben. Man schluckt sie ungekaut mit reichlich Wasser hinunter. Es ist ganz klar, daß die oft in großen Mengen im Körper angesammelte Harnsäure sich nicht von heute auf morgen löst. Zu einer erfolgversprechenden Kur müssen also die Tabletten eine gewisse Zeit hindurch genommen werden. Der Arzt wird auch in diesem Falle immer eine längere, ununterbrochene Kurzeit für gut und notwendig halten.

Wir raten jedem: Gehe zu Deinem Arzt, laß Dich von ihm untersuchen und Dir sagen, was Dir fehlt.

Wer in guter Vermögenslage ist, kann sich auch vom Arzt das für ihn am besten geeignete Bad oder Sanatorium auswählen lassen.

Pfarrer Heumanns          Heilmittel Nr. 33 u. 34

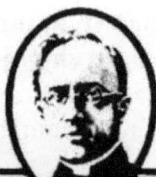

## Gicht- u. Rheuma- Tabletten Fluid

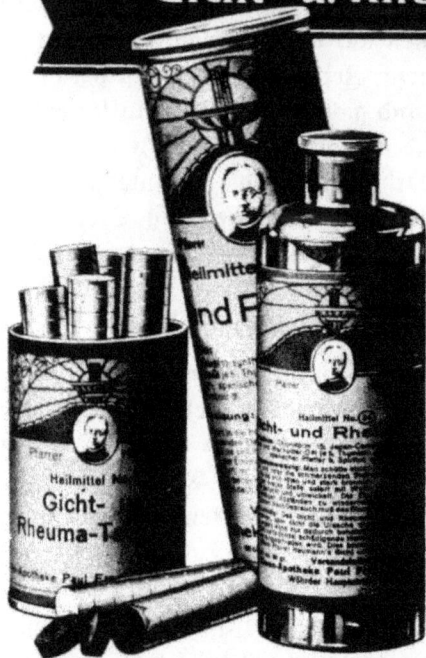

**Tabletten I. Bestandteile:** Hexamethylentetramin 26; Salicylsäure 4; Wacholderpulver 20; Bolus 10; Talcum 5.
**Tabletten II. Bestandteile:** Acetylsalicylsäure 100; schwefelsaures Cinchonidin 5; Capaloe 10; Wacholderpulver 10; China-Calisaya- und -Carthagenarinde 25.
**Fluid. Bestandteile:** Chloroform 15; Japan-Campheröl 10; synth. Wintergreen- und Wacholderöl je 5; Thymian- und Rosmarinöl je 1; spanischer Pfeffer 5; Spiritus verdünnt 65.
**Preis:** Tabletten I und II zusammen (Best.-Nr. 33) Original-Packung RM. **3.70**, Fluid (Best.-Nr. 34) Originalpakkung RM. **3.25**. Die Mittel sind in allen Apotheken erhältlich, bestimmt in allen in diesem Buch (zwischen S. 112/113) genannten Apotheken, sonst Hauptversandstelle für ganz Deutschland (Versand porto- und verpackungsfrei!) **Löwen-Apotheke, Nürnberg 2, Brieffach 9.**

Ein längerer Aufenthalt im Badeort mit einer regelmäßig durchgeführten Brunnen- und Bäderkur ist besonders für Gichtkranke von heilsamer Einwirkung.

190

**Einige gute Ratschläge für Gichtleidende und Rheumatiker.**

Bei R h e u m a t i s m u s a n f ä l l e n wirken heiße Fichten= nadel=, elektrische oder Heißluftbäder gut. Nachdem der Anfall über= standen ist, empfiehlt es sich, den betreffenden Teil des Körpers zu massieren und eine Zeitlang durch ein warmes Tuch oder eine Fell= weste oder dergleichen zu schützen.

(Badewannen= und Bade=Utensilien, sowie Heißluft=Apparate siehe Seite 281, Fichtennadel=Bäder siehe Seite 287.)

## Bei einem Gichtanfall

packt man den schmerzenden Körperteil in Watte ein (Watte siehe Seite 284). Möglichst bald nach dem Anfall muß das Bett wieder verlassen werden und möglichst bald soll man wieder gehen. Jeder Gichtiker soll überhaupt durch viele Bewegung für Blutzirkulation sorgen, es wird dadurch die Ablagerung der Harnsäure erschwert.

Um die Wirkung der Kur nachdrücklichst zu unterstützen, möge man gleichzeitig mit den Heumann'schen Gicht= und Rheumatabletten eine **Blutreinigungskur** mit Heumanns B a l s a m i s c h e n P i l l e n (siehe Seite 88) machen. Eine Reinigung und Aufbesserung des Blutes ist ja immer ein günstig wirkender Heilfaktor, auch tragen die Balsami= schen Pillen viel dazu bei, die durch die Tabletten aufgelockerten Harn= säureverbindungen schneller aus dem Körper zu entfernen. Ferner wirken sie nicht nur blutreinigend, sondern auch in ganz vorzüglicher Weise blutverbessernd, verdauungsfördernd und sorgen für eine regel= mäßige Darmtätigkeit. Sie sind also von ausgezeichneter Wirkung auf Magen, Darm und das Gesamtbefinden.

**Wer zu Gicht und Rheuma neigt, tut gut, wenigstens einmal im Jahre eine Heumann'sche Kur mit Heumanns Gicht= und Rheuma=**

**tabletten vorzunehmen.** Von Vorteil wäre es auch, wenn derartige Kranke regelmäßig und ständig Heumanns Balsamische Pillen nehmen (siehe Seite 90) oder für richtige Blutreinigung mit Heumanns Kräuter-Konzentrat-Kur Nr. 212 (siehe Seite 25) sorgen würden.

Während der Durchführung der Kur mit Heumanns Gicht- und Rheumatabletten ist es empfehlenswert, täglich eine Messerspitze voll doppelkohlensaures Natron zu nehmen. Es können dadurch manche schädlichen Wirkungen von Diätfehlern gemildert werden. Besonders ratsam ist es für Personen mit empfindlichem Magen.

Als gänzlich ungeeignete Nahrung für diese Kranken sind Pökel-fleisch, Schinken, Räucherwurst, Heringe zu nennen. Empfehlenswert sind die für Nierenleidende aufgezählten Speisen Seite 167.

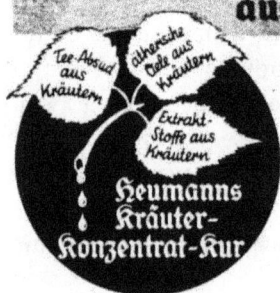

# Dank- und Anerkennungs-Schreiben über die mit Pfarrer Heumanns Heilmitteln erzielten Erfolge bei

# Gicht und Rheuma

## Vom Gelenk-Rheumatismus befreit.

Ich bescheinige Ihnen hiermit, daß sich das Leiden meiner Frau, nämlich Gelenkrheumatismus, durch den Gebrauch Ihrer Heilmittel in 14 Tagen so gut gebessert hat, daß sie jetzt schon wieder laufen kann. Hoffe, daß sie noch vollständige Heilung erzielt. Die Knoten, die im kranken Zustande sich am Knie zeigten, sind bereits verschwunden, es ist lediglich noch etwas Stechen vorhanden, wir sind aber froh, daß es sich so gut gebessert hat. Horbach, Bez. Aachen, den 18. 3. 33 Hch. Mentzel Oberdorf 142                      Invalide

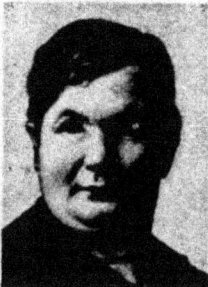

Am 22. 5. 33 schreibt Herr Mentzel: Ich teile Ihnen hierdurch mit, daß die von Ihnen bezogenen Gicht- und Rheumatabletten sowie Rheumafluid und Balsamische Pillen bei meiner Frau schnell gearbeitet haben. Am 6. 1. 33 bekam meine Frau im Kniegelenk einen Rheumatismus-Anfall auf dem Weg zur Kirche. Ich mußte sie mit dem Wagen nach Hause bringen lassen. Ich dachte an Ihr Heilmittelbuch und bestellte sofort Ihre Gicht- und Rheumatabletten und Fluid. Nachdem sie Ihre Heilmittel 8 Tage gebraucht hatte, trat die schönste Besserung ein. Meine Frau konnte wieder laufen und ihr Hauswesen verrichten. Nach Verbrauch von 2 Dosen Gicht- und Rheumatabletten, 2 Flaschen Gicht- und Rheumafluid und 1 Dose Balsamische Pillen Stärke II völlige Gesundheit. Sollte sie an schlechten Tagen noch etwas verspüren, dann reibt sie gleich mit dem Fluid ein und sogleich sind die Schmerzen weg. Wir sprechen Ihnen unsern verbindlichsten Dank aus und empfehlen Ihre Heilmittel sowohl im Familienkreise als auch bei den Bekannten und Freunden.

Bei Anfragen an obige Adressen bitte Rückporto beifügen

193

**Sehr zufrieden.**

Mit den mir geschickten Gicht= und Rheuma=Tabletten bin ich sehr zufrieden, fühle schon Besserung.

Naschhausen, den 1. 2. 34                   Wilh. Rathmann,
Jenaerstraße 39                              Bäckermeister

**Habe jetzt einen ruhigen Schlaf.**

Endlich komme ich heute meiner Pflicht nach, indem ich Ihnen herzlich danke für alles Gute, das ich durch Ihre Gicht= und Rheumatabletten gehabt habe. Ich muß sagen, diesmal trat bei mir das Leiden sehr stark auf. Ich war schon ganz trostlos und habe viele Mittel versucht, bis ich zu Pfarrer Heumanns Gicht= und Rheumatabletten griff. Schon nach Verbrauch der ersten Schachtel verspürte ich Linderung. Ich habe jetzt die dritte Dose im Gebrauch und werde sie nehmen bis mein Leiden vollständig verschwunden ist; jetzt ist es schon so, daß ich ganz wenig Schmerzen mehr verspüre und einen ruhigen Schlaf habe. Darum möchte ich jedem, der Ischias, Rheuma oder Gicht hat sofort raten, eine Kur mit Ihren Heilmitteln zu machen.

Wollaberg Haus Nr. 4, den 29. 9. 33          Max Geßl,
Post Jandelsbrunn                            Steinhauer

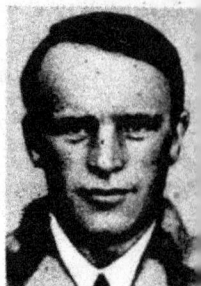

**Bis heute noch gesund.**

Vor 3 Jahren wurde mir Pfarrer Heumanns Heilmittelbuch zugestellt, wofür ich Ihnen noch heute dankbar bin. Damals handelte es sich bei mir um einen schweren Ischias=Fall, der plötzlich im rechten Fuß, von der Hüfte bis in die Zehen aufgetreten war. Ich war nicht imstande 50 Meter Weg hin und zurück zu machen, selbst still stehen war unmöglich. Nach 3 monatlicher Kur mit Gicht= und Rheumatabletten war ich geheilt und bin bis heute noch gesund und wohl, wofür ich Ihnen mein Lebtag dankbar sein werde.

Greifenhagen/Pomm., den 26. 11. 33          Friedr. Rückheim,
Bergweg 9                                    Stellwerksmeister

---

Nur wer Rückporto beifügt, kann eine Antwort erwarten

## Kann wieder arbeiten und wandern.

Seit Jahren schon leide ich an Gelenkrheumatismus im linken Kniegelenk und in der rechten Schulter. Was ich zur Beseitigung anwandte, half alles nur vorübergehend. Ich hatte Tag und Nacht heftige Schmerzen, auch das Herz machte mir zeitweise zu schaffen. Vor zwei Jahren wurde ich in einem Kalender auf Ihr Heilmittelbuch aufmerksam. Es wurde mir kostenlos zugesandt und ich machte sofort eine längere Kur mit Gicht= und Rheumatabletten und Fluid und zur Blutreinigung nahm ich die Balsamischen Pillen. Das ist nun bereits 2 Jahre her und ich kann ohne jeden Schmerz wieder arbeiten und stundenlang wandern. In jedem Jahr mache ich eine kleine Nachkur.

Ulm a. D., den 10. 1. 33                        Gotthold Schmid,
Blumenstr. 3/I                                         Maschinist

## Die Schmerzen sind verschwunden.

Ich litt schon mehrere Jahre an Rheumatismus, besonders in den Armen und an den Schultern hatte ich Schmerzen. Nach Gebrauch von Ihren Gicht= und Rheuma=Tabletten sind dieselben verschwunden.

Langenloh, den 13. 1. 34                        Jos. Blau,
Post Buchbach, Bez. Mühldorf                 Taglöhner

## Nach Jahren noch gesund.

Ich habe vor Jahren an Gicht und Rheuma gelitten und wurde durch Zufall auf Ihre Heilmittel aufmerksam. Ich wandte Ihre Gicht= und Rheumatabletten an und bin seitdem wieder vollständig gesund. Ich habe Sie seither vielen Bekannten und Verwandten empfohlen und werde es auch weiterhin tun.

Gottlieb Betzner,
Güterbodenarbeiter
Bietigheim a/Enz, den 8. 1. 33
Schieringerstraße 17

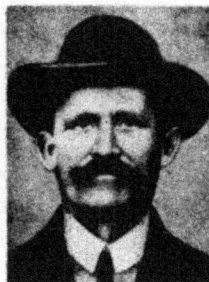

---

**Bei Anfragen an obige Adressen bitte Rückporto beifügen**

# 9.
## Die äußeren Organe.
## a) Unsere Haut.

Vom Kopf bis zu den Füßen bedeckt unsere Haut den ganzen Körper wie ein schützender Panzer. An Stellen der Körperöffnung, wie Mund und Nase, tritt an ihre Stelle die S c h l e i m h a u t. Das tödliche Schlangengift, Cholera= und Pest=, Typhus= und Starrkrampf= bazillen können auf die unverletzte menschliche Haut gebracht werden,

Bild 46

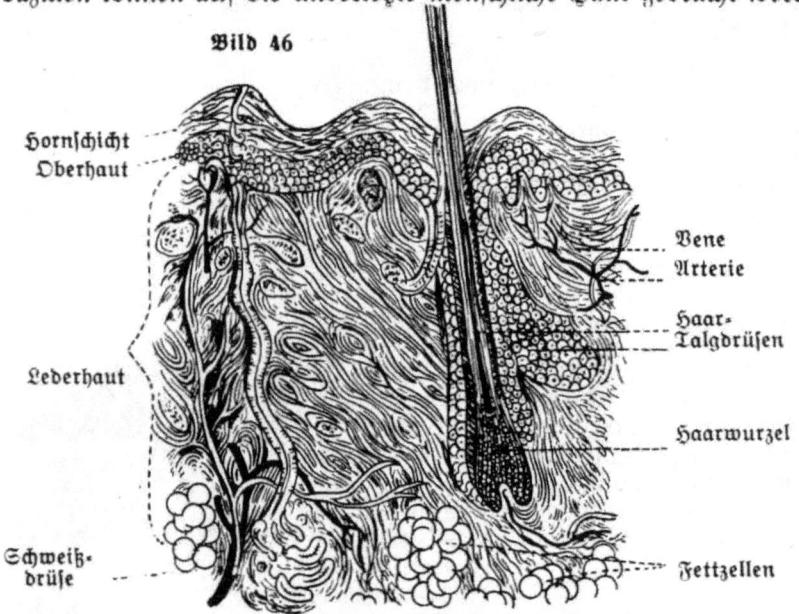

ohne daß sie uns zu schaden vermöchten. Wo dagegen die schützende Hautoberfläche durch einen Schnitt oder Riß verletzt ist, bilden diese Stellen Eingangspforten, durch die Schmutz und Krankheitserreger

196

in den Blutstrom gelangen können. So erklärt sich das häufige Eitern von Kratzwunden, das Wundfieber und das so gefährliche Kindbett=fieber. Durch Erkältungen, Entzündungen und Katarrhe erleidet die Schleimhaut des Rachens Einrisse, durch die Schädlinge, welche die Infektionskrankheiten bewirken, dann einzubringen vermögen. Unsere Haut besteht aus drei Schichten, der O b e r h a u t , der L e d e r = h a u t und dem U n t e r z e l l h a u t g e w e b e (siehe Bild 46).

Die äußere Schicht der **Oberhaut** bildet verhornte Schüppchen und wird ständig abgestoßen und durch eine neue ersetzt. In den tieferen Schichten befindet sich bei farbigen Rassen der entsprechende Farbstoff. Auch Sommersprossen und Leberflecke entstehen dadurch, daß sich hier Farbstoffe ablagern.

Die **Lederhaut** ist von einem Netz von ungemein vielen Blut=gefäßen und Nerven durchzogen. Diese Hautschicht kann dadurch sehr viel Blut aufnehmen, was man oft dazu benützt, durch zweckmäßige Bäder das Blut aus den Innenorganen nach der Haut abzuleiten. Andererseits steht sie durch die Nerven mit dem Gehirn in Verbindung und wir empfinden so alle Hautreize, wie Kälte, Wärme, Druck, Kitzeln usw. Außerdem liegen noch in der Lederhaut die Talgdrüsen, die Haarwurzeln und die Schweißdrüsen (siehe Bild 46).

Im **Unterzellhautgewebe** finden sich zahlreiche Fettzellen, die an einigen Stellen des Körpers ein förmliches Fettpolster bilden.

Außer dem Schutz unseres Körpers hat die Haut noch mehrere wichtige Aufgaben. Sie hat die K ö r p e r w ä r m e  z u  r e g u = l i e r e n , vor allzu großer Wärmeabgabe und vor den Einwirkungen der Außenluft zu schützen.

Eine weitere wichtige Tätigkeit ist

## die Hautatmung.

Unser Körper nimmt durch die Poren der Haut Sauerstoff auf und gibt Stoffwechselprodukte ab, so besonders den Schweiß. Dieser enthält Essig=, Butter= und Ameisensäure und auch andere direkt giftige Stoffe, sogenannte Ptomaine oder Gifte. Auf diese Weise erklärt sich das Genesen aus oft ganz schweren Krankheiten durch eine Schwitzkur. (Heißluft=Apparate zu Schwitzkuren siehe Seite 282.) Es werden eben auf diesem Wege die giftigen Krankheitsstoffe ausgeschieden. Würde man einem kleinen Tier (Maus, Ratte) nur einige Tropfen unseres Schweißes einspritzen, so würde es eingehen.

Aus dem Vorhergesagten geht hervor, wie wichtig eine geregelte Hauttätigkeit ist.

Würde mehr als ein Drittel unserer Hautoberfläche vernichtet, wie es z. B. bei großen Verbrennungen vorkommen kann, oder würde man durch Bestreichen mit einem luftdichten Firnis über ein Drittel der Hautporen verstopfen, so würde der betreffende Mensch in beiden Fällen unter Erstickungserscheinungen zu Grunde gehen.

## Flechten und Hautausschläge.

Die meisten hier in Betracht kommenden Hautleiden werden im Volksmunde als „Flechten" bezeichnet, wir wollen also der leichteren Verständlichkeit halber hier auch diesen Sammelnamen für verschiedene krankhafte Erscheinungen gebrauchen. Je nach dem Krankheitsbilde unterscheidet man nässende und trockene Flechten.

### Bei der nassen Flechte

treten zuerst hell- und dunkelrote Knötchen auf. Sie werden größer und führen allmählich zu einer entzündlichen Hautschwellung, die sich nach und nach ausbreitet. Wird die Oberfläche der Bläschen gerieben oder sonstwie gereizt, so öffnen sich die Bläschen und aus der entblößten

**Bild 47**

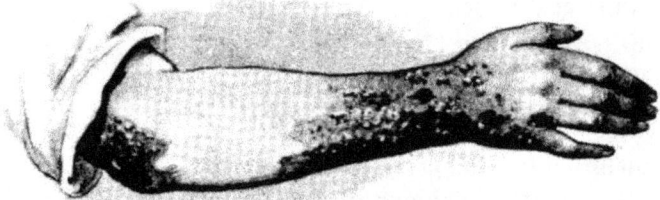

dunkelroten Hautoberfläche quillt eine mehr oder weniger helle, klebrige, krustenbildende Flüssigkeit. Da die Kranken tags-, besonders aber

198

nachtsüber von lebhaftem Jucken geplagt werden, läßt der Kranke sich nur zu leicht verleiten, durch Kratzen Linderung zu suchen. Die Folge aber ist, daß die von der Krankheit befallenen Hautstellen aufgerissen, die Bläschen geöffnet werden und nun die häßliche Schorfbildung weiter um sich greift. Außerdem aber werden Krankheitskeime durch die Hand und ebenso durch Kleidungsstücke über den ganzen Körper verbreitet.

## Die trockene Flechte

unterscheidet sich von der nassen, wie der Name sagt dadurch, daß ihr Kennzeichen nicht eine schorfbildende Feuchtigkeit, sondern eine bezeichnende Trockenheit ist. Die trockene Flechte befällt meist Leute in jungen und mittleren Jahren. Auch sie sieht anfangs harmlos aus; zuerst bilden sich auf den Streckseiten des Ellbogens und der Kniegelenke, auf dem Haarboden, auf der oberen Stirn stecknadelkopfgroße rote Knötchen. Die Oberfläche der Knötchen ist mit kleinen Schuppen bedeckt, die sich später ausdehnen und Fingernagelgröße erreichen können. Zuweilen zeigen sich Schuppen nicht auf der ganzen Oberfläche der erkrankten Stelle, sondern nur am Rand. Diese Krankheit beginnt meist gleichzeitig an mehreren Körperstellen. Das Jucken bei diesem Leiden ist nicht ganz so lästig, wie das bei der nassen Flechte auftretende. Die trockene Haut reißt leicht ein. Entzündungen sind die Folge, abgesehen davon, daß die kleinen Hautrisse Pforten für die Krankheitskeime mannigfacher Art sind. Wird nichts gegen die Krankheit getan, so kann sie immer weiter um sich greifen.

Flechten sind oft hartnäckige Leiden; zu ihrer Bekämpfung soll die **Sori-Heilsalbe** dienen. **Beim Beginn der Kur soll immer die Stärke I angewandt und auch diese anfangs nur in dünner Schicht aufgetragen werden.** Nur wenn es sich als unbedingt nötig erweisen sollte — also wohl nur in Ausnahmefällen — soll eine Fortsetzung der Kur mit Stärke II erfolgen. Auch diese ist anfangs nur dünn aufzulegen. Aus vielen Attesten wissen wir, daß sich die **Sori-Heilsalbe** auch schon in Fällen bewährt hat und einen Erfolg zeitigte, die mit anderen Mitteln schon lange Zeit vergeblich behandelt wurden. Verstärkt kann die Kur durch Waschungen mit

**Bild 48**

## Schuppenflechte (Psoriasis) und Heilsalbe

**Bild** I: ein stark vergrößerter Querschnitt durch die gesunde Haut. H=Hornschicht, L=Lederhaut, Z=Zellengewebe (Keimschicht), A=feinste Adern.

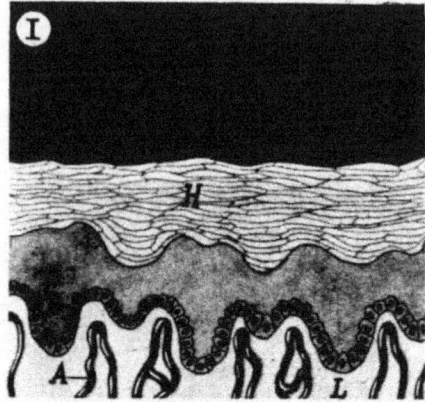

**Bild** II: eine halbschematische Wiedergabe des Krankheitsbildes. Die Adern (A) erscheinen verdickt, das Zellgewebe (Z) beginnt zu wuchern. E sind Eiterherde mit Eitererregern, die in die gequollene und sich abschuppende Hornschicht (H) eingelagert sind. Weiße Blutkörperchen (W) kommen herbeigeeilt, um den Kampf gegen die Eitererreger aufzunehmen.

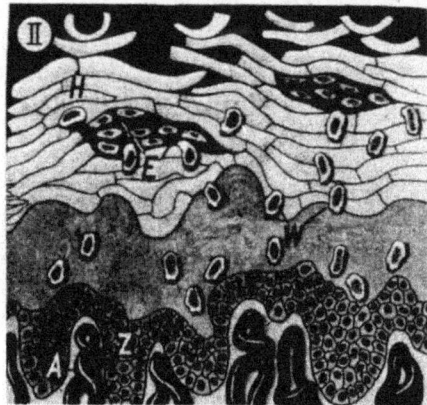

**Bild** III: ein Hautstück unter dem Mikroskop, auf das Heilsalbe (S) gestrichen wurde. Man sieht, wie diese nicht nur an der Oberfläche eine Schutzschicht bildet, sondern tief einbringt. Sie kommt zu den Eiterherden und vernichtet in diesen die Eitererreger, gelangt aber auch bis in die entartete Zellschicht und zu den verdickten Adern und führt diese Hautteile auf ihren normalen Umfang zurück. Das Leiden ist somit auf dem Wege zur Besserung.

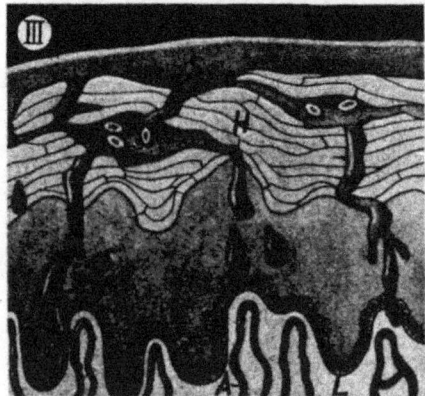

200

# Sori-Heil-Salbe

Nur für Erwachsene

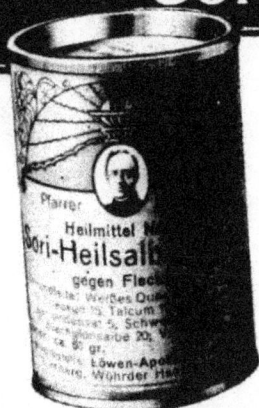

**Bestandteile: Stärke I:** Zincoxyd 15; Talcum 10; Pittylen (Formaldehydteercondensat) 5; Schwefelsublimat 3; Bleipflaster 8; weiße Quecksilberpräcipitatsalbe (5%) 50. **Stärke II:** Resorcin 6; Naphthol 6; Chrysarobin 3; Acidum salicylicum 5; Zincoxyd 20; Talcum 10; Menthol 1,5; weiße Quecksilberpräcipitatsalbe (5%) 100.

**Preis:** Bestell-Nr. 59 Stärke I, mild, Originalpackung RM. **3.70**
Bestell-Nr. 61 Stärke II, kräftig, Originalpackung RM. **4.15**
(Bitte Merkblatt S. 313 genau beachten!)

Pfarrer Heumann-Mittel sind nur echt, wenn die Packung den Aufdruck „Pfarrer Heumann" und das Bildnis Pfarrer Heumanns trägt. Verkaufsbedingungen s. S. 317. Die Mittel sind in allen Apotheken erhältlich, bestimmt in allen in diesem Buch (zwischen S. 112/113) genannten Apotheken, sonst Hauptversandstelle für ganz Deutschland (Versand porto- und verpackungsfrei!) **Löwen-Apotheke, Nürnberg 2, Brieffach 9.**

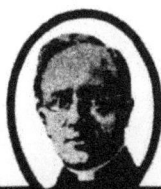

Heumanns **Flechten-Waschpulver** werden. In diesem Fall ist die auf dem Etikett dieses Waschpulvers angegebene Gebrauchsanweisung einzuhalten!

Die Feststellung, welcher Art das Leiden ist, erfolgt am besten und sichersten durch den Arzt. Wir raten daher jedem: Gehe

Pfarrer Heumanns

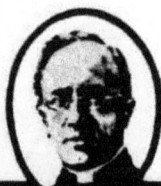

Heilmittel Nr. 28

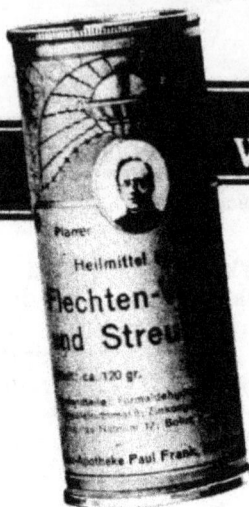

## Flechten-
## Wasch- u. Streupulver

**Bestandteile:** Formaldehydteercondensat 6; Schwefelsublimat 6; Zincoxyd 25; doppelkohlensaures Natrium 12; Bolus und Talcum je 25.

**Preis:** Original-Packung RM. **1.85.** Pfarrer Heumann-Mittel sind nur echt, wenn die Packung den Aufdruck „Pfarrer Heumann" und das Bildnis Pfarrer Heumanns trägt. Verkaufsbedingungen s. S. 317. Die Mittel sind in allen Apotheken erhältlich, bestimmt in allen in diesem Buch (zwischen S. 112/113) genannten Apotheken, sonst Hauptversandstelle für ganz Deutschland (Versand porto- und verpackungsfrei!) **Löwen-Apotheke, Nürnberg 2, Brieffach 9.**

# „Ideal"
## eine elastische Binde

Sie ist die geeignetste bei nässender Flechte. In gedehntem Zustande ca. 5 Meter lang.

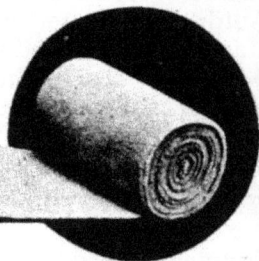

**Preis:** 8 cm breit 80 Pfennige und 10 cm breit 95 Pfennige

Zu beziehen durch die
**Löwen-Apotheke, Nürnberg 2, Postfach 9.**

202

zu Deinem Arzt, laß Dich von ihm untersuchen und Dir sagen, was Dir fehlt.

Neben der Sori-Heilsalbe ist auch die Stärke 2 von Heumanns „Balsamischen Pillen" als blutreinigendes Mittel zu nehmen. Fast jede Flechtenkrankheit ist die Folge von unreinem und schlechtem Blut. Es muß daher in erster Linie für gesundes Blut gesorgt werden. Lesen Sie die Beschreibung über „Balsamische Pillen" auf Seite 88. Während der Kur ist der Alkoholgenuß entschieden einzuschränken, am besten ganz zu unterlassen. Durch übermäßigen Genuß von Bier, Wein, Schnaps und scharfen Gewürzen wird der Juckreiz der Flechte wieder hervorgerufen und der Heilvorgang aufgehalten. Eine sehr heilkräftige und segensreiche Wirkung bei allen Hautkrankheiten haben auch die Sonnenstrahlen. Lassen Sie der Sonne und dem Licht soviel wie möglich Zutritt zu den kranken Stellen.

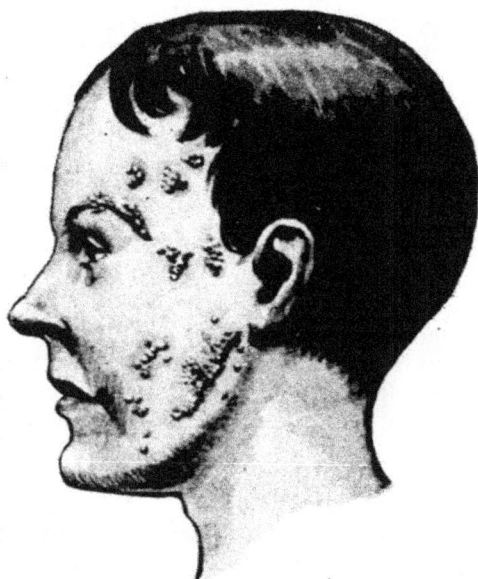

## Über die Erfolge,

die mit den Heumann'schen Mitteln bei allen in diesem Buch erwähnten Krankheiten erzielt worden sind, liefen eine derartig große Anzahl von Dankschreiben, Äußerungen der Anerkennung und Zufriedenheit ein, daß es natürlich ganz unmöglich ist, diese hier zum Abdruck zu bringen. Im April 1926 wurde die Anzahl dieser Schreiben amtlich notariell mit 144 289 (Einhundertvierundvierzigtausendzweihundertneunundachtzig) bestätigt, bei Drucklegung dieses Buches war sie auf über ¼ Million (268 000) angewachsen und ist auch weiterhin dauernd im Steigen begriffen. Nun ist man gewöhnt, daß Dankschreiben von Seiten mancher Gegner als übertrieben oder „Einbildung" bezeichnet werden. Wie falsch dieser Vorwurf in unserem Falle wäre, geht schon aus der ungeheuren Anzahl der Schreiben hervor. Bitte beachten Sie die in diesem Buch wiedergegebenen Auszüge aus Dankschreiben.

## Dank- und Anerkennungs-Schreiben über die mit Pfarrer Heumanns Heilmitteln erzielten Erfolge bei

# Flechten u. Hautleiden

**Die gute Wirkung hielt an.**

Vor ungefähr 10 Tagen bestellte ich Sorisalbe I. Mein Ekzem an beiden Ohren ist geheilt. Man braucht nicht viel Worte zu machen, diese Leistung besagt alles. Ich sage Ihnen dafür meinen besten Dank. Wo ich auch immer hinkommen mag, Ihre Heilmittel werde ich stets empfehlen, denn solche Leistung ist kaum zu glauben. Ich sage Ihnen die volle Wahrheit, Sie dürfen mich, wenn ich der Hilfe bedarf, stets zu Ihren Kunden zählen, das bin ich Ihnen schuldig.

Ernst Seeger, Schalttafelwärter

Zschornewitz, Bez. Halle, den 15. 11. 32
Pöplitzer Weg 9

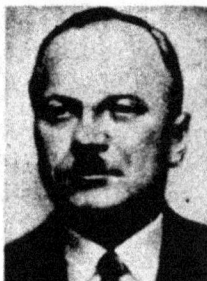

Am 17. 7. 33 schrieb uns Herr Seeger: Obwohl ich die Salbe im Dezember bei weitem nicht ganz verbrauchte, war doch die Wirkung bis zum heutigen Tage so, daß ich nichts mehr anzuwenden brauchte. Das sagt wohl alles. Bei Krankheitserscheinungen, die sich im späteren Leben noch einstellen, werden ohne Frage Heumanns Heilmittel mir zur Seite stehen. Die Empfehlung Ihrer Firma gegenüber andern Mitmenschen ist meine Pflicht und Schuldigkeit.

**Merkliche Besserung.**

Durch Gebrauch der Sori-Salbe mit Waschpulver, womit ich 2 × täglich früh und abends das kranke Bein nach Vorschrift behandelte, fand ich nach 3—4 Wochen merkliche Besserung. Ich fühle mich bereits viel besser und kann Sori-Salbe jedem ähnlich Leidenden bestens empfehlen.

Oechsen/Rhön, den 23. 5. 32      Jakob Korngiebel,
Dorfwasserstr. 18      Maurer

---

**Nur wer Rückporto beifügt, kann eine Antwort erwarten**

## Von trockener und nässender Flechte befreit.

Schon seit mehreren Jahren litt ich an einem Gesichtsausschlag der sogen. trockenen Flechte. Im August v. J. trat diese Flechte nun so stark auf, daß sich lauter Narben bildeten, die sich dann in eine nasse Flechte umwandelten. Ich hatte schon viele verschiedene Sorten Salbe und viele verschiedene Seifen gebraucht, aber nichts wollte helfen. Zufällig las ich nun neulich von Ihren Mitteln und ließ mir Ihre Sorisalbe kommen. Ich bin innerhalb 14 Tagen von meinem Leiden befreit. Mein Gesicht ist rein und freue ich mich riesig, endlich von dem Leiden befreit zu sein.

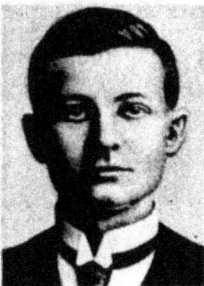

Otto Fricke, Kaufmann

Bad Gandersheim, den 26. 3. 22
Steinweg 4

## Schuppenflechte wie weggeblasen.

Teile Ihnen mit, daß ich nach Verbrauch von nicht ganz 2 Dosen Sorisalbe von meinem Flechtenleiden geheilt bin. Mein Gesicht war von Schuppen bedeckt. Die Schuppen waren nach Anwendung von Sorisalbe wie weggeblasen. Ich werde Ihr Heilmittel jedermann bestens empfehlen und spreche Ihnen meinen besten Dank aus.

Tretting, den 23. 5. 33          Georg Heißer,
Post Arnschwang                    Landwirtssohn

## Schon nach einigen Tagen Besserung.

Vor 2 Jahren hatte ich mir Sorisalbe gegen Flechten schicken lassen. Im Sommer bekam ich die Flechten am Arm und zwar so stark, daß der ganze Arm bedeckt wurde. Da rieb ich den Arm mit Sorisalbe ein und nach einigen Tagen merkte ich schon, daß es besser wurde. Nach 4 Wochen war der ganze Arm geheilt. Spreche daher meinen allerbesten Dank aus. Ich werde Ihre Mittel allen empfehlen.

Burgstall Nr. 77½, den 15. 11. 33          Johann Dischinger,
Post Konzell/Ndby.                          Gütler

---

**Bei Anfragen an obige Adressen bitte Rückporto beifügen**

## Besserung, jetzt geheilt.

Nach ¾ Jahren, seit dem Bezug von Ihrer Sori=Salbe und den Balsamischen Pillen, fühle ich mich verpflichtet Ihnen hiermit meinen Dank auszusprechen. Meine Frau litt seit Jahren an beiden Beinen an nassen Flechten. Nach Anwendung von Pfarrer Heumanns Sori=Salbe und Balsamische Pillen stellte sich Besserung ein, sodaß sie jetzt ganz geheilt ist und ich Ihnen hiermit meinen besten Dank ausspreche und Ihre Mittel jedem aufs wärmste empfehle.

Hemmersdorf Nr. 81, den 11. 2. 34          Paul Christoph,
Post über Kamenz/Schles.                              Landwirt

## Besserung schon nach wenigen Tagen.

Teile Ihnen mit, daß eine Besserung meines Flechtenleidens schon nach 2 Tagen zu sehen war. Jetzt ist gar nichts mehr davon zu merken. Ich bin ja so glücklich, daß mir die Balsamischen Pillen und die Sorisalbe so gut geholfen haben. Drei Jahre habe ich mich mit den Flechten herumgeschleppt, es wurde immer ärger. Ich leide auch sehr an Stuhlverstopfung, durch Ihre Balsamischen Pillen habe ich auch dabei Hilfe.

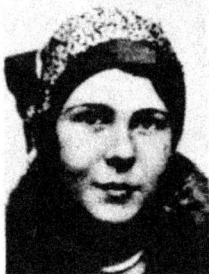

Frl. Helene Krause, Hausangest.

Löwenstein, den 26. 4. 33
Post Dietrichsdorf/Ostpr.

## Wieder ein reines Gesicht.

Habe vor einiger Zeit 1 Dose Sorisalbe von Ihnen bezogen, litt einige Jahre an einem Finnenausschlag im Gesicht. Durch eine von Ihnen zugesandte Broschüre wurde ich auf Ihre Sori=heilsalbe aufmerksam und faßte gleich Zutrauen dazu und ließ mir eine Dose Sorisalbe senden. Dank Ihrer Heilsalbe war das Uebel in 3 Wochen beseitigt und ich bin glücklich, daß ich mit reinem Gesichte wieder unter die Menschen treten kann. Nochmals Dank für das gute Mittel.

Schönau/Schwarzw., den 3. 10. 32          Anna Steiger=Wetzel,
Ledergasse 67                                          Fabrikarbeiterin

---

Nur wer Rückporto beifügt, kann eine Antwort erwarten

# Krampfadern — Offene Füße.

Zu Krampfadern neigen Personen, deren Beruf ein andauerndes, anstrengendes Stehen erfordert. Ferner Fettleibige oder Schwangere, deren Körper ziemlich unvermittelt ein gesteigertes Gewicht bekam, ohne daß die Bein= und Fußmuskeln schnell genug gekräftigt wurden. Bei allen diesen übt das Blut auf die Blutadern des Beines, namentlich die des Unterschenkels, einen erhöhten Druck aus. **Dadurch schwellen die Adern immer mehr an, treten dick aus der Haut hervor und verursachen krampfartige Schmer-**

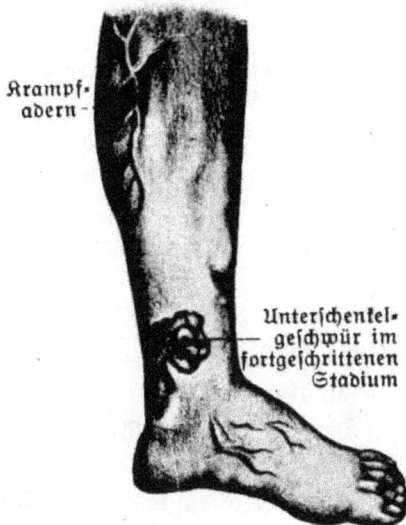

Bild 50

Krampf-
adern

Unterschenkel-
geschwür im
fortgeschrittenen
Stadium

**zen.** Durch geeignete Pflege, vor allem durch das Tragen einer K r a m p f a d e r g a m a s c h e (siehe Seite 214) können die Krampf-adern ausgeglichen und am Auf-brechen verhindert werden. Wenn aber die Adernwände infolge unter-lassener Pflege immer dünner wer-den, so brechen sie leicht auf und es können recht bösartige K r a m p f -a d e r g e s c h w ü r e, auch o f f e n e F ü ß e oder K i n d s f ü ß e ge-nannt, entstehen.

Die aufbrechende Stelle ist zuerst klein, wird aber rasch größer und es kann in manchen Fällen soweit kommen, daß die Wunde das ganze untere Drittel des Unterschenkels einnimmt (siehe Bild 50).

Offene Füße bedrohen nicht unmittelbar das Leben, können es aber dem davon Befallenen wohl verleiden. Des Nachts rauben Schmerzen den Schlaf, am Tage ist er bei Ausübung der Geschäfte unleidlich behindert. Die aus der Wunde in den Blutkreislauf über-gehenden giftigen Stoffe beeinträchtigen die Eßlust und das allgemeine Wohlbefinden.

Ein vielverbreiteter Irrtum ist es, daß man offene Füße nicht zuheilen. dürfe. Es wird vielfach angenommen, die Krankheit ziehe sich dann nach innen. Wenn die Heilung r i ch t i g erfolgt und nicht nur in einer scheinbaren, oberflächlichen Ueberhäutung besteht, so ist jede Befürchtung in dieser Hinsicht völlig unnötig. Und in welch riesiger Anzahl von Fällen die

## Heilung nach Anwendung der Pedi-Salbe

richtig erfolgt ist und daß keinerlei andere nachteilige Folgen daraus entstanden, ist aus den Tausenden von Dankschreiben zu entnehmen, in denen dies berichtet wird.

Bisherige Heilmittel gegen offene Füße taugten vielfach nichts, weil sie der besonderen Art des hartnäckigen Leidens nicht gehörig angepaßt waren. Mit sogenannten „Universalmitteln", die auch alles mögliche andere heilen sollen, ist bei offenen Füßen nichts aus=zurichten. Manche Salben lindern wohl zuerst die Schmerzen, werden dann aber nicht mehr vertragen, so daß ihre Anwendung unterbleiben muß.

Auch wurde meist zu wenig Wert darauf gelegt, neben der äußer=lichen Behandlung für eine **Anregung des Stoffwechsels** Sorge zu tragen und besonders die bei Frauen so häufige Verstopfung, auch gegebenenfalls vorhandene Blutarmut, in der Behandlung mit zu berücksichtigen.

Der Erfinder der Pedi=Heilsalbe, Pfarrer Heumann in Elbersroth in Bayern, machte jahrelange Versuche mit heilkräftigen, aber un=schädlichen Stoffen, bis er diejenigen fand, die offene Füße unzweifel=haft günstig beeinflussen. Die Pedi=Heilsalbe enthält Bestand=teile, welche:

die abgesonderte Flüssigkeit aufsaugen; ihre Zersetzung verhüten;
die Absonderung vermindern und die Wundfläche trocken machen;
die bereits zersetzten Gewebeteile werden abgestoßen;
die Wunde wird gereinigt, desinfiziert, d. h. keimfrei gemacht;
es wird eine Heilung durch Granulation angeregt (Granulation heißt: Körnchenbildung), d. h. es bilden sich erst kleine rote Fleischwärzchen, diese werden zahlreicher und größer;

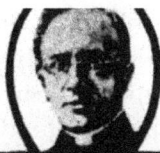

# Pedi-Heil-Salbe

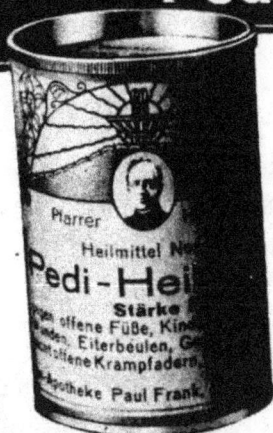

**Bestandteile: Stärke I:** Basisch gerbsaures Wismut 9; Zincoxyd 20; Formaldehydteercondensat 4; Talcum 15; Anaesthesin Höchst 5; künstlicher Perubalsam (Cinnameingehalt 56%) 3; Grundmasse 90. **Stärke II:** Basisch gerbsaures Wismut 12; Zincoxyd 20; Formaldehydteercondensat 4; Talcum 15; Anaesthesin Höchst 7; künstlicher Perubalsam (Cinnameingehalt 56%) 5; Grundmasse 90.

**Preis:** Stärke I, mild, Bestell-Nr. 51, Originalpackung RM. **3.70.** Stärke II, kräftig, Bestell-Nr. 53, Originalpackung RM. **4.15.** Pfarrer Heumann-Mittel sind nur echt, wenn die Packung den Aufdruck „Pfarrer Heumann" und das Bildnis Pfarrer Heumanns trägt. Verkaufsbedingungen s. S. 317. Die Mittel sind in allen Apotheken erhältlich, bestimmt in allen in diesem Buch (zwischen S. 112/113) genannten Apotheken, sonst Hauptversandstelle für ganz Deutschland (Versand porto- und verpackungsfrei!) **Löwen-Apotheke, Nürnberg 2, Brieffach 9.**

das abgestorbene Gewebe wird erseßt; es bildet sich eine neue Hautschicht und die Wunde schließt sich.

Wohl jeder, der Heumanns Pedisalbe gegen offene Füße braucht, wird dafür dankbar sein, daß er auf sie aufmerksam gemacht wurde. Die Heumann'sche Pedi-Heilsalbe zeigt ihre günstige Wirkung gegen offene Füße fast vom ersten Tage ihrer Benußung an. Zunächst werden die S ch m e r z e n g e l i n d e r t, das Jucken läßt nach. Diese Besserung schreitet dann vorwärts und führt erfahrungsgemäß in den meisten Fällen auch zur Heilung.

Wir wollen nicht unterlassen zu bemerken, daß sich auch auf dem Gebiete der Unterschenkelgeschwüre der Chirurg betätigt. Es werden bei dieser Operation die Geschwürflächen gründlich gereinigt und von irgend einem anderen Körperteil Stücke gesunder Haut auf die Wunde verpflanzt. Der Erfolg dieser Operation ist meist ein recht guter. Ratsam ist in allen Fällen die Befragung des Arztes, um zu erfahren, ob der Fall überhaupt für eine Salbenbehandlung geeignet ist.

Wir raten jedem: Gehe zu Deinem Arzt, laß Dich von ihm untersuchen und Dir sagen, was Dir fehlt.

Da offene Füße vielfach mit die Folge von schlechtem, unreinem Blut sind, ist es natürlich von großer Wichtigkeit, neben der äußerlichen Anwendung der Heumann'schen Pedi-Heilsalbe auch Heumanns „Balsamische Pillen“, Stärke 1 oder 2, als blutreinigendes inneres Mittel zu nehmen (siehe Seite 88). Es kann dies nicht dringend genug empfohlen werden, denn manchmal sind offene Füße infolge allzuschlechten Blutes mit Pedi-Heilsalbe allein nicht vollständig zu heilen.

## Ohne gesundes Blut keine dauernde Wirkung!

Ein mit schlechten Stoffen belastetes Blut widersetzt sich der Besserung der Wunden. Reines und gesundes Blut dagegen bahnt die Heilung an und verhindert, daß Füße, die vielleicht schon durch Pedi-Heilsalbe geheilt waren, einem neuen Ansturm erliegen und wieder aufbrechen.

Auch durch eine geeignete Lebensweise kann man viel zur Gesundung und Reinigung des Blutes beitragen. Sie finden näheres hierüber in dem kleinen Aufsatz über Heumanns Balsamische Pillen (Seite 88). Beachten Sie dabei auch die Ratschläge über die für Leute mit scharfem, unreinem Blut geeignete Lebensweise. Besonders scharfe Gewürze müssen während der Kur unbedingt aus allen Speisen weggelassen werden.

Noch ein guter Rat sei angefügt: Lassen Sie, wenn es nur irgend geht, der Sonne und dem Lichte Zutritt zu der leidenden Stelle, sie üben eine überaus heilkräftige Wirkung aus.

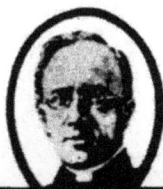

# Balsamische Pillen

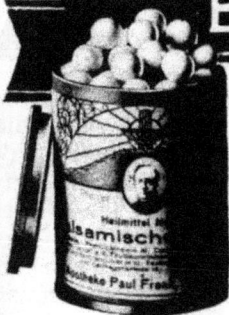

**Pillen Stärke I. Bestandteile:** Cascara Sagradarinde 10; Calmus- und Enzianwurzel je
10; Faulbaumrinde 3,5; Faulbaumrindenextract 1,5; Honduras-Sarsaparille 10; Pfefferminz, Wermut, Capaloe, Phenolphthalein
und Eisenzucker (3%) je 10; Hefeextract 20.

**Pillen Stärke II. Bestandteile:** Phenolphthalein 20; Cascara Sagrada- und Shensi-Rhabarberextract je 10;
Faulbaumrindenextract 11,2; Enzian-, Calmus-, Baldrianpulver
und Capaloe je 10; Faulbaumrinde 4; China- Calisaya- und Carthagenarinde 10; Hefeextract 20.

**Preis:** Best.-Nr. 12 Balsamische Pillen Stärke I　　　　　RM. **2.75**
　　　„　13　　„　　　„　　„　II (kräftiger) „　**3.25**
Die Mittel sind in allen Apotheken erhältlich, bestimmt in allen
in diesem Buch (zwischen S. 112/113) genannten Apotheken, sonst
Hauptversandstelle für ganz Deutschland (Versand porto- und
verpackungsfrei!) **Löwen-Apotheke, Nürnberg 2, Brieffach 9.**

Außerdem ist es sehr gut, das leidende Glied während der ersten
Zeit der Behandlung möglichst ausgiebig durch Liegen oder Sitzen
zu schonen und hiebei das kranke Bein auf einen zweiten Stuhl zu
legen. Es geht dadurch keine Zeit verloren, denn die Heilung erfolgt
schneller und gründlicher, so daß sich die paar versäumten Tage reichlich
bezahlt machen.

Die weitere Anwendung der Salbe und die richtige Bereitung
des Kamillenbades ist in einer sehr eingehenden und genauen Ge=
brauchsanweisung zusammengestellt, die jeder Sendung beiliegt.

Pfarrer Heumanns          Heilmittel Nr. 39

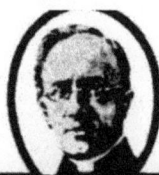

# Kamillen-Blüten

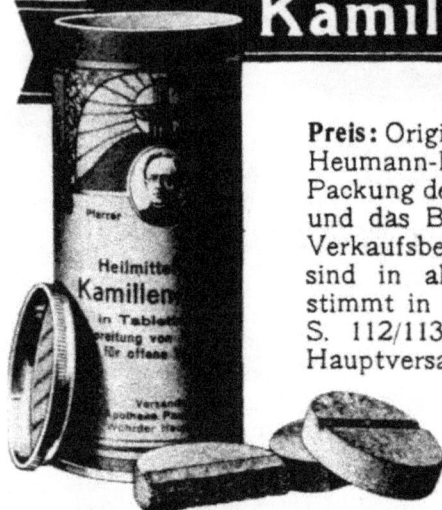

**Preis:** Original-Packung RM. —.50. Pfarrer Heumann-Mittel sind nur echt, wenn die Packung den Aufdruck „Pfarrer Heumann" und das Bildnis Pfarrer Heumanns trägt. Verkaufsbedingungen s. S. 317. Die Mittel sind in allen Apotheken erhältlich, bestimmt in allen in diesem Buch (zwischen S. 112/113) genannten Apotheken, sonst Hauptversandstelle für ganz Deutschland (Versand porto- und verpakkungsfrei!) **Löwen-Apotheke, Nürnberg 2, Brieffach 9.**

Pfarrer Heumanns          Heilmittel Nr. 25

# Essigsaure Tonerde-Tabletten

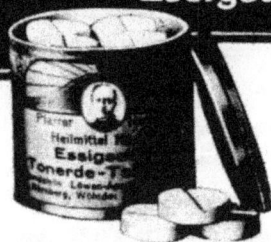

**Bestandteile:** Basisches Aluminiumacetat 100; Borsäure 5.
**Preis:** Originalpackung RM. —.70.
Verkaufsbedingungen s. S. 317.

Die Kur ist stets mit Stärke 1 zu beginnen. Nur wenn es sich als unbedingt nötig erweisen sollte, also wohl in Ausnahmefällen, kann die Kur mit Stärke 2 fortgesetzt werden.

212

Manche Leidende haben in den ersten zwei Tagen Schmerzen, doch nur anfangs und wie gesagt, auch nur **Manche,** nicht alle. Hat die Wunde sich erst an die Salbe gewöhnt, so tritt der Schmerz bestimmt nicht mehr auf. Sollten aber ausnahmsweise die Schmerzen nicht nachlassen, so ist der Gebrauch der Salbe drei bis vier Tage lang auszusetzen. Bei manchen Leuten ist der Fuß um die Wunde entzündet, trotzdem die Wunde selbst heilt. Hier tut man gut, einige Umschläge mit **essigsaurer Tonerdelösung** zu machen, und währenddessen mit dem Gebrauch der Salbe auszusetzen (s. auch Seite 224).

Nach erfolgter Heilung ist das Tragen einer geeigneten Binde — Noris oder Ideal — noch besser aber die Krampfader-Gamasche (siehe Seite 214) nach Sanitätsrat Dr. Stephan unbedingt notwendig. Nur dadurch können die noch schwachen Adern den notwendigen Halt gewinnen, sich wieder kräftigen und vollkommen ausheilen. Befolgt ein Geheilter diesen Rat nicht, so wird er es später stets bedauern, denn ein Wiederaufbrechen der Krampfadern bringt ihm auf recht unliebsame Weise diese Unterlassungssünde ins Gedächtnis, während ein zeitweiliges Anlegen einer Binde oder Gamasche ihn nach menschlicher Voraussicht hiervor bewahrt hätte.

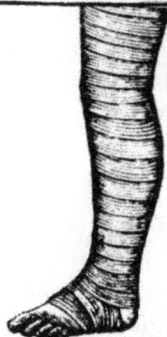

## Abbildungen und Preise der Kaſtilba-Krampfader-Gamaſchen nach Sanitätsrat Dr. Stephan von Nr. 1—8

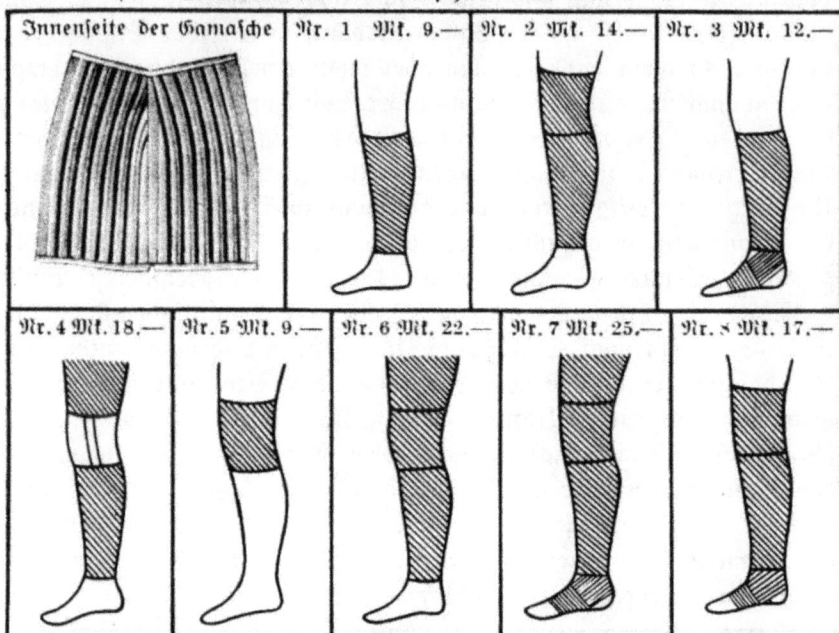

| Innenſeite der Gamaſche | Nr. 1 Mk. 9.— | Nr. 2 Mk. 14.— | Nr. 3 Mk. 12.— |
| Nr. 4 Mk. 18.— | Nr. 5 Mk. 9.— | Nr. 6 Mk. 22.— | Nr. 7 Mk. 25.— | Nr. 8 Mk. 17.— |

Die Preiſe verſtehen ſich pro Stück und ſind freibleibend. Bei außergewöhnlich weiten Gamaſchen erhöhen ſich die Preiſe um 2—5 Mk. pro Stück.

### Die Kaſtilba-Gamaſche

nach Sanitätsrat Dr. Stephan iſt ein **leichter Schnürſtrumpf,** aus Leinen, welcher auf der Innenſeite zahlreiche weiche runde Einlagen aufweiſt, die in der Längsrichtung der Gamaſche verlaufen. Sie verſteifen die Gamaſche, ſind aber weich und biegſam, geben daher bei jeder Bewegung nach. Die Kaſtilba-Gamaſche wird nur verhältnismäßig locker um das Bein gelegt, ſo daß die Einlagen nur einen geringen Druck ausüben. Der Druck genügt, um die weichen Krampfadern ſtellen- und ſtreckenweiſe zuſammenzudrücken, ſie alſo zu ſtützen. Dabei iſt dieſer Druck aber doch nicht ſo heftig, um den Blutkreislauf in den geſunden Adern der Haut oder in den tiefer gelegenen zu beeinträchtigen. Der Fluß des Blutes in den geſunden Adern nach oben wird alſo nicht gehemmt. Wir führen zur Bequemlichkeit unſerer Ab-

214

nehmer diese Kastilba=
Krampfader=Gamaschen und
empfehlen als in den meisten
Fällen ausreichend die Wa=
den=Gamaschen nach Fig. 1,
liefern jedoch auch die ein=
zelnen Teile nach den Num=
mern 2—8. Die Maße sind
nach nebenstehender Maß=
figur anzugeben, d. h. der
Umfang des Beines an den
durch die Buchstaben bezeich=
neten Stellen, soweit es für
den einzelnen Fall nötig ist.
Je nach der Bestimmung
einer Gamasche sind die
Maße für den Fuß (a bis b)
—für Unterschenkel (b bis d)
— das Knie (d bis f) oder
für Oberschenkel (f bis g)
einzutragen. Bei Gama=
schen für das g a n z e B e i n
gebe man noch die Länge

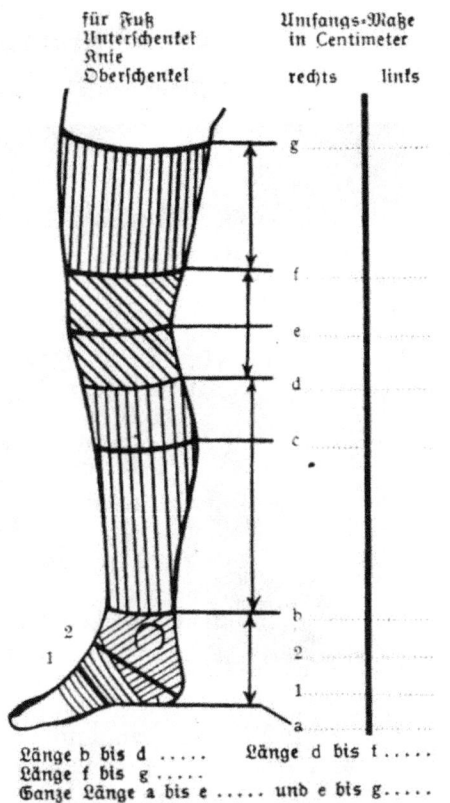

für Fuß
Unterschenkel
Knie
Oberschenkel

Umfangs-Maße
in Centimeter

rechts     links

g
f
e
d
c
b
a

2
1

Länge b bis d . . . . .     Länge d bis f . . . . .
Länge f bis g . . . . .
Ganze Länge a bis e . . . . . und e bis g . . . . .

a bis g an.   Diese Gamaschen sind aus einem zweckmäßigen luft=
durchlässigen Stoff angefertigt.

Das F u ß t e i l ist von der Gamasche getrennt, da bei ihm
naturgemäß die Einlagen fortfallen müssen. Es hat die Form eines
Sockens aus Gummibinde und den Zweck, eine leichte Kompression
am Fuß herzustellen. Es gibt dem Fuß einen guten Halt und kann
auch einzeln (ohne Gamasche) bezogen werden.

P r e i s pro Stück Mk. 3.—

In manchen Fällen ist auch eine o p e r a t i v e Behandlung
durch chirurgische gänzliche Entfernung der Krampfadern am Platze.
Das möge der behandelnde Arzt entscheiden.

## Dank- und Anerkennungs-Schreiben über die mit Pfarrer Heumanns Heilmitteln erzielten Erfolge bei

# Offenen Füßen

### Wieder geheilt.

Lange Zeit litt ich an einem Unterschenkelgeschwür, welches niemals ganz zuheilte. Auf „Pedi=Salbe" aufmerksam gemacht, kaufte ich mir eine Dose. Jetzt, wo ich die 2. Dose in Gebrauch habe, sehe ich zu meinem großen Erstaunen fortschreitende Heilung. Pedi=Salbe werde ich stets empfehlen.

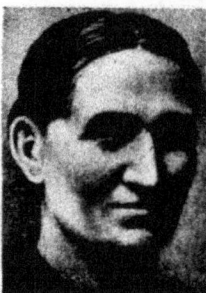

Sinzig (Rhein), den 12. 12. 25 Therese Mollbach, Barbarossastraße 28 Hausfrau

Am 28. 12. 26 schrieb uns Frau Mollbach: Teile Ihnen mit, daß sich Anfang Sommer vorigen Jahres bei mir am rechten Unter= schenkel ein Krampfadergeschwür bildete, welches mir viele Schmerzen verursachte. Anfangs Oktober hatte ich eine beinahe zwei Hand große, eiternde Wunde. Am 25. November gebrauchte ich zum erstenmal Pfarrer Heumanns Salbe und Ende Februar war ich Gott sei Dank nach Gebrauch von 3 Dosen geheilt, erfreue mich seitdem der besten Gesundheit und kann wieder alle Arbeit verrichten.

### Besiegtes Mißtrauen.

Ihre Pedisalbe gegen Krampfadergeschwüre hat bei mir gute Wirkungen gezeitigt. Ihre, von mir ganz mißtrauisch gebrauchte Salbe brachte über Erwarten den nicht geahnten Erfolg. Sie haben mich durch Ihr gutes Präparat gezwungen, daß ich nicht anders kann, als Ihnen für diese Wohltat zu danken und dieses Mittel allen gleich Leidenden zu empfehlen.

Ehrsten, den 14. 3. 25 Sabine Rehrmann, Post über Kassel 7 Kaufm.=Gattin

---

**Bei Anfragen an obige Adressen bitte Rückporto beifügen**

216

**Kann wieder gehen wie früher.**

Seit 3 Jahren litt ich an offenen Krampfader-Geschwüren. Habe alle möglichen Salben gebraucht, die mir aber keine Heilung brachten. Auf eine Zeitungsanzeige ließ ich mir das Pfarrer-Heumann-Buch schicken und bin dadurch auf Ihre Pedisalbe aufmerksam geworden. Ich habe die Pedisalbe angewandt und nach 3 Tagen verspürte ich schon eine Linderung. Ich habe die Salbe weitergebraucht und meine offenen Beine sind wieder gesund. Trotz meiner 60 Jahre kann ich nun wieder laufen wie früher. Die Pedisalbe kann ich nur jedem, der an offenen Beinen leidet, aufs wärmste empfehlen.

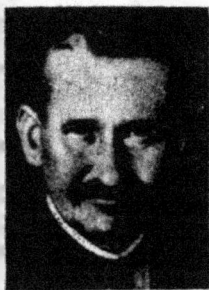

Berlin-Rudow, den 16. 2. 32                    Joh. Hölzel,
Mohnweg 21                                     Grundbesitzer

**Alles wieder gut geheilt.**

Ich kann Ihnen erfreut mitteilen, daß mein Leiden, nachdem ich die Pedisalbe verwendet habe, wieder verschwunden ist. Ich habe schon viel versucht, aber nichts verschaffte mir Linderung der Schmerzen oder Heilung der Wunden, ich konnte nicht immer meine häuslichen Arbeiten verrichten. Da bekam ich durch Zufall Ihr Buch „Pfarrer Heumanns Heilmittel" in die Hände. Ich bestellte mir Pedi-Salbe und der Retter war da. Jetzt ist alles wieder gut geheilt und kann ich wieder laufen und meinem Beruf nachgehen. Sage Ihnen nochmals meinen besten Dank und ich werde Ihre Pedisalbe überall empfehlen. Auch andere Wunden finden schnelle Heilung durch Pedisalbe.

Oelgershausen Westf., den 15. 7. 32            Katharina Kraft,
Post Netphen, Kr. Siegen                       Hausfrau

**Pedi-Salbe hat geholfen.**

Ihre Pedi-Heilsalbe hat mir sehr geholfen, mein Bein ist schon bald geheilt. Ich spreche Ihnen hiermit meinen besten Dank aus.

Forchheim/Ofr., den 9. 2. 34                    Matthäus Behringer,
Burgerhofstr. 8                                 Aufzugführer

---

Nur wer Rückporto beifügt, kann eine Antwort erwarten

**Die Schmerzen ließen nach.**

Teile Ihnen in Kürze meine Erfahrungen mit, die ich mit Pedi=
falbe gemacht habe. Ich leide an offenen Füßen und Krampf=
adergeschwüren. Ich war während der Kriegszeit allein mit
5 Kindern, der Mann war im Felde und ich mußte die ganze
Haus= und Feldarbeit allein verrichten. Dazu hatte ich eine
Wunde am rechten Fuß und litt starke Schmerzen daran. Damals
kam mir eine Zeitung in die Hand und ich wurde auf Ihre Heil=
mittel aufmerksam. Ich schrieb sofort um Pedisalbe. Schon
nach dem ersten Auflegen ließen die Schmerzen nach und in
einigen Wochen heilte die Wunde ganz langsam zu. Ich möchte
die Salbe am liebsten garnicht ausgehen lassen, denn da ich mit
Krampfadern behaftet bin, kommt es öfter vor, daß man sich
mal stößt und gleich wieder eine Wunde hat. Wenn ich aber
Pedisalbe zur Hand habe, so ist dem Uebel wieder abgeholfen,
denn sie heilt. Ich kann sie jedem ähnlich Leidenden bestens
empfehlen.

Tröbes, den 27. 6. 33                   Kuni Heigl,
Post Moosbach Opf.                        Bäuerin

**Nach kurzer Zeit war das Bein geheilt.**

Ich hatte seit Jahren ein offenes Bein, seit
dem ich Pedi=Heilsalbe benütze, bin ich von
den brennenden Schmerzen befreit und nach
kurzer Zeit war das Bein geheilt. Ich bin jetzt
munterer wie vordem. Pfarrer Heumanns
Pedisalbe kann ich jedem bestens empfehlen.

                B. v. d. Assen, Kaufmann
Steinfeld/Oldb., den 9. 1. 33
Amt Vechta, Bahnhofstr. 169

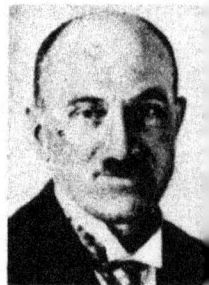

**Beide Füße geheilt.**

Im vergangenen Jahre hatte ich 2 offene Füße und machte
eine Kur mit Pedisalbe. Ein Fuß ist bald darauf geheilt, bei
dem andern habe ich noch eine Dose gebraucht, jetzt sind beide
Füße geheilt, Gott sei Dank!

Hernsberg Nr. 39, den 15. 1. 34         Philomena Hackner,
Post Greding/Mfr.                       Landwirtsgattin

---

**Bei Anfragen an obige Adressen bitte Rückporto beifügen**

218

# Hautjucken.

Eine Erscheinung, die sehr lästig empfunden wird, ist das H a u t - j u c k e n. Es kann von Flechten, Nesselsucht, Gelbsucht oder Nieren- leiden herrühren. In diesen Fällen ist natürlich das Grundübel zu behandeln, worüber Sie in den betreffenden Aufsätzen Aufschluß finden. In vielen Fällen läßt sich jedoch die Ursache nicht feststellen; man weiß nicht woher es kommt, aber doch ist eben das qualvolle Jucken vorhanden. Es handelt sich dann in der Regel um eine Reiz- erscheinung der Nerven oder um schlechtes Blut.

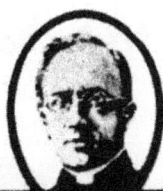

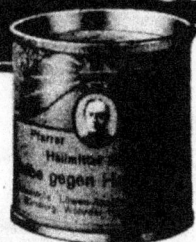

# Abszesse (Furunkel).

Wenn sich ein Abszeß bildet, so wird die betroffene Hautstelle erst rot, heiß und etwas erhärtet. Dann zeigt sich eine Anschwellung, die nach ein paar Tagen in der Mitte einen gelben Punkt bekommt. Der

Abszeß ist dann reif, öffnet sich und es fließt Eiter ab. Will man den Abszeß selber öffnen oder den Eiterabfluß erleichtern, so muß die Stahlnadel (keine Stecknadel), die man dazu benützt, vorher ausgeglüht werden. Nachdem der Eiter entfernt ist — beim Ausdrücken nehme man reine Watte (siehe Seite 284, Nr. 944) und säubere vorher auch die Hände gründlich —, muß die ganze Umgebung sorgfältig gereinigt werden. Man nimmt dazu Alkohol oder essigsaure Tonerde. Nach der Reinigung schützt man die Wunde vor Unsauberkeit durch Zubinden mit Gaze oder durch ein Pflaster. (Verbandszeug siehe Seite 284).

## Verhalten bei Verbrennungen.

Verbrennungen entstehen durch Einwirkung starker Hitze, sei es unmittelbar durch eine Flamme, sei es durch erhitzte Gegenstände, z. B. glühende oder gar geschmolzene Metalle, kochende Flüssigkeiten

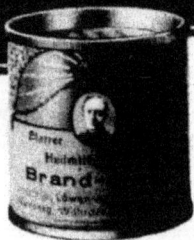

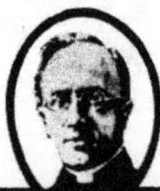

ober Dämpfe auf die Haut und die darunterliegenden Gewebeteile. Je nach dem Hitzegrad und der Dauer der Brennwirkung entsteht schmerzhafte Hautrötung, Blasenbildung oder Verkohlung. Geraten Kleider in Brand, so wälzt man sich auf dem Boden, ist jemand in der Nähe, so soll er Decken, Kleider auf den Brennenden werfen und dadurch die Flammen ersticken. Ein verbranntes Glied braucht Ruhe und Schutz vor Verunreinigung und Reizung. Sind Kleiderfetzen mit eingebrannt, so schneidet man mit einer Schere den Stoff ringsherum los, reißt aber die Fetzen nicht heraus. Man berühre die Brandwunde nicht mit schmutzigen Fingern und bringe kein kaltes Wasser darauf. Blasen dürfen nicht abgerissen werden und auch beim etwaigen Oeffnen mit einer ausgeglühten Nadel sei man sehr vorsichtig.

Man nehme Heumanns **Brandsalbe,** streicht sie auf Verbands= mull (siehe Seite 284, Nr. 941) oder saubere Leinwand und bindet diesen Verband über die Brandwunden. Gut ist es noch, eine Schicht Watte (siehe Seite 284, Nr. 944) darüberzubinden. Man wird damit alsbald ein Nachlassen der Schmerzen, rasche gute Heilung erreichen und eine Eiterung vermeiden, welche sonst die Wundbehand= lung zu einer sehr langwierigen machen würde.

Bei g r ö ß e r e n Verbrennungen ziehe man immer sofort den Arzt hinzu und befolge, bis er kommt, die oben angegebenen Ratschläge.

Bei V e r ä t z u n g e n mit Säuren (Salzsäure, Schwefelsäure, Putzwasser) spüle man die Stellen mit warmem Wasser ab, in dem etwas Soda oder Seife aufgelöst wird. Hat man sich mit einer Lauge (Salmiak, Aetznatron) verletzt, so setze man dem Wasser etwas Essig zu.

## Verhalten bei Erfrierungen (Frostbeulen usw.).

Wenn strenge Kälte längere Zeit auf den menschlichen Körper einwirkt, so entstehen krankhafte Veränderungen des Gewebes, die so weit gehen können, daß das betreffende Glied nicht mehr lebensfähig ist, abstirbt und amputiert werden muß. Hat jemand ein Glied er= froren, so bringt man ihn nicht gleich in einen warmen Raum, sondern reibt die erfrorenen Körperteile mit Schnee oder kalten nassen Tüchern solange ab, bis sie wieder Leben bekommen.

Pfarrer Heumanns  Heilmittel Nr. 29 und 30

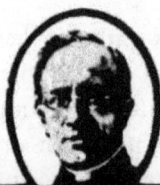

## Frost-Salbe, Frost-Bad

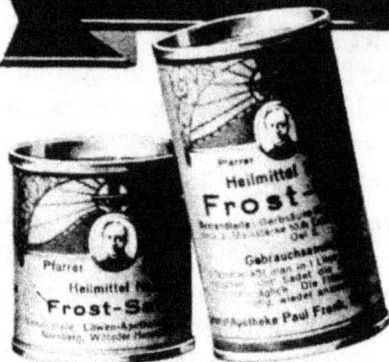

**Salbe. Bestandteile:** Infusorienerde 5; Menthol-Kobayashi 2;
Gerbsäure 5; Bolus 10; Grundmasse 75.
**Bad. Bestandteile:** Gerbsäure
30; Alaun 30; Eichenrinde 30;
Maisstärke 10,6; Eucalyptus
globulus Oel 3.

**Preis:** Original-Packung Frostsalbe (Best.-Nr. 29) RM. **1.10**,
Frostbad (Best.-Nr. 30) RM. **—.95**. Pfarrer Heumann-Mittel sind
nur echt, wenn die Packung den Aufdruck „Pfarrer Heumann"
und das Bildnis Pfarrer Heumanns trägt. Verkaufsbedingungen
s. S. 317. Die Mittel sind in allen Apotheken erhältlich, bestimmt in allen in diesem Buch (zwischen S. 112/113) genannten
Apotheken, sonst Hauptversandstelle für ganz Deutschland (Versand porto- und verpackungsfrei!) **Löwen-Apotheke, Nürnberg 2,
Brieffach 9.**

Sobald man merkt, daß sich die ersten Beschwerden durch Frost,
besonders Frostbeulen einstellen, badet man die betreffenden Stellen
mehrmals täglich mit einer Auflösung von Heumanns **Frostpulver** in
heißem Wasser. Gut ist es auch, die Frostbeulen, besonders wenn
sie schon aufgebrochen sind, mit Leinwandstreifen zu umbinden, auf
die Heumanns **Frostsalbe** gestrichen ist. Das qualvolle Brennen
und Jucken verschwindet alsbald und es wird eine rasche, gute Heilung
erzielt.

222

# Infektenftiche.

Bei einem Infektenftich wird immer eine kleine Menge organifcher Säure (Ameifenfäure) in die Wunde mit eingefpritzt. Wenn man fogleich Salmiakgeift zur Hand hat, kann man durch Betupfen damit die Säure neutralifieren, im Notfall kann man auch Soda oder doppelkohlenfaures Natron oder Zigarrenafche und Waffer zu einem Brei vermengen und auf die Stichftelle reiben. Hat man jedoch diefe Mittel nicht gleich zur Hand, fo hat es fpäter keinen Zweck mehr, fie anzuwenden, da fich dann die kleine Oeffnung des Einftiches gefchloffen

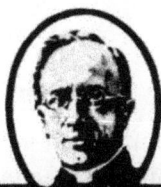

Pfarrer Heumanns      Heilmittel Nr. 38

## Insektenstichmittel

**Bestandteile:** Menthol-Kobayashi 2; Thymol 5; Salicylsäure 5; Formaldehyd 20; Spiritus 75.

**Preis:** Original-Packung RM. —.70. Pfarrer Heumann-Mittel sind nur echt, wenn die Packung den Aufdruck „Pfarrer Heumann" und das Bildnis Pfarrer Heumanns trägt.

Verkaufsbedingungen s. S. 317. Die Mittel sind in allen Apotheken erhältlich, bestimmt in allen in diesem Buch (zwischen S. 112/113) genannten Apotheken, sonst Hauptversandstelle für ganz Deutschland (Versand porto- und verpackungsfrei!) **Löwen-Apotheke, Nürnberg 2, Brieffach 9.**

hat. Auf jeden Fall vermeide man es, mit schmutzigen Fingern an der Wunde herumzureiben oder Erde aufzulegen. Wenn der Stachel noch in der Wunde ist, muß man ihn herausziehen. Das beste Mittel ist, man führt ein Gläschen Heumanns **Mückenschutz** bei sich und gibt ein paar Tropfen davon auf die gestochene Stelle, es wirkt bedeutend besser und schneller als Salmiakgeist. Auch besitzt das Mittel hohe Desinfektionskraft, so daß Blutvergiftungen, die sonst manchmal durch Mückenstiche hervorgerufen werden, nicht entstehen. Tritt infolge eines Insektenstiches starke Anschwellung ein, so macht man Umschläge mit essigsaurer Tonerde. (Die fertig gekaufte Lösung und Wasser zu gleichen Teilen.) Bei Heumanns **essigsauren Tonerdetabletten** ist die Stärke der Lösung angegeben.

### Essigsaure Tonerde-Tabletten.

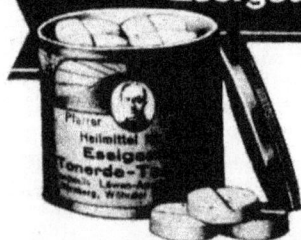

Die essigsaure Tonerde-Lösung hat sich als ein ideales Desinfektionsmittel für Wunden und dem früher angewandten Karbolwasser oder Bleiwasser weit überlegen gezeigt. So können wir ihre Verwendung bei Wunden aller Art, Nasenbluten, Insektenstichen, offenen Beinen, Zahngeschwüren empfehlen. Am besten, schnellsten und reinsten kann man essigsaure Tonerde selbst bereiten, aus Heumanns essigsauren Tonerde-Tabletten, die noch dazu den Vorteil haben, daß sie länger und besser haltbar, als die fertig gekaufte Lösung und leichter mitzunehmen sind.

# b) Das Auge.

Die weitaus am häufigsten vorkommende Augenerkrankung ist eine Bindehautentzündung, ein Katarrh der Augenschleimhaut. Letztere ist dann gerötet, das Auge erscheint etwas angeschwollen, brennt und tränt. Man vermeide in diesem Falle rauchige und staubige Luft und strenge das Auge nicht an. Ferner verwendet man mit bestem Erfolg Heumanns **aromatische Augenessenz.** Man gibt tropfenweise unter

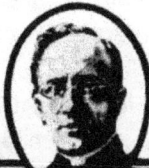

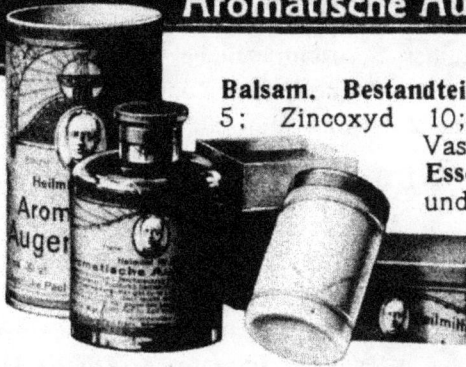

Umrühren soviel davon ins Wasser, bis dieses milchig und trüb wird. Dann taucht man ein Bäuschchen von Watte (siehe Seite 284) oder Leinen ein, drückt es gegen das Auge oder bindet es auf dem Auge fest. Ebenso wendet man die aromatische Augenessenz an, sobald die Augen, besonders infolge Ueberanstrengung schmerzen, gerötet sind und brennen. Die Essenz wirkt kühlend, entzündungswidrig und erfrischend auf das Auge und heilsam stärkend auf die Augennerven. Ueberhaupt übt sie einen wohltuenden Einfluß auf gesunde und kranke Augen aus.

Eine andere häufige Erscheinung ist eine Rötung und Entzündung der Augenlider, wobei sich oft ein sogenanntes **Gerstenkorn** bildet. Man hat dabei erst das Gefühl, als ob ein Sandkörnchen auf das Auge drücke, dann merkt man eine entzündliche Rötung und es bildet sich ein Eiterpöckchen. Man wäscht das Augenlid mehrmals täglich mit warmem Wasser oder Borwasser und streicht früh und abends eine halbe Erbse groß von Heumanns **Augenlidbalsam** an das Augenlid; das Uebel ist dann meist in wenigen Tagen behoben.

Ueber die Ausführung einiger Verordnungen bei der Behandlung des Auges, z. B. Einträufeln von Arzneien ins Auge, Augenbädern, Augenduschen usw. ist Seite 265—279 und 282 Näheres gesagt.

## c) Das Ohr.

Eine harmlose, wenn auch öfter vorkommende Erscheinung ist, daß sich der Gehörgang durch etwas erhärtetes Ohrenschmalz verstopft. Man bohre dann nicht etwa mit einer Haarnadel oder einem Ohrlöffel darin herum. Man nehme vielmehr einen halben Teelöffel voll Glyzerin, gebe 3 bis 4 Tropfen Heumanns Gehöröl dazu und erwärme das Gemisch. Dann lege man den Kopf auf die Seite und lasse die erwärmte aber nicht heiße Flüssigkeit langsam einfließen. Das mache man 2—3 Tage je dreimal. Dann spritze man mit lauwarmem Wasser das Ohr aus und das so erweichte Ohrenschmalz ist leicht zu entfernen. Man nehme eine Ohrenspritze (siehe Seite 282 Nr. 883) mit rundem Kopf, um das Trommelfell nicht zu verletzen. Auch bei den meisten anderen kleineren Beschwerden, die wir in den Ohren spüren, hat sich Heumanns Gehöröl recht gut bewährt,

226

# Gehör-Öl

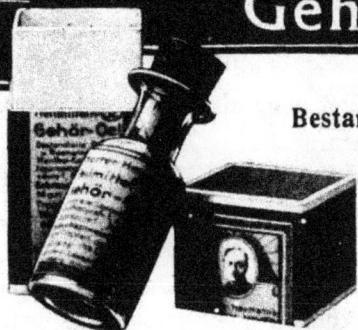

**Bestandteile:** Cajeput- und Rosmarinöl
je 15; Menthol-Kobayashi 1;
Campher 3; Carbolsäure 1;
Paraffinöl 65.
**Preis:**　Original - Packung
RM. —.75. Pfarrer Heu-
mann-Mittel sind nur echt,
wenn die Packung den Auf-
druck „Pfarrer Heumann"
und das Bildnis Pfarrer Heu-
manns trägt. Verkaufsbedingungen s. S. 317. Die Mittel sind
in allen Apotheken erhältlich, bestimmt in allen in diesem Buch
(zwischen S. 112/113) genannten Apotheken, sonst Hauptversandstelle für ganz Deutschland (Versand porto- und verpackungsfrei!) **Löwen-Apotheke, Nürnberg 2, Brieffach 9.**

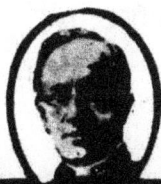

so besonders bei Ohrenkatarrh, Ohrenstechen, Ohrensausen, Ohren-
zwang usw.

Man gibt in solchen Fällen zwei bis drei Tropfen auf einen kleinen
Bausch Verbandsmull (siehe Seite 284 Nr. 941), (im Notfall genügt
auch Watte, siehe Seite 284 Nr. 944) und steckt diese ins Ohr. Das
Oel wird täglich zweimal erneuert, bis man genügende Besserung
verspürt. Man trage Wattepfropfen nicht gewohnheitsmäßig und
dauernd in den Ohren, sondern nur ausnahmsweise. Noch besser
als Watte ist ein Bäuschchen von Verbandsmull, da es nicht fasert.
Bei länger dauernden oder schmerzhaften Beschwerden soll man
selbstverständlich ärztliche Hilfe in Anspruch nehmen.

# Schwerhörigkeit

ist ein Zustand, in dem die Fähigkeit des Ohres, Geräusche und Töne zu vernehmen, sehr herabgesetzt ist. Die Schwerhörigkeit ist manchmal nervöser Natur durch Ueberreizung der Gehörnerven; sie kann aber auch durch schwere Fieberkrankheiten wie Scharlach, Typhus, Kindbettfieber usw. entstehen. Endlich tragen auch starke plötzliche Geräusche wie Explosionen, ein scharfer Knall usw. oder starke Schläge auf das Ohr, sogenannte Ohrfeigen, die Schuld.

Vielfach entwickelt sich die Krankheit ganz allmählich und schmerzlos, begleitet von starkem Ohrensausen.

Um nun die Schwerhörigkeit zu bekämpfen, hat man versucht, elektrische Hörapparate herzustellen, die es möglich machen, den mit normaler Stärke gesprochenen Laut mit großer Schallkraft an das Ohr des Schwerhörigen gelangen zu lassen. Die Versuche sind gelungen, so daß heute ein Schwerhöriger, vorausgesetzt, daß er nicht schon ganz taub ist, mit dem neuesten elektrischen Hörapparat „Akustik" wieder hören und sich mit der Umwelt verständigen kann.

Der elektrische Hörapparat „Akustik" ist als eine Art Telephonapparat konstruiert, der durch eine Trockenbatterie die elektrische Kraft erhält. Er wirkt derart zuverlässig, daß selbst jeder Flüsterlaut klar und deut-

**Bild 51**

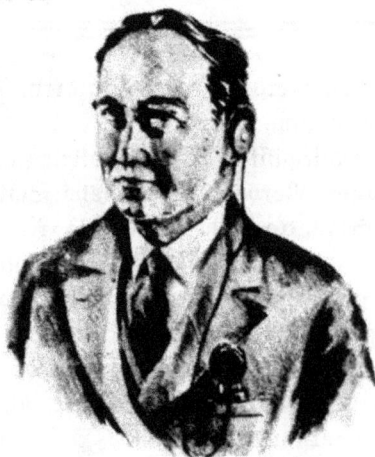

lich wiedergegeben wird. Der Apparat wird im allgemeinen mit Batteriehülse geliefert und kann von Herren infolge seiner leichten und flachen Bauart bequem in der Tasche getragen werden (siehe Bild 51). In dieser Ausführung ist er auch für Damen recht zweckmäßig. Nur für Damen, welche die Batterie in der Handtasche, also ganz unauffällig tragen wollen, empfiehlt es sich,

228

ben Apparat mit Steckerschnur zu verlangen. Der Apparat kann auch als Tisch-Apparat verwendet werden (siehe Bild 52).

Der Hörapparat „Akustik" stellt einen großen Fortschritt gegenüber sonstigen Mitteln zur Gehörverbesserung dar. Es liegen viele

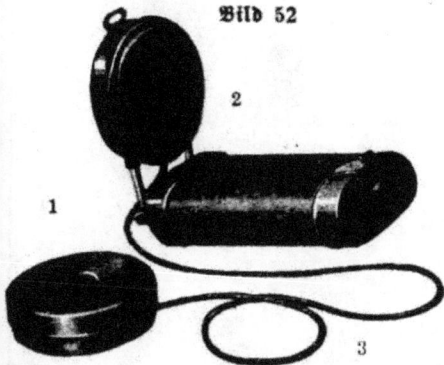

**Bild 52**

freiwillige Gutachten von Aerzten, Schwerhörigen und aus der Presse vor, daß der „Original-Akustik" der vollkommene Hörapparat der Gegenwart ist.

Bei ständigem Gebrauch des Apparates ist es empfehlenswert, den Hörer desselben mit Hilfe eines Kopfbügels am Ohr zu tragen, um beide Hände stets frei zu haben. Statt des Kopfbügels kann auf Wunsch auch ein ausziehbarer Handgriff in der Art einer Lorgnette, der besonders gern von Damen benutzt wird, geliefert werden.

Die Lieferung erfolgt durch die L ö w e n = A p o t h e k e, N ü r n b e r g 2, B r i e f f a ch 9. — Preise jeweils auf vorherige Anfrage.

## d) Der Hals.
### Blähhals und Kropf.

Ueber den Hals, die in ihm liegenden Organe, ihre Pflege und Behandlung ist sowohl in dem Aufsatz über Lunge und Kehlkopf (siehe Seite 135) wie in dem über Erkältungskrankheiten (siehe Seite 126) manches gesagt. Hier sei nur noch über eine besondere Krankheit, den Blähhals oder Kropf einiges mitgeteilt. Er entsteht durch krankhaft gesteigertes Wachstum, sogenannte Wucherungen der S ch i l d d r ü s e. So kann sich eine ganz weiche, sich teigig

229

anfühlende, oder eine harte Geschwulst bilden, als mäßige Anschwellung sogen. „dicker Hals",
oder als Kropf von ganz bedeuten-
der Größe und Schwere. Meist ist
der an Kropf Leidende auch noch
von einer schlimmen Atemnot ge-
quält.

Die eigentliche Ursache der
Kropfbildung hat man noch nicht mit
Sicherheit festgestellt. Daß sie ausschließlich durch die Beschaffenheit
des Trink- und Kochwassers angeregt werde, wie man lange Zeit
behauptete, hat nicht viel Wahrscheinlichkeit für sich, trinken doch
alle Städter das gleiche Leitungs-
wasser und einer unter 1000 bekommt einen Kropf. Tatsache
aber ist, daß oft fast alle Be-
wohner bestimmter Dörfer an
Kropf leiden und neu Dorthin-

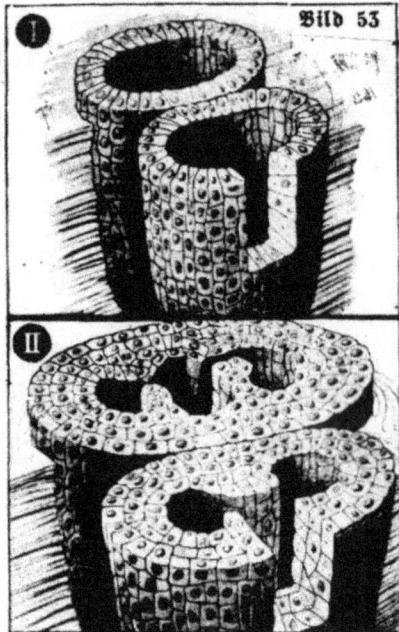

Bild I: Zwei normale Drüsenkammern
der Schilddrüse.

Bild II: Gewucherte Drüsenkammern
bei Kropf.

ziehende ihn erwerben. Ebenso aber gibt es Familien, deren Mit-
glieder hier und dort leben und trotzdem in bestimmten Jahren den
Kropf bekommen! Die Krankheit kann also zwar von einem bestimmten, wahrscheinlich sehr harten Wasser herrühren, kann aber
auch erblich, oder doch in frühester Jugend infolge des Wassergenusses
erworben worden sein.

Hat die Geschwulst schon großen Umfang angenommen, so kann
sie nur auf dem Wege der Operation entfernt werden; unternimmt
man jedoch rechtzeitig, wenn die Geschwulstbildung erst anfängt,
etwas dagegen, so ist noch Aussicht, das Uebel auf schmerz- und ge-
fahrlose Weise los zu werden. Man reibe morgens und abends ein
erbsengroßes Stückchen Heumanns **Kropfgallerte** gut in die Haut ein

230

Pfarrer Heumanns Heilmittel Nr. 43

# Kropfgallerte

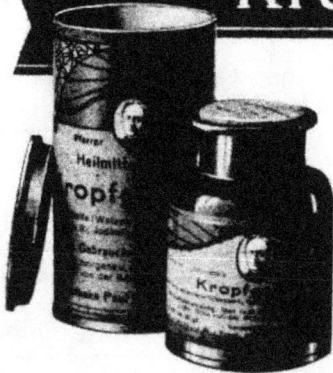

**Bestandteile:** Weizenstärke 10; Wasser 4; Glycerin rein 90; Jodkalium 11,6; Citronellaöl 0,5.

**Preis:** Original-Packung RM. **2.95.** Pfarrer Heumann-Mittel sind nur echt, wenn die Packung den Aufdruck „Pfarrer Heumann" und das Bildnis Pfarrer Heumanns trägt. Verkaufsbedingungen siehe S. 317. Die Mittel sind in allen Apotheken erhältlich, bestimmt in allen in diesem Buch (zwischen S. 112/113) genannten Apotheken, sonst Hauptversandstelle für ganz Deutschland (Versand porto- und verpackungsfrei!) **Löwen-Apotheke, Nürnberg 2, Brieffach 9.**

Alle, die zu einem starken Hals neigen, mögen alles vermeiden, was eine Blutüberfüllung der Drüse hervorruft, wie enge Kragen, lautes Schreien, viel Singen, Trompetenblasen, Pressen beim Stuhlgang (also für leichten Stuhl sorgen, siehe Seite 90), ferner das Tragen schwerer Lasten (besonders nicht auf dem Kopf tragen) und starkes Vorneigen des Kopfes bei der Arbeit.

*über ¼ Million Dankschreiben* — der Beweis für die Wirksamkeit der Heilmittel Pfarrer Heumanns!

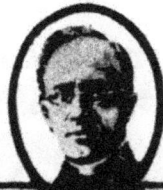

231

## Dank- und Anerkennungs-Schreiben über die mit Pfarrer Heumanns Heilmitteln erzielten Erfolge bei

# Kropf

### Blähhals zurückgegangen.

Ihre Mittel haben sich bei mir sehr gut bewährt, ich beziehe sie daher schon Jahre hindurch. Auch meinen Freunden habe ich sie empfohlen, die sehr damit zufrieden sind. Besonders die Kropfgallerte hat bei mir gut geholfen.

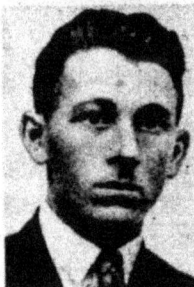

Nach 15 maligem Einreiben ist schon der Blähhals zurückgegangen. Auch die Thymomaltpastillen sind gut; nach dem Einnehmen von 10 Tabletten ist die Entzündung der Mandeln verschwunden.

Höfen/Ofr., 30. 9. 33          Georg Roth,
Post Velden a/Pegnitz          Bienenzüchter

### Kropf ganz verschwunden.

Vor zwei Jahren ließ ich mir ein Glas Kropfgallerte schicken und hatte damit einen ausgezeichneten Erfolg, mein Kropf ist nun verschwunden. Ich spreche Ihnen hierdurch für Ihr bewährtes Mittel meinen herzlichsten Dank aus.

Inzell, den 25. 5. 33          Therese Scheuerl,
Bez. Traunstein          Schuhmachersgattin.

### Großer Erfolg.

Habe Ihre Kropfgallerte, die ich seinerzeit bezogen habe, angewandt und kann Ihnen nun mitteilen, daß dieselbe großen Erfolg geleistet hat. Ich möchte nun um eine weitere Sendung bitten. Werde die Gallerte stets im Hause halten und in ähnlichen Fällen weiter empfehlen.

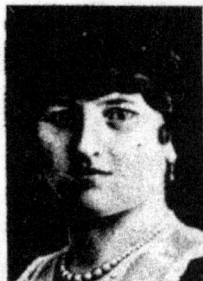

Velbert/Rhld., den 10. 10. 33          H. Mayer,
Kuhlendahlerstr. 102          Ehefrau

---

**Bei Anfragen an obige Adressen bitte Rückporto beifügen**

232

# e) Die Zähne.

Hat ein Zahn ein Loch und schmerzt und man kann nicht zum Zahnarzt, so tränke man etwas Watte mit Heumanns **Zahntropfen** und bringe sie mit einem zugespitzten Hölzchen in den hohlen Zahn. Der aufgeregte, tobende Zahnnerv wird dadurch beruhigt, es lassen alsbald die Schmerzen nach. Zugleich wird damit die Höhlung des Zahnes desinfiziert, so daß nicht noch andere Zähne angesteckt werden.

Bei Zahnschmerzen irgendwelcher Art, sei es von hohlen Zähnen, Entzündungen oder rheumatischen Zahnschmerzen, bringen einige Heumann'sche **Brasantabletten** (Seite 61), bald Linderung der

Pfarrer Heumanns     Heilmittel Nr. 70

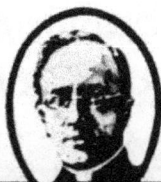

## Zahntropfen

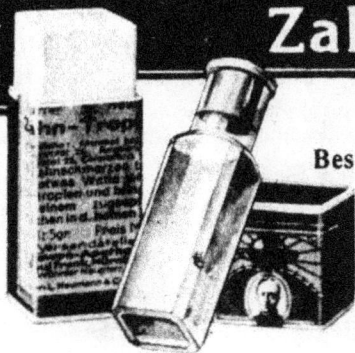

**Bestandteile:** Menthol-Kobayashi 10; Cajeputöl 25; Rosmarinöl 15; Creosot 25; Chloroform 25. **Preis:** Original-Packung RM. —.70. Pfarrer Heumann-Mittel sind nur echt, wenn die Packung den Aufdruck „Pfarrer Heumann" und das Bildnis Pfarrer Heumanns trägt. Verkaufsbedingungen s. S. 317. Die Mittel sind in allen Apotheken erhältlich, bestimmt in allen in diesem Buch (zwischen S. 112/113) genannten Apotheken, sonst Hauptversandstelle für ganz Deutschland (Versand porto- und verpackungsfrei!) **Löwen-Apotheke, Nürnberg 2, Brieffach 9.**

Schmerzen. Wieder ein Grund, um sie in keinem Haushalt fehlen zu lassen.

Bei Zahngeschwüren und Zahnfisteln wird es wohl in den seltensten Fällen möglich sein, den Zahn zu retten. Meist heilt das Geschwür erst, wenn der Zahn entfernt ist. Es kommt auch öfter vor, daß das Zahnfleisch rings um den Zahn herum locker wird. Man nimmt in diesem Falle 1 Tablette **Essigsaure Tonerde** (siehe Seite 224), auf ein Glas lauwarmen Wassers und spült damit mehrmals täglich den Mund. Sollte das nicht genügen, so hat sich jedenfalls am Zahn Zahnstein festgesetzt, dieser muß dann vom Zahnarzt entfernt werden, denn er drängt das Zahnfleisch zur Seite und hierdurch werden die Zähne locker.

# f) Bruchleiden.
## Unterleibsbrüche.

Unterleibsbrüche sind sehr verbreitet. Männer werden davon häufiger befallen als Frauen. Von 100 Menschen sind 2—3 bruchleidend, das will bedeuten, daß es in Deutschland mit 60 Millionen Einwohnern etwa 1—1½ Millionen Bruchkranke gibt. Im Nachfolgenden sollen die am häufigsten vorkommenden Brucharten, ihr Entstehen und die Bekämpfung kurz beschrieben werden.

### Die verschiedenen Brucharten.

Je nach der Gegend des Leibes, in der solche Bauchhautausstülpungen vorkommen, werden sie Leistenbruch, Schenkelbruch, Bauchbruch, Nabelbruch, Scrotal- oder Hodensackbruch genannt. Sie können rechts-, links- oder doppelseitig sein; die Größe der Brüche schwankt zwischen Erbsen- und Kindskopfgröße.

### Leistenbruch.

Der Leistenbruch kommt unter allen Brucharten am häufigsten vor. Als Leistengegend wird der Teil der Bauchwand gerechnet, welcher von den Hüftknochen zum Geschlechtsteil etwa in der Falten-

234

linie verläuft, welche sich durch die Bewegung der Oberschenkel bildet. Es gibt linksseitige (siehe Bild 54), rechtsseitige (siehe Bild 55) und doppelseitige (siehe Bild 56) Leistenbrüche. Leistenbrüche werden meist nur walnußgroß. In ganz seltenen Fällen können sie faustgroß werden. Wird ein Leistenbruch vernachlässigt, so senkt er sich bis in

**Bild 54**     **Bild 55**     **Bild 56**

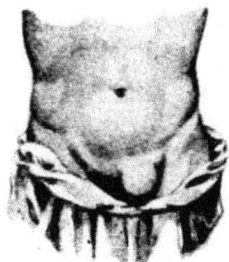 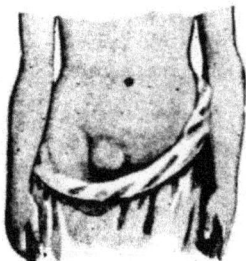 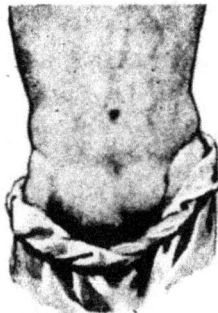

**Bild 57**     **Bild 58**     **Bild 59**

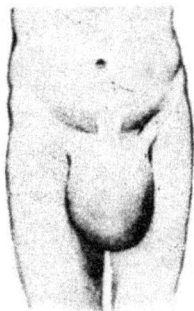 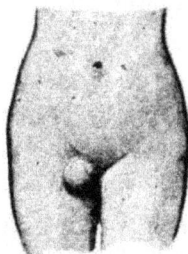 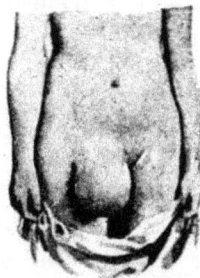

den Hoden und läßt einen H o d e n s a c k bruch oder **Scrotalbruch** (siehe Bild 57) entstehen. Dieses Bild zeigt, welch enorme Größe solche Scrotalbrüche erlangen können.

### Schenkelbruch.

Schenkelbrüche kommen sehr viel weniger vor als Leistenbrüche. Die Gedärme bringen durch den sogenannten Schenkelkanal. Wie bei dem Leistenbruch gibt es auch beim Schenkelbruch links-, rechts- und doppelseitige.

## Nabelbruch.

Nabelbrüche kommen selten bei Erwachsenen, dagegen sehr häufig bei kleinen Kindern vor und unter den Kindern sind wiederum die Mädchen am häufigsten davon befallen. Der Nabelbruch bei ganz kleinen Kindern bleibt meist sehr klein, so daß man oft gar nicht merkt, daß ein Bruch vorhanden ist. Nur beim Schreien, Husten oder Niesen tritt eine erbsen= bis haselnußgroße Wölbung hervor. In solchen Fällen tut man gut, diesen Kindern ein Nabelbruchband längere Zeit tragen zu lassen, bis sich beim Schreien, Husten usw. nichts mehr sehen läßt. Werden solche Nabelbrüche bei Kindern nicht sorgfältig behandelt, so können sich diese Brüche, wenn die Kinder einmal erwachsen sind, zu ziemlich erheblichem Umfange auswachsen.

## Bauchbruch.

Mit dieser Bezeichnung werden alle diejenigen Brüche benannt, die an der vorderen Bauchwand hervortreten; mit Ausnahme von den Leisten= und Nabelbrüchen. Hauptsächlich treten Bauchbrüche oberhalb des Nabels auf.

# Die Behandlung der Brüche.

Die in den Bruchsack eingedrungenen Gedärme müssen in die Bauchhöhle zurückgedrückt werden. Dies erreicht man dadurch, daß sich der Patient auf den Rücken legt, den Oberkörper tief und die Beine hoch legt. Meist geht der Bruch in dieser Lage selbst zurück, wenn nicht, so versucht man ihn mit den Fingern langsam und vorsichtig zurückzudrängen. Ist auch das nicht möglich, treten Schmerzen, Uebelkeit und Erbrechen ein und versagt die Tätigkeit des Stuhlganges vollständig oder der Bauchsack entzündet sich, so hat sich der Bruch e i n g e k l e m m t , d. h. es sind durch die Bruchpforte ziemlich viele Gedärme allmählich herausgetreten und können durch die enge Bruchpforte nicht mehr zurück. In diesem Falle macht man kalte Umschläge und schickt sofort zum Arzt. Dauert es längere Zeit, bis Hilfe kommt, so kann das eingeklemmte und abgeschnürte

Darmstück **brandig** werden, was in kurzer Frist den Tod herbeiführen kann. Nicht selten kommen auch Verwachsungen der Ge-
bärme vor, so daß nur operativ geholfen werden kann.

Einmal zurückgebrachte Gedärme werden stets wieder in den Bruchsack austreten, wenn nicht die Bruchpforte verschlossen wird. Dies
kann nur geschehen durch eine Operation oder durch das Tragen
eines geeigneten Bruchbandes. Irgend ein Arzneimittel, um Brüche
zu heilen, gibt es nicht.

### Die Konstruktion des federlosen Heumann-Bruchbandes.

Dieses **federlose** Heumann- Bruchband besteht aus einem die
Hüfte umspannenden weichen Gürtel und einem, der mehr oder
weniger starken Rundung des Bauches angepaßten, starren Teile
mit angeschraubter, nach beiden Seiten verstellbarer Pelotte oder bei
doppelseitigen Brüchen mit zwei Pelotten. Der Gürtel ist ebenfalls
verstellbar. Ein Druck auf den Körper wird nur durch die Pelotten
ausgeübt. Der starre Teil des federlosen Bruchbandes kommt mit

Bild 60

Bild 61

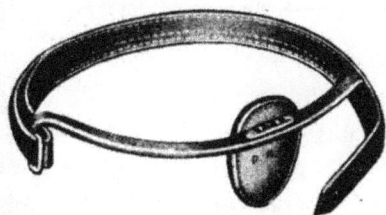

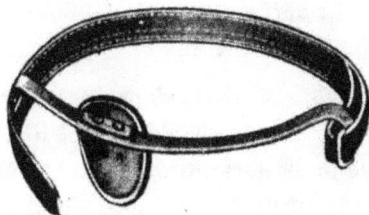

Deutsches Reichspatent.

Bild 62

Deutsches Reichspatent.

Bild 63

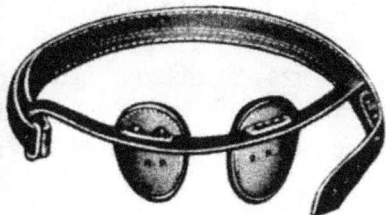

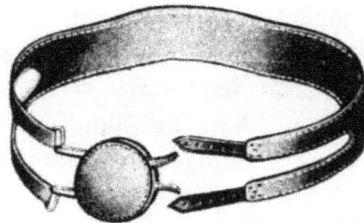

237

dem Leib gar nicht in Berührung und der Gürtel, der sich dem Körper weich anschmiegt, kann überhaupt nicht drücken.

Das federlose Heumann-Bruchband eignet sich für **Leisten-, Hoden- und Schenkelbrüche** und hat den weiteren großen Vorzug, daß es nicht nur die Feder, sondern auch die Schenkelriemen vermeidet, mithin k e i n  W u n d r e i b e n  durch solche verursacht und über dem Hemd getragen werden kann. Infolgedessen wird es nicht wie Bruchbänder mit Schenkelriemen, die auf dem bloßen Leib getragen werden müssen, durch Schweiß oder sonstwie verunreinigt. Es wird in jeder Größe, auch für Kinder jeden Alters angefertigt und ist wegen seiner Einfachheit und seines angenehmen Tragens für solche besonders geeignet, da die Kinder nicht in Versuchung gebracht werden es heimlich abzulegen, wie es bei dem quälenden Federbruchband nicht selten ist.

Das federlose Heumann-Bruchband kann auch bei Nacht getragen werden und stört nicht wie das Federbruchband, das mit einem Seufzer der Erleichterung abgelegt wird. Bei Tag ist dieses federlose Bruchband unter den Kleidern nicht sichtbar, es stört auch kaum bei der körperlichen Arbeit, weil es immer schön gleichmäßig anliegt und sich nicht verschiebt. Die Abbildungen 60, 61 und 62 zeigen das federlose Heumann-Bruchband.

Für **Nabel- und Bauchbrüche** wird ein dafür geeignetes ebenfalls federloses Bruchband (siehe Bild 63) hergestellt. Dieses Bruchband ist wesentlich anders konstruiert und eignet sich, nachdem eine dementsprechende Spezial-Pelotte eingesetzt wird, für Nabel- und Bauchbrüche, besonders nach Operationen.

Jedes Band wird nach den angegebenen Maßen, die genau beachtet werden mögen, besonders angefertigt. Wir übernehmen jede Haftung dafür, daß insbesondere der Käufer außerordentlich befriedigt sein wird, der bisher ein anderes Bruchband getragen hatte. Wenn das Band nicht sofort richtig passen sollte, was stets nur eine Folge ungenauer Maßangabe ist, erfolgt k o s t e n l o s e  A b ä n d e r u n g.

# Bezugsbedingungen für federlose Heumann-Bruchbänder.

## (D. R. P.)

Bei Bestellung eines Bruchbandes fülle man genau und deutlich den der Broschüre beigegebenen Bestellschein mit Maßzettel aus. Ist ein Bestellschein mit Maßzettel nicht mehr vorhanden, so erhalten Sie solche jederzeit kostenlos von der

### Löwen-Apotheke, Nürnberg 2, Brieffach 9

zugesandt, wenn Sie darum schreiben.

Bruchband mit 1 Pelotte Bestell-Nr. 985 (siehe Bild 60. u. 61).
Bruchband mit 2 Pelotten Bestell-Nr. 986 (siehe Bild 62).
Nabelbruchband mit S p e z i a l - Pelotte Bestell-Nr. 987 (siehe Bild 63).
Bauchbruchband mit S p e z i a l - Pelotte Bestell-Nr. 988 (siehe Bild 63).

Die Preise für die Heumann-Bruchbänder sind folgende:

in einfacher Moleskin-Ausführung mit 1 Pelotte . Mk. **12.—**

in einfacher Moleskin-Ausführung mit 2 Pelotten . Mk. **14.—**

in guter Moleskin-Ausführung mit 1 Pelotte . . Mk. **17.—**
(Rückenband u. Außenseite der Pelotte mit Lederbesatz)

in guter Moleskin-Ausführung mit 2 Pelotten . . Mk. **19.—**
(Rückenband u. Außenseite der Pelotten mit Lederbesatz)

Nabel- und Bauchbruchbänder sind im Preise wie Bänder mit zwei Pelotten. — Bruchbänder werden nur mit v e r n i c k e l t e n Stahlbügeln und Eisenteilen geliefert.

Für K i n d e r bis zu einem Leibumfang von 65 Zentimeter kosten die Bruchbänder die Hälfte des Preises. Neuerdings werden die Kinderbruchbänder ebenfalls mit verstellbaren Pelotten geliefert.

Die Anfertigung eines Bruchbandes nimmt zirka 1 0 T a g e in Anspruch.

Zu beziehen durch die **Löwen-Apotheke**, Nürnberg 2, Brieffach 9.

# g) Die Pflege der Füße.

## Fußschweiß.

Auf eine sorgfältige Fußpflege müssen hauptsächlich alle die achten, die an übermäßigem **Fußschweiß** leiden. Der Mensch verdünstet täglich ungefähr einen Liter Flüssigkeit durch Hautausatmung, also auch durch die Haut der Füße. Ein geringer Fußschweiß ist deshalb normal und es wäre ganz verfehlt, ihn vertreiben zu wollen, solange er nicht zu stark auftritt und lästig wird. Das allerdings ist dann ein Zeichen dafür, daß die Fußpflege mehr beachtet werden muß.

Der am ganzen Körper ausgesonderte Schweiß kann leichter verdunsten, als der an den Füßen, wo durch die Strümpfe und durch das dichte Schuhwerk der Luftzutritt verhindert wird. Der S ch w e i ß, besonders wenn j e m a n d v i e l Feuchtigkeit ausschwitzt, **zersetzt sich dann, gerät in Fäulnis und greift die Haut des Fußes an.** Dadurch entstehen stets nasse und kalte Füße, auch leicht Entzündungen der befallenen Stellen und Erkältungen. Dazu kommt noch der üble, lästige Geruch der Zersetzungsprodukte. Eng anliegendes Schuhwerk verhindert die Hautatmung besonders stark und ist daher unbedingt zu vermeiden. Ferner müssen die Strümpfe möglichst oft gewechselt und stets gewaschen, nie ungewaschen angezogen werden. Wenn es möglich ist, badet oder wäscht man mittags und abends die Füße (Fußbadewannen und sonstige Badewannen siehe Seite 281/82), zum mindesten muß es abends vor dem Schlafengehen geschehen. Angenehmer und auch wirksamer als gewöhnliches Wasser ist ein **Fichtennadelbad**, für das man nur einen Teil des Inhaltes einer Packung verwendet. Jeden Morgen bestreut man die Fußsohlen und die Zwischenräume zwischen den Zehen mit Heumanns **Fußschweißpulver** und gibt auch etwas davon in die Strümpfe. Hierdurch wird die Schweißabsonderung eingeschränkt, ohne gänzlich unterdrückt zu werden, denn das wäre auch wieder schädlich. Der Puder verhindert eine Zersetzung, beseitigt den üblen Geruch, wirkt desinfizierend und schützt die Haut gegen schädliche Einwirkungen.

240

## Fußschweißpulver

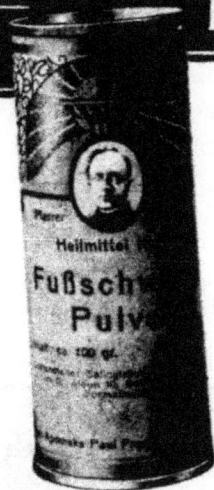

**Bestandteile:** Salicylsäure 5; Zincoxyd 10; Alaun 10; Talcum 60; Bolus 15; getränkt mit Formalinlösung.

**Preis:** Original-Packung RM. —.70. Pfarrer Heumann-Mittel sind nur echt, wenn die Packung den Aufdruck „Pfarrer Heumann" und das Bildnis Pfarrer Heumanns trägt. Verkaufsbedingungen s. S. 317. Die Mittel sind in allen Apotheken erhältlich, bestimmt in allen in diesem Buch (zwischen S. 112/113) genannten Apotheken, sonst Hauptversandstelle für ganz Deutschland (Versand porto- und verpackungsfrei!) **Löwen - Apotheke, Nürnberg 2, Brieffach 9.**

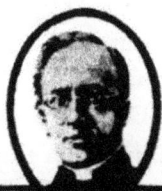

Der Puder stärkt zarte, empfindliche Fußhaut, verhindert Wundlaufen und Entzündungen, erhält die Füße gebrauchs- und widerstandsfähig.

### Hühneraugen.

Mußten wir schon bei der Besprechung der Entstehungsursachen einer übermäßigen Fußschweißbildung auf die Schädlichkeit des engen Schuhwerkes hinweisen, so macht sich dieser Eindruck noch deutlicher und unangenehmer bemerkbar bei der Bildung von **Hühneraugen.**

241

Durch den dauernden Druck, den die knappen Schuhe ausüben, verdickt sich die Oberhaut stellenweise, es bildet sich ein nagelartiger
Zapfen, der auf das empfindliche Unterhautgewebe drückt und wir
haben das bekannte schmerzende Hühnerauge, das wohl fast jeder kennt.

Um es los zu werden, pinselt man einige Tage Heumanns **Hühner-
augenmittel** früh und abends auf. Nach fünf bis sechs Tagen nimmt
man ein **F u ß b a d** mit warmem Sodawasser. Man kann dadurch
jedes Hühnerauge mit der Wurzel, jede Hornhaut und Hautverhärtung
gefahrlos entfernen. Man hüte sich davor, an diesen Stellen herum-
zuschneiden, so mancher hat sich dadurch eine Blutvergiftung zugezogen. Heumanns Mittel veranlaßt, daß sich die Haut glatt und

Pfarrer Heumanns        Heilmittel Nr. 37

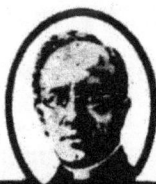

## Hühneraugenmittel

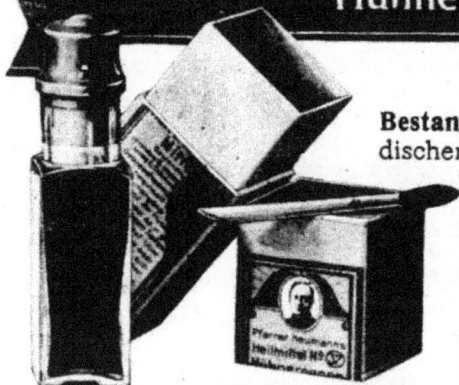

**Bestandteile:** Salicylsäure 10; in-
discher Hanfextract 1; Eisessig 2;
Collodiumlösung 85.

**Preis:**        Original - Packung
RM. —.70. Pfarrer Heumann-
Mittel sind nur echt, wenn
die Packung den Aufdruck
„Pfarrer Heumann" und das
Bildnis Pfarrer Heumanns
trägt. Verkaufsbedingungen
s. S. 317. Die Mittel sind in allen Apotheken erhältlich, bestimmt in
allen in diesem Buch (zwischen S. 112/113) genannten Apotheken,
sonst Hauptversandstelle für ganz Deutschland (Versand porto-
und verpackungsfrei!) **Löwen-Apotheke, Nürnberg 2, Brieffach 9.**

schmerzlos abschält, das Hühnerauge liegt nach einem warmen Fuß=
bad offen da und kann mit der Wurzel schmerz= und gefahrlos abgelöst
werden. Meist wird also ein Wiederkommen und Nachwachsen ver=
hindert, selbstverständlich nur, sofern nicht durch zu enge oder faltige
Stiefel aufs neue Druckstellen entstehen.

Auf nachstehende Artikel über Plattfüße sei besonders aufmerk=
sam gemacht.

## Die Behandlung des Plattfußes.

Ein einmal voll entwickelter Plattfuß kann nicht mehr geheilt
werden. Deshalb wurde versucht, das Leiden zu lindern. Man war
sich darüber klar, daß die durchgedrückten Knochen wieder in ihre alte
Lage zurückgebracht werden müßten, sodaß der Fuß die normale Bogen=
wölbung bekommt. Um das zu erreichen, verfertigte man Stiefelein=
lagen aus Stahlblech, die genau die Form der Bogenwölbung eines
gesunden, normalen Fußes hatten. Diese Stiefeleinlagen wurden
Plattfußeinlagen genannt und man hoffte damit zu erreichen, daß
sich die Knochen diesen Einlagen anpassen. Dies wurde auch erreicht,
aber die Schmerzen waren oft größer als ohne Stiefeleinlagen. Dies
ist auch erklärlich, denn die Bogenwölbung des Fußes ist bei jedem
Menschen anders gestaltet, sodaß die Einlagen den meisten Leuten
nicht passen. Außerdem waren die Stiefeleinlagen nicht elastisch genug,
so daß ein ständiger, sehr starker Druck auf die Knochen ausgeübt wurde.

Bild 64                                    Bild 65

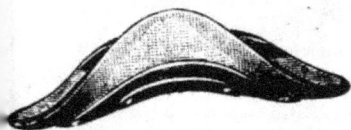
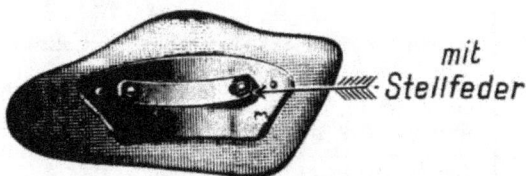

mit
Stellfeder

Um diese Uebelstände zu beseitigen, wurde die „Supinator"=
Plattfußeinlage (siehe Bild 64 und 65) konstruiert; sie ist elastisch

243

gemacht durch eine sinnreiche Federvorrichtung und außerdem noch verstellbar, so daß sie auf jede Bogenwölbung eingestellt werden kann. Die Bilder 66 und 67 veranschaulichen einen Plattfuß, der aber durch das Tragen der Supinator-Plattfußeinlage die normale Bogenwölbung erhielt, ohne daß der Träger Schmerzen oder andere Unannehmlichkeiten dabei zu leiden hat. Die Supinator-Plattfußeinlagen haben sich immer wieder bewährt und sind durch deutsches Reichspatent geschützt.

**Bild 66**  **Bild 67**

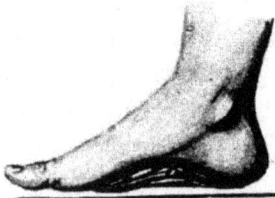 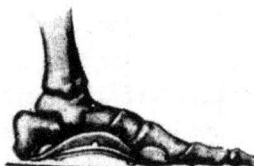

Plattfuß beim Tragen einer „Supinator"-Plattfußeinlage

### Über die Erfolge,

die mit den Heumann'schen Mitteln bei allen in diesem Buch erwähnten Krankheiten erzielt worden sind, liefen eine derartig große Anzahl von Dankschreiben, Aeußerungen der Anerkennung und Zufriedenheit ein, daß es natürlich ganz unmöglich ist, diese hier zum Abdruck zu bringen. Im April 1926 wurde die Anzahl dieser Schreiben **amtlich notariell** mit 144 289 (Einhundertvierundvierzigtausendzweihundertneunundachtzig) bestätigt, bei Drucklegung dieses Buches war sie auf über ¼ Million (268 000) angewachsen und ist auch weiterhin dauernd im Steigen begriffen. Nun ist man gewöhnt, daß Dankschreiben von Seiten mancher Gegner als übertrieben oder „Einbildung" bezeichnet werden. Wie falsch dieser Vorwurf in unserem Falle wäre, geht schon aus der ungeheuren Anzahl der Schreiben hervor. Bitte beachten Sie die in diesem Buch wiedergegebenen Auszüge aus Dankschreiben.

# 10.

# Parasiten und ihre Bekämpfung.

Parasiten oder Schmarotzer heißt man Lebewesen, die sich nicht selbständig ernähren, sondern sich irgend einen anderen Körper gleichsam als Wirt aussuchen, von dem sie zehren und auf dessen Kosten sie sich ernähren, von dessen Säften sie leben.

Die hauptsächlichsten Parasiten, von denen der menschliche Körper befallen wird, sind der Bandwurm, die Spulwürmer und Madenwürmer, die Läuse, die Krätzmilbe und die Trichine.

## a) Der Bandwurm

hat die Form eines weißen dünnen ungefähr 1 Zentimeter breiten Leinenbandes und erreicht die Länge von mehreren Metern. Am Kopf hat er einige Saugnäpfe, mit denen er sich an der Darmwandung festsetzt, dem von ihm befallenen Körper kostbare Säfte entzieht, sodaß er stets wächst und länger wird. Aus gewissen Anzeichen kann man auf sein Vorhandensein schließen, so besonders, wenn gleichzeitig Blässe des Gesichts, Appetitlosigkeit abwechselnd mit Heißhunger, Uebelkeiten, Anwandlungen von Ohnmachten, Speichelansammlungen im Munde, das Gefühl des Aufsteigens eines Knäuels bis zum Halse, Schmerzen im Leibe vorliegen oder miteinander abwechseln. Meist befinden sich auch Wurmteile im Stuhle.

Bekommen kann man den Bandwurm durch Genuß von rohem Fleisch, in dem sich seine Eier vorfinden. Um den Bandwurm zu vertreiben, gebraucht man Heumanns **Bandwurmmittel** genau nach der beigegebenen Anweisung. Es beseitigt in den meisten Fällen noch am selben Tage den Bandwurm mit Kopf ohne körperliche Schädigung für den Patienten. Um ja keiner Uebertreibung bezichtigt zu werden, wollen wir bemerken, daß natürlich auch Fälle vorkommen können, in denen es länger dauert als einige Stunden oder, wie bei sämtlichen anderen Bandwurmmitteln auch, die Kur in seltenen Fällen insofern versagen kann, daß der Kopf nicht mit abgeht. Ein Bandwurmmittel, das hierfür eine sichere Garantie übernehmen könnte, gibt es nicht! Es ist keine Hungerkur nötig, welche den an und für sich schon schwachen Kranken nur noch mehr schwächen würde und das Mittel ist frei von dem sonst manchmal angewandten nicht ganz ungefährlichen Farnkrautextrakt.

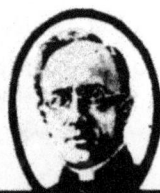

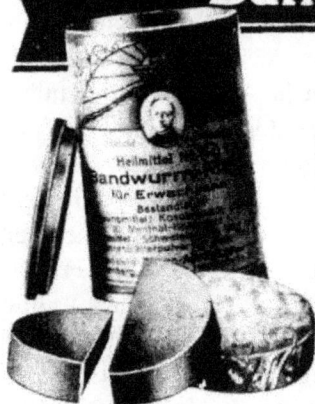

246

# Einige Dank- und Anerkennungsschreiben
## über die Erfolge mit Pfarrer Heumanns
# Bandwurm-Mittel

### Der Erfolg trat schmerzlos ein.

— Seit einigen Jahren litt ich an Appetitlosigkeit abwechselnd mit Heißhunger, aber da ich nichts ahnte von dieser Krankheit, schritt das Leiden immer weiter vor. Schließlich wurde ich so blaß und mager. Da endlich kam ein etwa 50 cm langer Wurmteil im Stuhle zum Vorschein. Sogleich griff ich zu Ihrem Bandwurmmittel, nahm dann alles vorschriftsmäßig und nach 3 Stunden trat der Erfolg schmerzlos ein. Der Bandwurm wurde mit dem Kopfe beseitigt.

Barannen, den 11. 9. 32　　　　　　　Emma Jeschick,
Post über Treuburg/Ostpr.　　　　　　　Hausfrau

### Ich war den Quälgeist los.

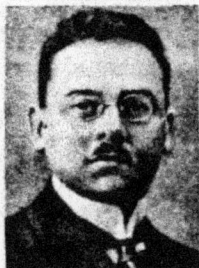

Ich kaufte mir das Mittel gegen Bandwurm und machte eine Kur nach Vorschrift. In ungefähr einer Stunde war ich den über 6 m langen Quälgeist los. Ihr Mittel habe ich in Bekanntenkreisen warm empfohlen.

Berlin-Steglitz, den 4. 7. 25　　　Erich Suchan,
Flemmingstr. 7/I　　　　　　　　　Architekt

### Das Mittel ist ausgezeichnet.

Vor ungefähr 5 Wochen merkte ich, daß ich einen Bandwurm hatte. Ich habe Bandwurm-Mittel angewendet, mit großem Erfolg, in 6 Stunden war ich das 10 m lange Tier los. Das Mittel ist ausgezeichnet.

Leipzig N 22, den 3. 2. 34　　　　　　Emma Otto,
Eisenacherstr. 27/I　　　　　　　　　Fahnenstickerei

Nur wer Rückporto beifügt, kann eine Antwort erwarten

## b) Spulwürmer

sind blaßrötlich, federkiel- bis bleistiftdick und können bis 25 Zentimeter lang werden.

### Madenwürmer

können zu Tausenden im Darm hausen. Beide werden durch ihre Eier übertragen, durch unsaubere Hände oder beschmutzte Wäsche. Sie verursachen ein sehr lästiges Jucken, Magenverstimmungen, blasses Aussehen und dunkle Ringe um die Augen. Man wendet in beiden Fällen Heumanns **Wurmtabletten** an. Außerdem muß noch größte Sauberkeit beobachtet werden, die Hände müssen immer gründlich gereinigt und durch den Stuhlgang beschmutzte Wäsche gleich in Sodawasser gelegt werden. Gut ist es auch, den w u r m k r a n k e n

Pfarrer Heumanns                  Heilmittel Nr. 69

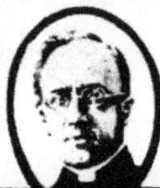

## Wurm-Tabletten

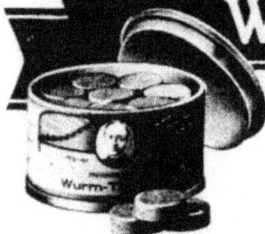

**Bestandteile:** Santonin 4; Zitwerblüten 20; Rainfarnblüten 15; Phenolphthalein 5; Zucker 56.

**Preis:** Original-Packung RM. **1.10**. Pfarrer Heumann-Mittel sind nur echt, wenn die Packung den Aufdruck „Pfarrer Heumann" und das Bildnis Pfarrer Heumanns trägt. Verkaufsbedingungen s. S. 317. Die Mittel sind in allen Apotheken erhältlich, bestimmt in allen in diesem Buch (zwischen S. 112/113) genannten Apotheken, sonst Hauptversandstelle für ganz Deutschland (Versand porto- und verpackungsfrei!) **Löwen-Apotheke, Nürnberg 2, Brieffach 9.**

Kindern mehrmals täglich den After abzuseifen. Gut sind auch Klistiere mit verdünnter **essigsaurer Tonerde** (ein Löffel auf einen halben Liter Wasser).

Bild 68

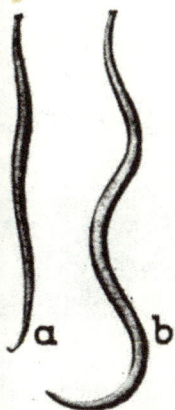

Spulwürmer
a) Männchen
b) Weibchen
(¹/₁₀ der natürlich. Größe)

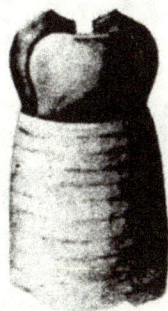

Kopf des Spulwurms
(stark vergrößert)

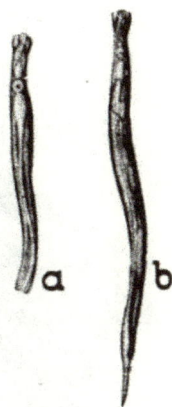

Madenwürmer
a) Männchen
b) Weibchen
(stark vergrößert)

## c) Läuse

bringen die Kinder oft von der Schule oder vom Spielplatz mit heim. Man merkt es oft erst nach ein paar Tagen wenn das Ungeziefer schon zahlreiche Eier abgelegt und sich beträchtlich vermehrt hat. Auch Erwachsene können natürlich solch ungebetene Gäste auflesen.

Man reinigt den Kopf abends mit warmem Seifenwasser, etwaige wunde Stellen bestreiche man mit Vaseline oder Fett, dann wird der ganze Kopf tüchtig mit Heumanns Parasitengeist eingerieben und über Nacht mit einem Tuch zugebunden. Am nächsten Morgen wird

249

gründlich mit Seife nachgewaschen und das Haar mit einem eng-
zahnigen Nißkamm durchgekämmt, wenn nötig, wird die Behandlung
am nächsten Abend wiederholt und man kann überzeugt sein, daß das
Ungeziefer mit Brut und Eiern (Nissen) vertilgt ist.

Pfarrer Heumanns          Heilmittel Nr. 50

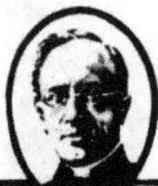

# Parasitengeist

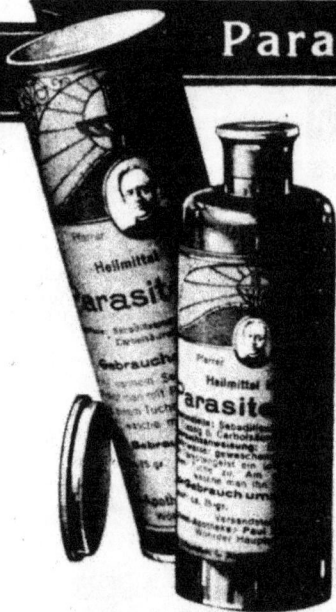

**Bestandteile:** Sabadillsamen 10;
Spiritus 5; Eisessig 6; Carbol-
säurelösung (3%) 90.

**Preis:** Original-Packung RM.**1.10.**
Pfarrer Heumann-Mittel sind nur
echt, wenn die Packung den Aufdruck „Pfarrer Heumann" und
das Bildnis Pfarrer Heumanns
trägt. Verkaufsbedingungen siehe
S. 317. Die Mittel sind in allen
Apotheken erhältlich, bestimmt
in allen in diesem Buch (zwischen
S. 112/113) genannten Apotheken,
sonst Hauptversandstelle für ganz
Deutschland (Versand porto- und
verpackungsfrei!) **Löwen-Apotheke, Nürnberg 2, Brieffach 9.**

# 11.
# Kinderpflege.

Die Hauptrichtpunkte, die in der Kinderpflege zu beachten sind, wären Reinlichkeit, frische Luft und Mäßigkeit, das heißt keine Ueberfütterung. Genau auf alle Einzelheiten in der Kinder= behandlung einzugehen, würde weit über den Rahmen dieses Buches hinausführen, wir wollen uns also darauf beschränken, einige von den häufigsten kleinen Leiden zu besprechen, von denen unsere jungen Erdenbürger heimgesucht werden und worunter dann infolge des dadurch verursachten Geschreies die ganze Um= gebung zu leiden hat.

Wenn es auch Kinder gibt, die nur aus Langeweile oder sozusagen zu ihrem Vergnügen schreien, so kann man doch in den meisten Fällen annehmen, daß, wenn sich das Kind so kräftig bemerkbar macht, es sagen will: „Du, sieh mal nach, da ist was nicht in Ordnung". Sehr oft wird es sich darum handeln, daß der Schreihals trocken gelegt werden muß, ein anderes Mal hat er Hunger und man kann dadurch die Ruhe herstellen, daß man ihm den Wunsch erfüllt, sehr oft kann aber auch das Gegenteil der Fall sein, es ist etwas im kleinen Magen liegen geblieben. Wenn man viel Milch auf einmal gibt und sie hastig getrunken wird, so bildet sich im Magen ein schwer verdaulicher Käseklumpen, der drückt. Man lasse also kleinere Mengen und erst dann trinken, wenn die vorige verdaut ist und achte darauf, daß lang= sam getrunken wird.

Glaubt man, das Schreien würde durch **Verdauungsstörungen** verursacht, so macht man bei Kindern bis ein Vierteljahr einen lau= warmen, bei größeren einen kalten Wickel (**Beschreibung der Wickel** siehe Seite 269) und gibt Heumanns **Abführmittel für Kinder,** welches für die verschiedenen Jahre verschieden zusammengestellt ist (siehe Seite 214).

Läßt sich jedoch keine Ursache entdecken, so gibt man dem Kind etwas Pfarrer Heumanns **Beruhigungstee.** Man nimmt eine halbe

Pfarrer Heumanns    Heilmittel Nr. 15

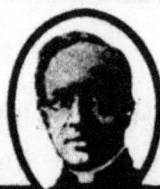

## Beruhigungstee für Kinder

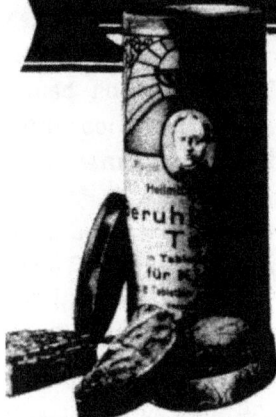

**Bestandteile:** Kamillenblüten 20; Fenchel 20; . Süßholzwurzel 20; Queckenwurzel 15; Cacaoschalen 20; Calmus 5; getränkt mit Fenchel-, Kümmel- und Pfefferminzöl.

**Preis:** Original - Packung RM. —.**70.** Pfarrer Heumann-Mittel sind nur echt, wenn die Packung den Aufdruck „Pfarrer Heumann" und das Bildnis Pfarrer Heumanns trägt. Verkaufsbedingungen siehe S. 317. Die Mittel sind in allen Apotheken erhältlich, bestimmt in allen in diesem Buch (zwischen S. 112/113) genannten Apotheken, sonst Hauptversandstelle für ganz Deutschland (Versand porto- und verpackungsfrei!) **Löwen-Apotheke, Nürnberg 2, Brieffach 9.**

Tablette Heumanns Beruhigungstee; läßt ihn mit einem halben Liter Wasser 10 Minuten lang kochen, süßt etwas und gibt ihn. Er beseitigt Verdauungsstörungen, Blähungen, schneidendes Wasser, beruhigt die Kinder, ohne sie zu schädigen und läßt sie gesund und ruhig schlafen. Für Kinder und Eltern ist es dann eine Wohltat, wenn auch sie selbst den nötigen Schlaf ungestört genießen können.

Ein großer Jammer ist es auch, wenn sich so ein kleines Kind aufliegt. Die wunde Stelle schmerzt und brennt natürlich, besonders wenn es sich naß macht und der Urin ätzt. Um dem abzuhelfen, reinigt man die Stellen gut durch Abwaschen mit lauwarmem

252

Waſſer und beſtreicht ſie früh und abends mit Heumanns **Kinder-Wundſalbe.** Noch beſſer iſt es natürlich, man läßt es überhaupt nicht ſoweit kommen, daß die Kinder wund werden.

Pfarrer Heumanns                Heilmittel Nr. 40

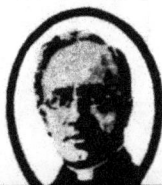

## Kinderwundsalbe

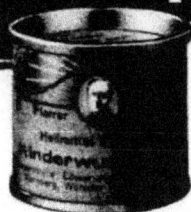

**Bestandteile:** Zincoxyd 25; basisch gerbsaures Wismut 5; Borsäure 5; Talcum 10; Bolus 10; Grundmasse 50.
**Preis:** Original-Packung RM. —.95. Pfarrer Heumann-Mittel sind nur echt, wenn die Packung den Aufdruck „Pfarrer Heumann" und das Bildnis Pfarrer Heumanns trägt. Verkaufsbedingungen s. S. 317. Die Mittel sind in allen Apotheken erhältlich, bestimmt in allen in diesem Buch (zwischen S. 112/113) genannten Apotheken, sonst Hauptversandstelle für ganz Deutschland (Versand porto- und verpackungsfrei!) **Löwen-Apotheke, Nürnberg 2, Brieffach 9.**

Man erreicht dies durch fleißiges Einpudern (Einſtippen) der Kinder mit Heumanns **Kinderpuder.** Dieſer Puder iſt rein und reizlos und in ſeiner Zuſammenſetzung der zarten und empfindlichen Haut des Kindes beſonders angepaßt. Er wirkt angenehm kühlend und wohltuend, erhält die Haut glatt und geſchmeidig und klebt die Hautfältchen nicht zuſammen. Ein Wundwerden und Wundliegen der Kinder iſt bei ſeinem ſtändigen Gebrauch ausgeſchloſſen. Der Puder wirkt entzündungswidrig, desinfizierend und überaus heilſam.

Oft bekommen die Kinder im Munde kleine S ch w ä m m ch e n, es entſtehen kleine, glänzend-weiße Punkte und Flecken. Das beſte

253

Pfarrer Heumanns          Heilmittel Nr. 41

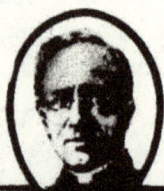

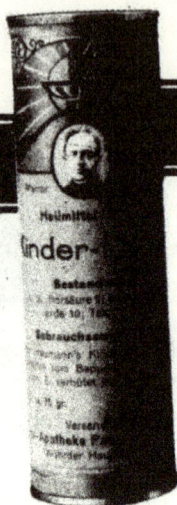

# Kinder-Puder

**Bestandteile:** Zincoxyd 30; Borsäure 2; Bolus 25; Infusorienerde 10; Talcum 25.
**Preis:** Originalpackung RM. —.70. Pfarrer Heumann-Mittel sind nur echt, wenn die Packung den Aufdruck „Pfarrer Heumann" und das Bildnis Pfarrer Heumanns trägt. Verkaufsbedingungen s. S. 317. Die Mittel sind in allen Apotheken erhältlich, bestimmt in allen in diesem Buch (zwischen S. 112/113) genannten Apotheken, sonst Hauptversandstelle für ganz Deutschland (Versand porto- und verpackungsfrei!) **Löwen-Apotheke, Nürnberg 2, Brieffach 9.**

---

Mittel dagegen ist, man pinselt dem Kinde den Mund mit Rosenhonig und Borax aus. Man kann auch einfach ein paar Tropfen davon auf den Schnuller geben.

Wenn die Kinder dann etwas älter sind, kommt die Zeit des Zahnens. Eine nährsalz- und kalkreiche Nahrung beeinflußt die Zahnbildung günstig. Wie viel mehr muß das aber hier der Fall sein, wenn es sich nicht nur um Zähne, sondern auch um Aufbau und Wachstum des ganzen Knochengerüstes handelt. Auch muß in dieser Zeit ein vorbeugender Kampf gegen Skrofulose und Rachitis (englische Krankheit) beginnen. Jeder kennt wohl die traurigen Folgen; die Knochenverkrümmungen und die Grindköpfe der Kinder sind nur auf sie zurückzuführen.

254

Am besten arbeiten wir ihnen durch entsprechende Ernährung entgegen. Vielfach ist es aber unmöglich, dem kindlichen Körper den ganzen in dieser Zeit nötigen Bedarf an Kalk, Nährsalzen und Vitaminen mit der gewöhnlichen Nahrung darzubieten. Deshalb muß zu Heumanns **Lebertranemulsion** gegriffen werden. Darin sind nicht nur k n o c h e n b i l d e n d e N ä h r s a l z e reichlich enthalten, sondern vor allem auch das a n t i r a c h i t i s c h e V i t a m i n D, desgleichen das V i t a m i n A, das gewisse Augenkrankheiten ver= hütet, das Wachstum fördert und die Empfindlichkeit gegen Infektions= krankheiten herabsetzt (Näheres über Vitamin=Wirkung siehe auch Seite 303). Heumanns Lebertranemulsion soll schon einige Zeit, ehe die Kinder zu laufen beginnen, gegeben werden; aber auch später ist seine Darreichung von größtem Vorteil. **Es bietet den besten Schutz gegen Skrofulose und Rachitis (englische Krankheit)**. Gesunde, kräftige Knochen, keine schwachen, krummen Beinchen mehr, ein leichtes Zahnen und starke Zähne, blühendes, frisches Aussehen und rasche Zu= nahme an Gewicht und Kraft zeigen die erfreuliche Wirkung.

Im übrigen muß noch einmal auf das über Kinder=Abführ= mittel Gesagte ausdrücklich verwiesen werden, da man durch derartige geeignete Mittel, viele, sehr viele Krankheiten verhüten, d. h. also gesunde Kinder groß ziehen kann.

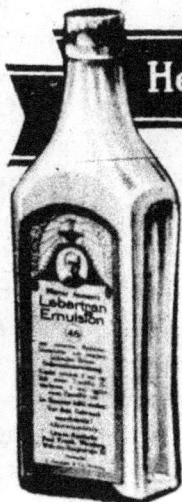

# 12.

## Die häusliche Krankenpflege.

### a) Allgemeines über die Pflege von Kranken.

Unter Krankenpflege versteht man alle die verschiedenen Hilfeleistungen, deren Kranke bedürfen. Die Pflege Schwerkranker muß sachgemäß durchgeführt werden, wenn die Maßnahmen des Arztes und die Arzneien wirken sollen. Und doch verstehen die wenigsten diese Pflege. Hier sollen nun Fingerzeige gegeben werden, wie der Schwerkranke in der Familie gepflegt werden soll. Es ist selbstverständlich, daß, wenn jemand plötzlich krank wird, man sofort den Arzt rufen soll. Bis der Arzt kommt, muß man den Kranken unbedingt ins Bett bringen.

### b) Das Zimmer des Schwerkranken.

Wähle stets das größte und sonnigste Zimmer! Es muß heizbar, trocken, leicht lüftbar und ruhig sein. Ein allgemeines Wohnzimmer, in dem sich die Familienmitglieder, insbesondere die Kinder den Tag über aufhalten, eignet sich durchaus nicht als Krankenzimmer. Ein sonniges, helles Zimmer wirkt erheiternd auf das Gemüt des Kranken. Wische jeden Tag das Zimmer ein- bis zweimal n a ß, damit sich kein Staub ansammeln kann. Alles, was zur Pflege des Kranken nicht notwendig ist, entferne aus dem Zimmer; insbesondere herumhängende Kleider, Teppiche usw., also alles, was Staub macht oder aufhält.

Viele Schwerkranke haben eine starke, übelriechende Ausdünstung, deshalb mußt du das Zimmer — auch im Winter — täglich mindestens 4—5 mal je 5 bis 10 Minuten l ü f t e n. Dabei mußt du beachten, daß der Kranke von keinem kalten Luftzug getroffen wird. Stelle am besten während der Lüftung eine sogen. spanische Wand vor das Bett des Kranken. Ist eine solche nicht vorhanden, so kannst du auch ein größeres Bettlaken oder Bettuch, oder ein anderes großes Tuch vor dem Bett aufhängen. An warmen Tagen halte ein Fenster stets ganz offen, nachts nur den oberen Teil. Auf dem flachen Lande sind die Fliegen im Sommer oft die schrecklichste Plage, da sie dem Kranken Tag und Nacht keine Ruhe lassen. Hänge deshalb zu gleicher Zeit 4 bis 6 Fliegenfänger im Zimmer auf und bespanne das offene Fenster mit einem sogenannten Fliegengitter, damit die Fliegen nicht mehr in das Zimmer hineinkommen.

Die Temperatur des Krankenzimmers soll gewöhnlich 17 Grad R., ist gleich 21 Grad Celsius, nicht überschreiten. Höhere oder niedrigere Wärme empfindet der Bettlägerige oft sehr unangenehm, deshalb hänge ein Zimmerthermometer auf. (Siehe Seite 278, Nr. 702.)

Solange der Ofen geheizt wird, muß ein Topf mit Wasser im oder auf dem Ofen stehen, damit die Luft nicht zu trocken wird, eventuell hänge einige große nasse Tücher im Zimmer auf.

Stelle an das Bett des Kranken eine Glocke, damit der Kranke nicht rufen braucht. Eine leise gehende Uhr soll im Krankenzimmer so aufgehängt oder aufgestellt sein, daß der Kranke immer ohne Mühe die Zeit feststellen kann. Sofern elektrisches Licht am Bette des Kranken nicht angebracht ist, stelle ein Nachtlicht auf das Nachtkästchen oder Tischchen.

Starkriechende Blumen verursachen dem Kranken oft Kopfschmerzen, deshalb stelle solche nicht in das Krankenzimmer. Auf alle Fälle entferne solche Blumen während der Nacht. Eine Wohltat dagegen ist es für den Kranken, wenn du großblätterige grüne Schling- und Blattpflanzen in dem Krankenzimmer aufstellst.

### c) Was hast du dem Arzt über den Kranken zu sagen.

Für den Arzt ist es sehr wichtig, von dem Zustand des Kranken genau unterrichtet zu werden. Sage dem Arzt stets die volle Wahrheit! Verschweige ihm nichts, übertreibe aber auch nicht. Auch die früher durchgemachten Krankheiten und Besonderheiten des Kranken sind für den Arzt sehr wichtig.

Es sollte eigentlich in jeder Familie ein sogenanntes **Kranken-buch** angelegt werden, in dem jede Krankheit und das Datum eingeschrieben wird. Natürlich darf ein derartiges Buch nicht zu ausführlich geschrieben sein; es würde für den Arzt vollauf genügen, wenn er das Datum, d. h. den Anfang und das Ende der Krankheit und die Art der Erkrankung weiß. Hat man z. B. Kopfweh oder es ist einem mitunter übel, so dürfen solche Kleinigkeiten nicht gleich in das Krankenbuch eingetragen werden, sondern nur wichtige, länger anhaltende Erkrankungen sollen darin verzeichnet werden. Hat man zu dieser Krankheit einen Arzt zu Rate gezogen, so ist es wohl am besten, wenn man den Arzt bittet, er selbst möge die Eintragung in das Krankenbuch machen. Kommen jedoch öfters die gleichen Krankheitszeichen bei einem Menschen vor, so ist es ganz gut, wenn man auch diese in das Krankenbuch einzeichnet. Der Eintrag könnte z. B. folgendermaßen erfolgen:

26. Juli:     Starker Schwindelanfall.

2. August:     Schwindelanfall mit darauffolgender anhaltender Uebelkeit.

12. August:     Magenkrämpfe mit darauffolgendem Erbrechen usw.

Wird ein derartiges Buch von Kindheit an geführt, so kann es unter Umständen für den Arzt von allergrößter Wichtigkeit sein.

Beobachte den Kranken stets genau, insbesondere gib auf die Atmung obacht; ob die Atmung rasch ist oder ruhig, ob der Kranke gut schläft, ob der Kranke Appetit hat, ob der Kranke viel schwitzt, ob der Kranke fortwährend oder nur zeitweise Schmerzen und Krämpfe hat. **Merke dir genau die Stelle des Körpers, wo die Schmerzen auftreten.** Alle diese scheinbaren Kleinigkeiten sind für den Arzt sehr wichtig.

Alles, was den Kranken beunruhigen könnte, sage dem Arzt, entweder bevor er das Krankenzimmer betritt oder nachdem er es verlassen hat. Auf keinen Fall darfst du solche beunruhigende Nachrichten dem Arzt so sagen, daß sie der Kranke hören kann.

258

### d) Das Warten des Schwerkranken.

Die Behandlung des Schwerkranken ist nicht leicht. Erfülle ihm jeden berechtigten Wunsch. Sei freundlich zu ihm und reize den Kranken nicht durch Widerspruch. Der Schwerkranke ist oft sehr launisch. Er sagt Dinge, durch welche seine Umgebung beleidigt wird. Sei trotzdem freundlich zu ihm, er meint es bestimmt nicht so böse. Ein gutes Wort von dir heitert ihn wieder auf und er ist dir dafür dankbar. Weine nicht in seiner Gegenwart und lasse ihn deine Sorge nicht merken. Der Kranke braucht Ruhe, störe ihn deshalb nicht mit unnützen, aufregenden Gesprächen. Rede nur, wenn der Kranke dich fragt. Vermeide jedes Flüstern, denn der Kranke will wissen, was du sagst, sonst wird er mißtrauisch. Schläft der Kranke, so muß vollkommene Ruhe herrschen. **Unter keinen Umständen darfst du ihn wecken,** auch nicht zum Einnehmen von Arzneien. Betrittst du das Zimmer des Schwerkranken, so mache möglichst wenig Lärm, tritt leise auf oder trage Filzschuhe.

Das Bett muß von allen Seiten gut zugänglich sein, damit du dem Kranken in jeder Lage sogleich behilflich sein kannst. Bei längerer Dauer der Krankheit kommt es fast immer zum Aufliegen. Das bereitet dem Kranken sehr große Schmerzen. Versuche ein Aufliegen zu verhüten, indem du den Kranken auf ein Luft- oder Wasserkissen (siehe Seite 279, Nr. 754—756), eventuell auch Spreukissen, bettest.

Selbstverständlich muß der Kranke jeden Tag gewaschen werden. **Schwitzt der Kranke sehr,** so lege auf das Unterbett und eventuell auf das Kopfkissen eine Gummiunterlage (siehe Seite 279, Nr. 751.) Ueber diese Gummiunterlage lege ein dickes, weißes Tuch, etwa ein großes Badetuch. Dadurch bleibt das Bett trocken. Natürlich mußt du dieses Tuch am Tage des öfteren, mindestens aber früh und abends wechseln, ebenso die Wäsche des Kranken. Wasche täglich mindestens einmal den Körper des schwitzenden Schwerkranken mit warmem Wasser und verwende dazu ein weiches Tuch oder einen Gummischwamm. (Siehe Seite 282, Nr. 858.)

Hat der Kranke ein Bedürfnis zu verrichten und kann und darf das Bett nicht verlassen, so gib ihm eine sogenannte Bett- oder

Leibschüssel, auch Unterschieb= oder Stechbecken genannt (s. Seite 280, Nr. 784 und 785). Zum Urinieren gibt es eine Urinflasche (siehe Seite 281, Nr. 786 und 787). Kranke, die das Bett, aber nicht das Zimmer verlassen dürfen, können auch einen Nachtstuhl oder ein sogen. Zimmerklosett benützen. Nach jedesmaliger Benützung bringe das Gefäß sofort aus dem Krankenzimmer und lüfte dieses gründlich. Für den Fall, daß die Beschaffenheit der Entleerung auffällig er= scheint, oder daß der Arzt es sehen will, hebe die Stuhlentleerungen oder den Urin auf dem Abort gut zugedeckt auf. — Wie die Ent= leerung beschaffen sein muß, ist Seite 39 näher beschrieben.

Kalte Füße sind dem Kranken stets unangenehm, lege ihm des= halb eine Wärmeflasche (siehe Seite 279, Nr. 760—762) an die Füße.

Bild 69

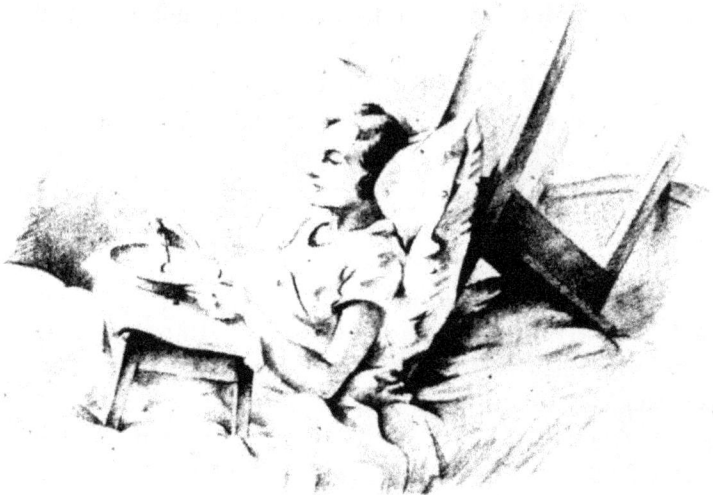

Der Kranke muß im Bett eine bequeme Lage haben. Insbesondere wünscht er mit dem Oberkörper einmal hoch und einmal niedrig zu liegen. Für diesen Zweck haben sich die verstellbaren Keilkissen ganz besonders gut bewährt, auch die verstellbaren Bett= und Krankentische

260

tragen zur Bequemlichkeit des Kranken sehr viel bei. Gestatte bei dem Kranken unter keinen Umständen, daß er in ein Taschentuch spuckt; es ist dies unhygienisch und anstecken de Krankheiten können sehr leicht auf andere Personen übertragen werden. Insbesondere ist dies bei Personen, die an Lungentuberkulose leiden, zu befürchten. Gib daher dem Kranken eine Spuckschale oder Spuckflasche (siehe Seite 281, Nr. 793 und 794 ).

Dem Kranken sei stets **in jeder Lage behilflich.** Bei starken Hustenanfällen hilf ihm den Oberkörper aufrichten; bei Erbrechen stütze ihm den Kopf und halte ihm eine Schüssel oder sonst ein Gefäß bequem zur Benützung hin. Nach dem Erbrechen reiche ihm ein Glas Wasser zum Ausspülen des Mundes. Sei auch dem Kranken beim Essen behilflich. Ist derselbe so schwach, daß er sich allein nicht erheben kann, so gib ihm das Essen ein und stütze mit dem Arm seinen Oberkörper. Wenn du dem Kranken zu trinken gibst, so reiche ihm das Getränk in keiner gewöhnlichen Tasse, sondern in einer Krankentasse, auch Schnabeltasse genannt. (Siehe Seite 278.)

### e) Die Ernährung des Kranken.

Die Verköstigung des Kranken ist sehr wichtig. Steht der Kranke in ärztlicher Behandlung, so gib ihm alles das zum Essen, was der Arzt verordnet hat, vorausgesetzt, daß dies möglich ist.

Du sollst dem Kranken nicht das zum Essen geben, vor dem ihm ekelt; du darfst ihm aber auch nicht alles geben, was er gerne essen möchte, wenn die Speise seiner Krankheit schädlich und ihm nicht bekömmlich ist. **Drei Hauptmahlzeiten reichen für den Kranken meist vollständig.** Wenn nötig, kann man noch ein zweites Frühstück oder nachmittag eine Vesper einschieben. Früh gib eine Tasse Milch oder Kakao mit etwas geröstetem Brot mit Butter, auch ein weiches Ei und gekochtes, wenig gezuckertes Obst. Als zweites Frühstück gib ein Stück Kuchen mit rohem, sauber gewaschenem und geschältem Obst; mittags viel Gemüse mit etwas gebratenem oder gedämpftem Fleisch, auch Reis, Grieß oder sonstige leichte Mehlspeisen mit recht viel Obst. Abends gib das Essen nicht zu spät. Gib je nach Appetit etwas Fleisch, Radieschen, frischen Käse, leichte Mehlspeisen, Salate und frisches Obst.

Getränke gib nie zuviel auf einmal. Lauwarme Getränke löschen den Durst besser und nachhaltiger als kalte. Fühlt der Kranke Frost, so gib ihm heiße Getränke. Fieberkranken sind nicht zu kalte Fruchtlimonaden, d. h. Wasser mit Fruchtsäften oder mit Wasser verdünnte, alkoholfreie Obstweine am bekömmlichsten. Die Fruchtlimonade nicht zu stark süßen! Der Zucker verbrennt im Körper und macht weitere Hitze. Kranken, die sich nicht aufrichten können, gib die Getränke in einer Schnabeltasse (siehe Seite 278, Nr. 735), oder lasse sie die Limonade durch ein Glasrohr saugen.

## f) Das Ausführen der ärztlichen Verordnungen.

Die Anordnungen des Arztes sollen pünktlich und auf das Gewissenhafteste ausgeführt und eingehalten werden.

Bestimmt der Arzt oder steht auf der Gebrauchsanweisung irgendwelcher Medizin, daß dem Kranken alle zwei Stunden ein halber Eßlöffel voll gegeben werden soll, so darfst du nicht einen ganzen Eßlöffel voll geben. Soll der Kranke von Tabletten oder Pillen täglich dreimal zwei Stück nehmen, so darfst du nicht viermal drei Stück geben, in der Meinung, dem Kranken eine raschere Heilung zu bringen. Das ist falsch! Der Arzt hat ganz genau berechnet, in welchen Mengen die Arznei am wirksamsten ist. Du darfst deshalb dem Kranken auch nicht weniger Medizin eingeben, als vorgeschrieben wurde. Verordnet der Arzt dem Kranken einen Halswickel, so darfst du keinen Vollwickel geben. Oder, wenn der Arzt sagt, daß du dem Kranken kühle Umschläge machen sollst, so darfst du keinen Eisbeutel auflegen; sollst du aber einen Eisbeutel auflegen und du kannst kein Eis bekommen (in größeren Städten ist stets Eis zu haben), so mußt du dich behelfen und kühle oder kalte Umschläge machen. Die kalten Umschläge sind doch immerhin besser, als gar keine. Also genau die Vorschriften des Arztes ausführen, denn **sonst schadest du dem Kranken** mehr als du ihm nützest. Viele ärztliche Verordnungen werden falsch ausgeführt, weil sie der Arzt nicht so ausführlich besprechen kann, als es notwendig wäre, oder aber der Arzt wird nicht richtig verstanden. Um nun diesem Uebelstande abzuhelfen, geben wir im Nachfolgenden genaue

262

Beschreibungen über das Ausführen der ärztlichen Verordnungen, ohne aber die Wirkung der einzelnen Verordnungen zu besprechen.

Das **Feststellen der Temperatur.** Täglich muß mit einem guten Fieberthermometer (siehe Seite 278, Nr. 703) die Temperatur des Kranken festgestellt werden. Wie die Temperatur, d. h. ob Fieber vorhanden ist oder nicht, gemessen wird, steht auf Seite 36 dieser Broschüre. Zeichne auf ein Blatt Papier eine Tabelle und schreibe das Datum, die Stunde und die Höhe der Temperatur genau auf. Eine solche Tabelle sieht so aus:

| Datum | früh | mittag | abend |
|---|---|---|---|
| 23. Juli | $38^8$ | $38^2$ | $40^0$ |
| 24. Juli | $39^1$ | $38^7$ | $38^1$ |
| 25. Juli | $36^9$ | $37^5$ | $37^8$ |
| usw. | | | |
| | | | |

Natürlich muß das Messen der Temperatur jeden Tag zur gleichen Zeit erfolgen. So ungefähr früh zwischen 7 und 8 Uhr, mittag zwischen 12 und 1 Uhr und abends zwischen 5 und 6 Uhr.

Das **Einnehmen von Medikamenten.** Zum Einnehmen von flüssigen Arzneien, die löffelweise genommen werden sollen, verwende ein Medizinmeßglas oder einen Meßlöffel (siehe Seite 278, Nr. 736 und 279, Nr. 737). Es ist dies eine sehr bequeme Form und du kannst beruhigt sein, dem Kranken die richtige Menge Medizin einzugeben, nachdem der Begriff Löffel sehr verschieden ist. Auch die Bezeichnung Eß- und Teelöffel genügt nicht, denn jede Sorte von Löffeln ist verschieden groß. Ueber das Einnehmen von Tropfen, Pulvern, Pillen, Tabletten, Oblaten usw. siehe Seite 313 unserer Broschüre.

**Mundspülungen und Gurgelungen** sollen mit Maß und Ziel ausgeführt werden und genau nach Verordnung. Zu häufiges, langes ober heftiges Gurgeln greift die Rachenwände an. Das Gurgelwasser darf natürlich nicht verschluckt werden.

**Pinselungen des Rachens und Halses.** Bei Hals- und Rachenentzündungen bediene dich, um das Heilmittel auf die entzündeten Stellen auftragen zu können, eines Haarpinsels aus Draht (siehe Seite 282, Nr. 894). Der Pinsel muß vor jedesmaligem Gebrauch in Sodawasser gereinigt und in. gekochtem Wasser gespült werden.

Zum Inhalieren und Zerstäuben verwende geeignete Apparate. Zum Einatmen von Wasserdämpfen, denen auch Arzneistoffe zugesetzt werden können, verwende einen sogenannten Inhalator (siehe

Bild 70

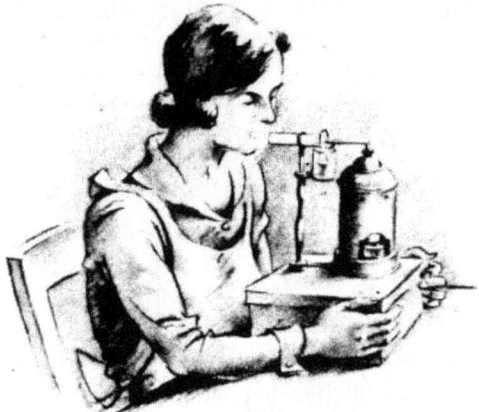

Seite 282, Nr. 892). Wie man das Inhalieren vornimmt, zeigt unser Bild 70. Selbstverständlich ist. jedem Inhalator eine genaue Gebrauchsanweisung beigegeben. Es gibt aber auch Arzneimittel, die kalt und ohne Wasser zerstäubt werden müssen. Dazu verwende einen Trockenzerstäuber (siehe Seite 282, Nr. 893).

Das **Einträufeln in das Auge** muß sehr vorsichtig geschehen. Am geeignetsten hierzu ist eine kleine Glaspipette oder auch Tropfenzähler genannt (siehe Seite 279, Nr. 738). Dieser Tropfenzähler ist ein kleines Glasröhrchen oben mit einem Gummihütchen. Das Glasröhrchen wird in die Arznei tief hineingesteckt, dabei das Gummihütchen zusammengedrückt; ehe man das Röhrchen nun herausnimmt, läßt man mit dem Druck auf das Hütchen nach, dadurch saugt sich das Röhrchen voll Flüssigkeit. Die Arznei bleibt in dem Röhrchen hängen,

264

ohne herauszulaufen. Sobald man wieder ganz leicht auf das Gummi-hütchen drückt, läuft Tropfen um Tropfen aus dem Röhrchen, so daß es sehr bequem möglich ist, eine genaue Anzahl Tropfen in das Auge zu träufeln. Zu diesem Zwecke beuge man den Kopf des Patienten etwas nach hinten, welcher nach vorne zu sehen hat. Ziehe das untere Augenlid herab und lasse die vorgeschriebene Anzahl Tropfen aus geringer Höhe hineinfallen (siehe Bild 71).

**Bild 71**

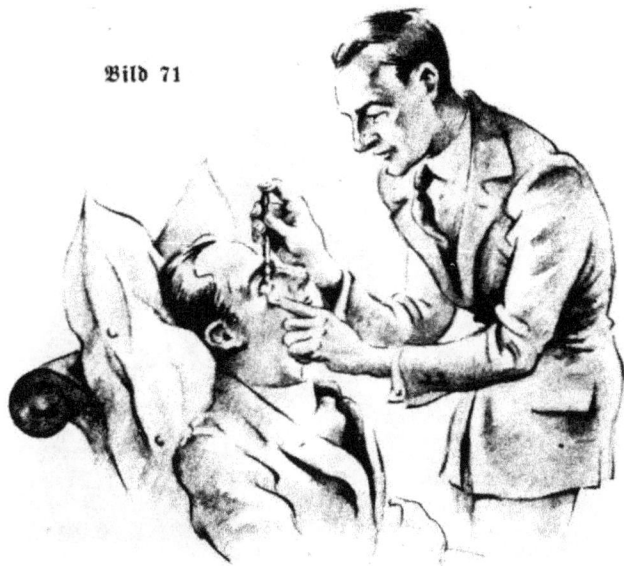

Zu **Augenbädern** verwende Augen-Badewannen (siehe Seite 282, Nr. 871) oder Augenduschen (siehe Seite 282, Nr. 872). Die Augen-badewanne fülle mit lauwarmem oder kaltem Wasser, das auch je nach Vorschrift mit einem Medikament versetzt werden kann, drücke die Wanne fest an das Auge und mache dasselbe öfter auf und zu, so daß die Flüssigkeit der Augenbadewanne in das Auge eindringen kann. Die Augendusche setzt man in ein Glas voll Wasser — das Glas muß jedoch über Kopfhöhe stehen, damit das Wasser einen Druck hat — und duscht das geöffnete Auge aus (siehe Bild 72). Augen-kranke sollen bei grellem Sonnenlicht ein farbiges Augenglas tragen, abends bei Lampenlicht einen Augenschirm.

**Ausspritzungen des Ohres** werden mit Ohrenspritzen gemacht (siehe Seite 282, Nr. 883). Die Ausspritzungen sehr sorgfältig machen! Niemals mit starkem Druck spritzen. Das Ansatzrohr darf niemals in den Gehörgang eingeführt werden! Nach dem Ausspritzen das Ohr mit Wattepfropfen locker verschließen oder einen Ohrenverband anlegen (siehe Seite 283, Nr. 924). Schwerhörige seien auf die Abhandlung Seite 228 verwiesen.

Bild 72

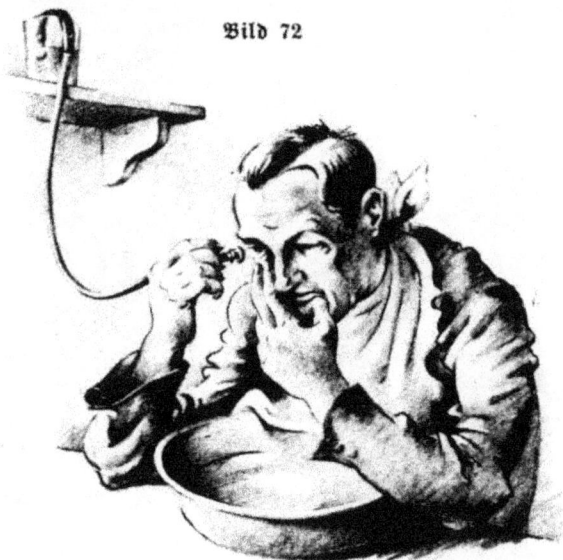

**Ausspülungen der Nase,** sofern die Nase verstopft ist oder das Einziehen des Wassers Schmerzen verursacht, werden mit einer Nasenspritze (siehe Seite 282, Nr. 882) ausgeführt. Ist die Nase frei, so kann auch eine Nasendusche (siehe Seite 282, Nr. 881) Verwendung finden. Nasenspülungen dürfen nicht im Liegen gemacht werden, weil sonst die Flüssigkeit in den Kehlkopf kommt. Während der Ausspülung halte der Kranke den ganzen Oberkörper ziemlich tief über ein Gefäß (Waschschüssel oder dergleichen). Die Flüssigkeit wird mit schwachem Druck eingespritzt, sie muß aus dem anderen Nasenloch wieder herauslaufen. Während des Ausspülens ruhig atmen, aber nicht schlucken. Bei Anwendung einer Nasendusche wird die Flüssigkeit

266

einfach in die Nase hinaufgezogen und wieder ausgestoßen, dies wiederholt man 5 bis 6 mal.

**Stuhlgang, Klistiere, Darmeinläufe.** Regelmäßige Stuhlent= leerungen sind gerade bei Schwerkranken und bettlägerigen Personen von allergrößter Wichtigkeit. Nun kommt es bei Leuten, die schon lange bettlägerig sind, vor, daß selbst die stärksten Abführmittel nicht mehr wirken. In solchen Fällen mußt du einen starken Einlauf (Klistier) machen. Beachte Folgendes: Koche einen halben Liter Wasser, in das du gute Seife von etwa Taubeneigröße fein geschnitten hast, in einem Topf. Gib acht, daß sich die Seife vollständig gelöst hat. Lasse das Wasser abkühlen, bis auf etwa 25 bis 30 Grad und nun ist das Seifenwasser zum Einlaufen fertig. Der Kranke lege sich auf die Seite ganz nahe am Bettrand, ziehe die Knie an den Bauch und drücke das Gesäß heraus. Der Schwerkranke, der diese Lage nicht einnehmen kann, kann auch auf dem Rücken liegen bleiben. Setze ihm aber gleich eine Leibschüssel (siehe Seite 280, Nr. 784 und 785) unter, damit das Bett nicht voll Seifenwasser wird. Gieße das Seifen= wasser in einen Irrigator (siehe Seite 280, Nr. 781) und führe das Hartgummimundstück nachdem es mit etwas Fett oder Oel eingefettet ist, ganz langsam unter drehenden Bewegungen (also nicht stoßen!) in den After, öffne den Hahn und lasse das Seifenwasser ganz langsam einlaufen, indem du den Irrigator ziemlich hoch hältst. Treten beim Einlaufen Schmerzen auf, so mache eine kleine Pause, indem du den Gummischlauch mit 2 Fingern fest zusammendrückst. Die Wirkung eines solchen Einlaufes ist verschieden. Die Entleerung kann sofort erfolgen, aber auch erst nach einer Stunde. Auf keinen Fall darf der Kranke durch Pressen den Stuhlgang erzwingen.

**Bäder.** Bade den Kranken, wenn nur irgend möglich. Bade nie unmittelbar nach dem Essen, sondern 2 bis 3 Stunden nachher oder überhaupt vor dem Essen. Bade nie in einem kalten Raum. Die Temperatur des Wassers ist stets mit einem guten Badethermometer (siehe Seite 281, Nr. 851) zu messen. Warme Bäder haben eine Temperatur von 35 bis 40 Grad Celsius, kühle Bäder eine solche von 25 bis 30 Grad Celsius. Schwerkranke müssen in das Bad gehoben werden. Der Körper wird während des Bades mit einer

267

Badeseife mittels eines Frottierhandschuhes (siehe Seite 282, Nr. 859) abgerieben. Kranke, die sich selbst baden können, verwenden zum Abreiben einen Frottiergürtel (siehe Seite 282, Nr. 860). Länger als 15 bis 20 Minuten, falls der Arzt es nicht anders verordnet, soll das Bad des Kranken nicht dauern. Es gibt Vollbäder, bei denen das Wasser bis zum Hals reicht (Badewannen hierzu siehe Seite 281, Nr. 850) und Halb- oder Sitzbäder (Sitzbadewannen siehe Seite 281, Nr. 853), bei denen das Wasser nur einen Teil des Körpers bedeckt.

Nach dem Baden den Körper mit einem groben Tuch, am besten Badetuch, trocken reiben und dann den Kranken sofort wieder ins Bett bringen.

**Wechselfußbäder** werden in der Weise ausgeführt, daß man zwei Gefäße, am geeignetsten hierzu sind Fußbadewannen (siehe Seite 282, Nr. 854), eine mit warmem und eine mit kaltem Wasser füllt. Die Füße halte man etwa 2 bis 3 Minuten lang ins warme Wasser, dann kurze Zeit, etwa bis man fünfzehn zählt, ins kalte Wasser, dann wieder 2 bis 3 Minuten ins warme Wasser und so fort. Das wiederholt man etwa 5 bis 6 mal.

Zu **Schwitz- und Dampfbädern** muß man, sollen sie richtig wirken, einen guten Schwitzapparat (siehe Seite 282, Nr. 855) verwenden. Diese Schwitzapparate sind für den Hausgebrauch äußerst vorteilhaft. Auf Verlangen versendet die Löwenapotheke Nürnberg, Wöhrder Hauptstraße 50, einen ausführlichen Prospekt, der den Schwitzapparat in allen seinen Teilen beschreibt.

**Warme Auflagen** sind schmerzstillend. Sie werden je nach Verordnung des Arztes feucht oder trocken ausgeführt. Zu trockenen Auflagen auf den Leib verwendet man eine geeignete Leibwärmeflasche aus Blech (siehe Seite 279, Nr. 762), an anderen Stellen des Körpers verwende eine Wärmeflasche aus Gummi (siehe Seite 279, Nr. 761). Sie ist biegsam, so daß sie sich an jede Stelle des Körpers anschmiegt. Gefüllt wird diese Wärmeflasche mit warmem oder heißem Wasser je nach Verordnung. Am bequemsten sind die elektrischen Heizkissen (siehe Seite 280, Nr. 763). Die Heizkissen schmiegen sich jedem Körperteil unbedingt an, können leicht auf jede Temperatur von warm bis

268

ganz heiß eingestellt werden und können tagelang, ohne zu wechseln, zu Dauerbehandlungen verwendet werden. Die Heizkissen sind an jede elektrische Lichtleitung bequem anzuschließen.

Die **warmen Dauerauflagen** bestehen meist aus Leinsamen. Der Leinsamen (siehe Seite 280, Nr. 765) wird mit Wasser zu einem dicken Brei gekocht und dann in ein Leinwandsäckchen, das so groß sein muß, um die zu erwärmende Körperstelle leicht zu bedecken, gefüllt. Das Säckchen darf nicht zu voll gefüllt werden, sondern nur soweit, daß der Brei zwei bis drei Zentimeter dick aufliegt. Das Säckchen wird dann nochmals in ein leinenes Tuch geschlagen und recht heiß auf die kranke Körperstelle gelegt. Solche Breiumschläge sollen meist ohne Unterbrechung stets sehr heiß aufliegen. Darum müssen sie, sobald sie abgekühlt sind, sofort wieder erwärmt werden. Dazu benützt man am besten einen Breiumschlagwärmer (siehe Seite 280, Nr. 764). Natürlich braucht man den Brei nicht aus dem Säckchen zu nehmen, sondern legt gleich das ganze Säckchen in den Wärmer. Am einfachsten ist es, wenn gleich zwei Säckchen gefüllt werden, während das eine erwärmt wird, liegt das andere auf. Leinsamen kann nur drei bis vier Tage benützt und dann müssen die Säckchen mit einem frischgekochten Leinsamen gefüllt werden. .

**Wickel, Packungen,** auch Umschläge genannt, sind viel verordnete Heilhilfsmittel. Vielfach werden die Wickel jedoch nicht richtig ausgeführt. Darum lassen wir hier eine kurze Beschreibung folgen:

Es gibt Voll- oder Ganzwickel, Dreiviertelwickel, Halb- oder Brustwickel, Leibwickel, Wadenwickel und Fußwickel. (Siehe Abbildungen 73 bis 77).

Jeder Wickel besteht aus einem Leinentuch und einem dicken, wollenen Tuch. (Siehe Bild 78.)

Das Leinentuch muß so groß sein, daß es zweimal um den betreffenden Körperteil herumgewickelt werden kann. So nimmt man zu einem Ganzwickel und einem Dreiviertelwickel zwei große Bettücher, zu einem Brust-, Halb- oder Wadenwickel zwei Handtücher, zu einem Halswickel genügen ein bis zwei Taschentücher je nach Größe. Diese Tücher werden in 20 bis 30 Grad warmes Wasser gelegt, fest ausgewunden und rasch — damit das Tuch nicht kalt wird — um den

269

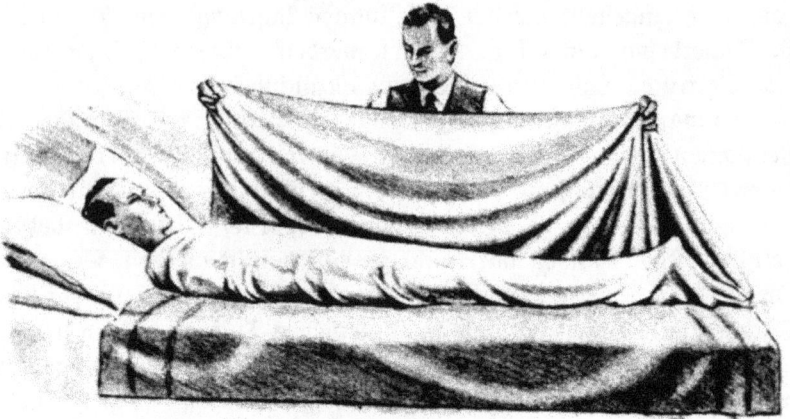

Bild 73   Voll- oder Ganzwickel

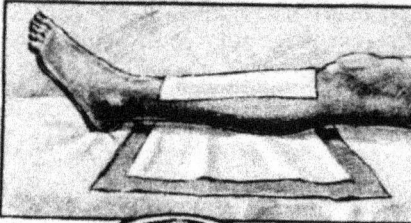

Bild 74                          Wadenwickel

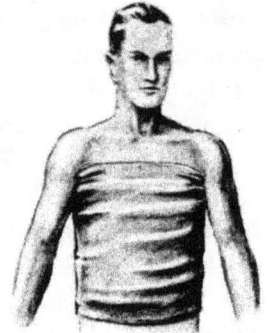

Bild 75
Halb- oder Brustwickel

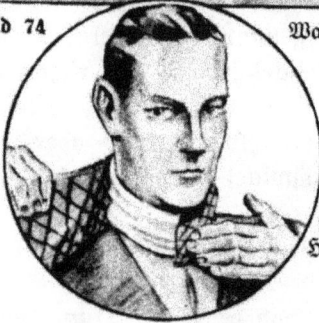

Bild 76
Halswickel

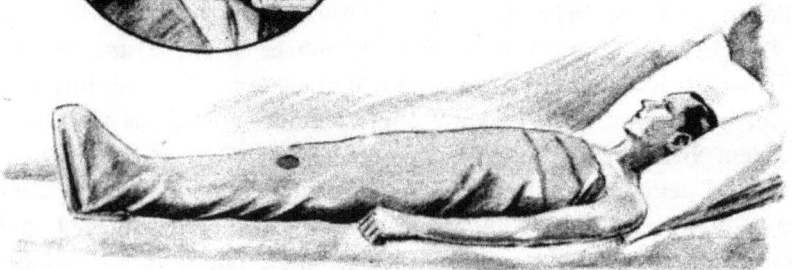

Bild 77   Dreiviertelwickel

betreffenden Körperteil gelegt. Der Wickel darf natürlich nicht zu fest angelegt werden, sonst erfüllt er seinen Zweck nicht, und der Kranke fühlt sich unbehaglich. Um dieses nasse Tuch werden nun ein oder zwei dicke, wollene Tücher gewickelt. Selbstverständlich müssen diese wollenen Tücher so groß sein, daß sie die nassen Leinentücher vollständig bedecken. Bei dem Dreiviertel- oder Brustwickel zieht man über das wollene Tuch ein Hemd an, damit die Schultern und Arme

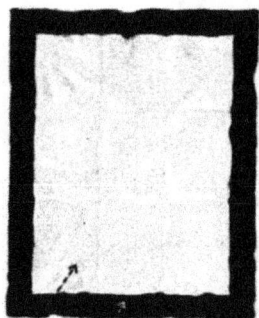

**Bild 78**

Leinentuch — Wolltuch

nicht bloß liegen; beim Ganzwickel ist dies nicht nötig, da die Arme sowieso mit eingepackt werden. Solange der Kranke den Wickel um hat, bleibt er natürlich im Bett liegen und deckt sich noch fest zu.

Den Kranken darf es vor Anbringung des Wickels nicht frösteln. Ist dies der Fall, so warte man lieber, bis der Kranke warm geworden ist. Man kann den Kranken durch Anlegen von Wärmeflaschen (siehe Seite 279, Nr. 760 und 761) an die Füße erwärmen. Soll der Kranke während des Wickels stark schwitzen, so gibt man ihm, nachdem der Wickel angelegt ist, heißen, schweißtreibenden Tee (siehe Seite 285, Nr 961 und 962), oder ein bis zwei Brasan-Tabletten (siehe Seite 61). Bleiben die Füße während des Wickels kalt, dann sofort Wärmeflasche an die Füße legen. Während des Wickels auf die Stirn kalte Umschläge machen, die alle 10 Minuten erneuert werden sollen. Herzkranke dürfen Voll- oder Dreiviertelwickel ohne ärztliche Verordnung nicht bekommen. Der Wickel dauert normal 1½ bis 2½ Stunden. Oft verordnet der Arzt aber auch eine längere oder kürzere Dauer. Wird der Kranke unruhig und fühlt sich unbehaglich, so wickelt man ihn sofort aus den Tüchern heraus. Nach dem Wickel soll der Kranke ein kühles Bad nehmen, oder wenn dies nicht möglich ist, wasche den Kranken mit einem Gummischwamm (siehe Seite 282, Nr. 858) mit kühlem Wasser; dann im Bett bleiben und nicht allzuwarm zudecken. An einem Tage kann man zwei bis drei Wickel machen.

**Wundverbände.** Wunden müffen in erfter Linie vor Schmuß geschüßt werden. Frische Wunden werden deshalb mit effigfaurer Tonerde (fiehe Seite 224) ausgewafchen. Auf die Wunde felbft, wenn fie klein ift und das Bluten aufgehört hat, wird Heftpflafter

Bild 79

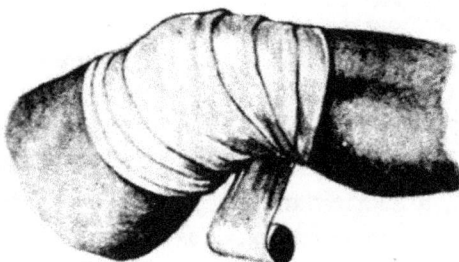

Knieverband

Bild 80

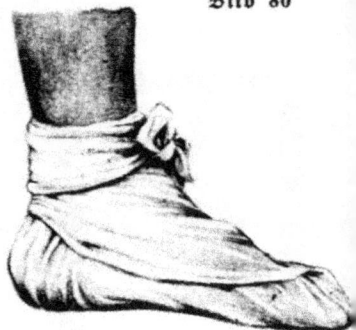

Fußverband

Bild 81

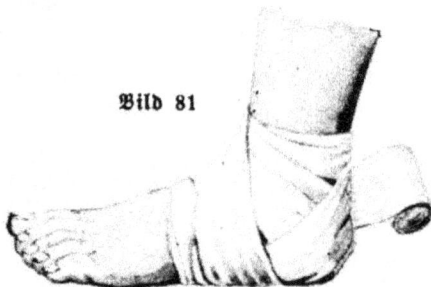

Fußverband

(fiehe Seite 285, Nr. 948) geklebt. Ift fie größer und blutet fehr ftark, fo wird die Blutung mittelft Verbandmull (beffer als blut-ftillende Watte) (fiehe Seite 284, Nr. 941) geftillt, mit reiner Verband-watte (fiehe Seite 284, Nr. 944) belegt und mit einer Mullbinde (fiehe Seite 284, Nr. 942) feft zugebunden. Wunden, die nach dem Verbinden noch weiter bluten, so daß das Blut durch den Verband sickert, werden nicht ausgewickelt, sondern immer mit neuer Watte weiterverbunden. Kleine Verbände werden mittels eines Klebepflasters (siehe Seite 285, Nr. 947) direkt an die Haut festgeklebt; größere Verbände werden mit Sicherheitsnadeln festgehalten.

Im Nachfolgenden wollen wir noch einige der gebräuchlichsten Krankenpflegeartikel beschreiben.

**Eisbeutel, Eisblasen** werden bei plötzlichen Krankheiten und Unfällen oft benötigt. Ebenso, wie ein Fieberthermometer in jedem

Bild 82—86

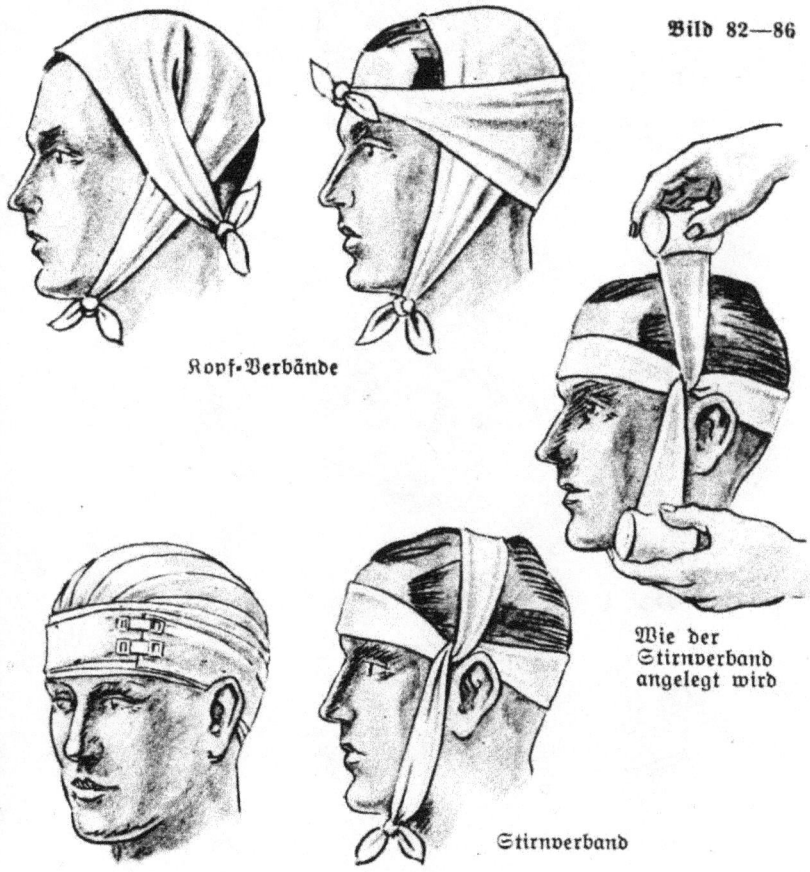

Kopf-Verbände

Wie der
Stirnverband
angelegt wird

Stirnverband

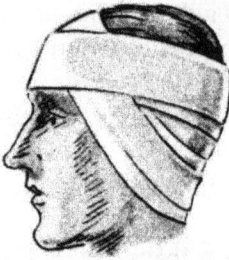

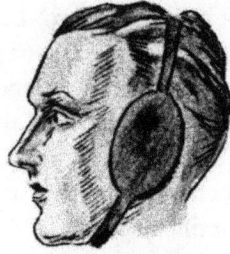

**Bild 87—94**

links: Ohrverband
rechts: Ohrbinde

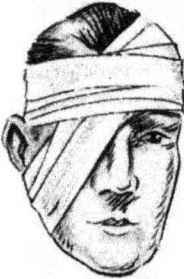

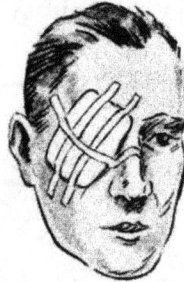

Augenverbände

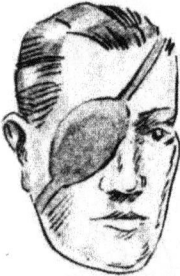

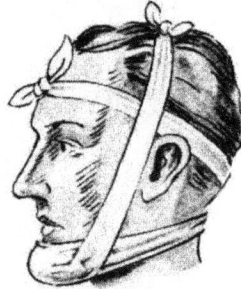

links: Augenbinde
rechts: Kinnverband

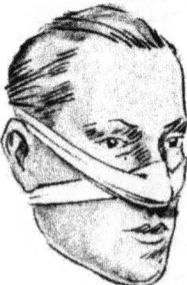

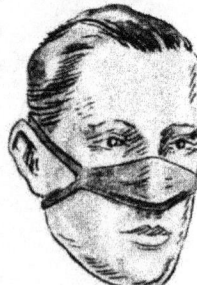

links: Nasenverband
rechts: Nasenbinde

Bild 95—100

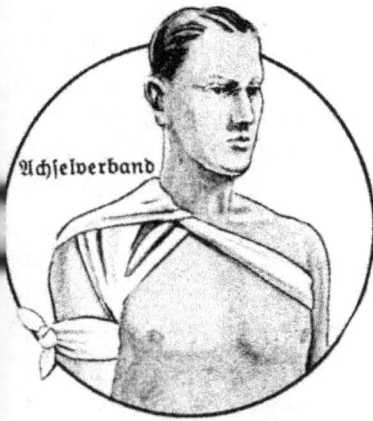

Achselverband

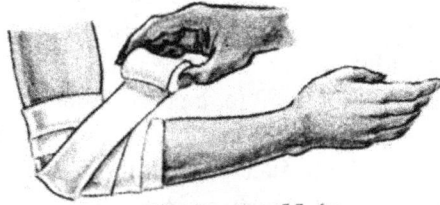

Ellenbogenverbände

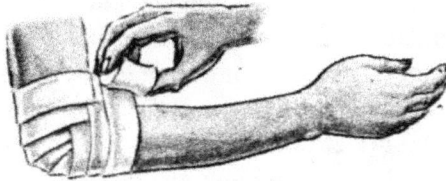

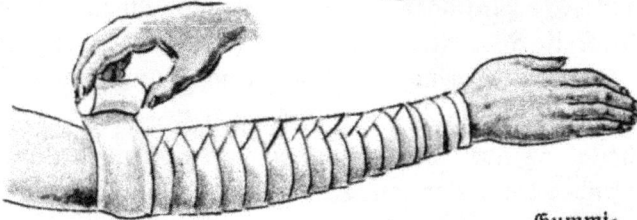

Armverband

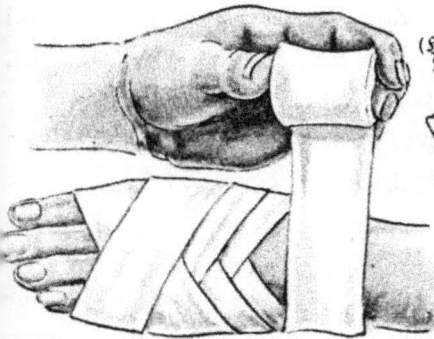

Handverband

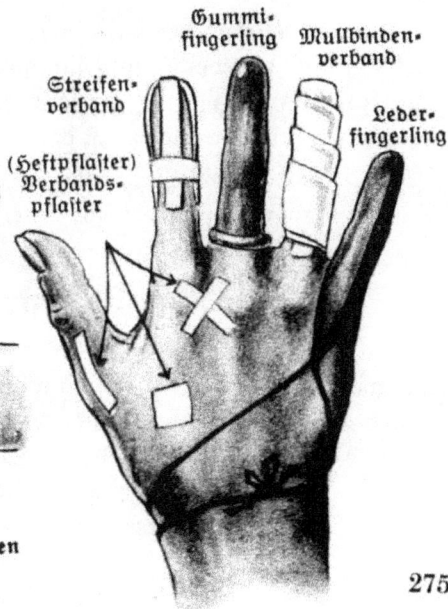

Gummi-fingerling

Mullbinden-verband

Streifen-verband

Leder-fingerling

(Heftpflaster) Verbands-pflaster

Verbände an den oberen Gliedmaßen

275

Haushalt da sein sollte, so soll auch stets ein Eisbeutel vorhanden sein. Es gibt verschiedene Eisbeutel. Außer der gewöhnlichen Form gibt es besonders geformte, so für die Augen, den Hals, das Ohr, das Herz usw. (siehe Seite 283 Nr. 901 bis 907). Der Eisbeutel besteht aus Gummistoff, so daß er wasserdicht ist und kein Wasser heraus- laufen kann. Er wird nur bis zur Hälfte mit kleinen Eisstückchen gefüllt. Von Zeit zu Zeit muß das zu Wasser geschmolzene Eis ab- gegossen und durch frisches ersetzt werden. Das Eis kann praktisch zerkleinert werden, indem man es in ein grobes Säckchen oder Tuch einwickelt und mit dem Holzhammer oder Holzscheit zerkleinert. Hat man kein Eis, so kann man im Winter auch Schnee verwenden, während man im Sommer in diesem Fall ein recht frisches, kaltes Wasser, das sehr oft erneuert werden muß, verwenden kann.

Zu **elektrischen Massagen** verwendet man einen Elektrisier- apparat (siehe Seite 283, Nr. 912 und 913). Jedem solchen Apparat ist eine sehr ausführliche genaue Gebrauchsanweisung beigegeben.

**Bruchbänder** gibt es in den verschiedensten Formen. Eine aus- führliche Abhandlung über die verschiedensten Bruchleiden und deren Behandlung findet der Leser auf Seite 234.

**Urinale** werden bei unfreiwilligem Harnabgang benützt. Sie sind aus Gummi gearbeitet und sammeln und behalten den Urin, ob er nun tropfenweise oder in größeren Mengen abgeht. Das Naßwerden des Bettes und der Kleider ist daher ausgeschlossen. (Siehe Seite 173.)

**Plattfüße** sind ein sehr weit verbreitetes und schmerzhaftes Uebel. Nähere Behandlung hierüber siehe Seite 243.

## g) Krankenbesuche.

Schwerkranke soll man nur selten besuchen und besuchen lassen und wenn, dann soll der Besuch nicht länger als höchstens eine Viertel- stunde dauern. Schwerkranke brauchen viel Ruhe. Gegen lästige Besuche gehe rücksichtslos vor. Lasse sie nicht ins Krankenzimmer, sondern sage ihnen kurzweg, daß der Kranke sehr schwach sei und Besuche für ihn von Nachteil wären.

## h) Artikel zur Krankenpflege.

Wir lassen hier eine Anzahl der gebräuchlichsten und praktischsten Krankenpflegeartikel folgen, die zur Unterstützung der Krankenpflege im Hause meist notwendig sind. Natürlich können wir nicht alle Krankenpflegeartikel, die es gibt, hier bringen. Sollten Sie einen Artikel benötigen, der hier nicht aufgeführt ist, so schreiben Sie uns Ihre Wünsche, wir sind jederzeit in der Lage, auch diese Krankenpflegeartikel sofort zu liefern. Bei Bestellung ist stets die Bestellnummer anzugeben.

**Preise.** Angesichts der schwankenden Preise auf dem Rohstoffmarkte können wir bei den Krankenpflegeartikeln keine festen Preise angeben. Wir werden aber stets die niedrigsten Preise berechnen und sind gerne bereit, auf Anfragen die zurzeit gültigen Preise zu nennen.

**Abbildungen** gelten nicht als bindend, da sie vielfach durch Verbesserungen überholt werden.

Wegen der Spesen für **Porto** und **Verpackung** wollen sich die Besteller mit uns ins Benehmen setzen. Der Versand erfolgt auf Gefahr des Bestellers, doch wird die **Verpackung** mit größter Sorgfalt ausgeführt. **Berechtigte Beanstandungen** werden jederzeit berücksichtigt, sofern sie sofort oder mindestens 8 Tage nach Empfang der Ware erfolgen. Die vom Besteller eingesandten Maße sind für uns bindend. Bei Bestellungen ist stets die Nummer mit anzugeben, um jede Verwechslung auszuschließen.

Die Beträge werden stets per Nachnahme erhoben. Für Artikel, die extra angefertigt werden, müssen wir uns Vorauszahlung erbitten. Alle Bestellungen sind zu richten an die **Löwenapotheke, Nürnberg 2, Postfach 9.**

# Verzeichnis der Krankenpflege-Artikel

## Thermometer

**702 Zimmerthermometer.** Nach Celsius und Reaumur eingeteilt, auf Hartholz montiert, hell lackiert, mit Oese zum Aufhängen.

**703 Fieber-Thermometer.** Maximal - Minuten - Thermometer. Alle Thermometer werden der neuen Vorschrift nach nur noch amtlich geprüft geliefert. Nur beste Qualität. Preis auf Anfrage. Versand: Mit der Post. Ueber den Gebrauch des Fieber-Thermometers siehe Seite 36 unserer Broschüre. Bild unten. Badethermometer Seite 281.

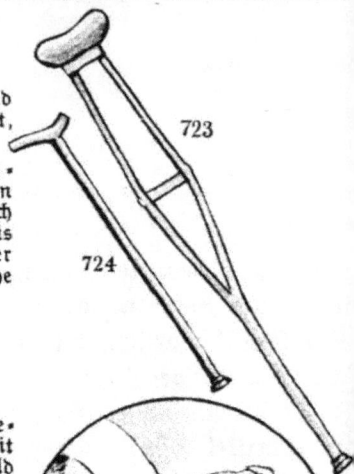

## Krücken und Stöcke

**723 Krücken.** Sehr leicht, aus Eschenholz, gepoliert, oben und unten verstellbar, mit Gummipuffer. Preis auf Anfrage. Bild nebenstehend.

**724 Feiner schwarzer Krückstock.** Poliert, mit Stützkrücke, mit Gummipuffer. Preis auf Anfrage. Bild nebenstehend.

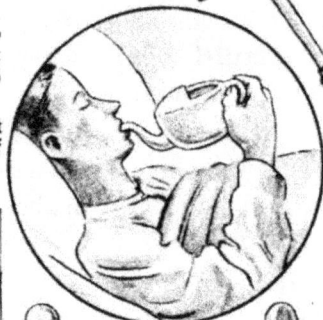

**725**

| Gummipuffer für Krücken und Stöcke | | | |
|---|---|---|---|
| Bestell-Nr. | 725/0 | 725/1 | 725/2 | 725/3 |
| Lochweite ca. | 15 | 18 | 20 | 21 mm |
| Bestell-Nr. | 725/4 | 725/5 | 725/6 | 725/7 |
| Lochweite ca. | 24 | 26 | 29 | 30 mm |

Preis auf Anfrage.

## Geschirr für's Krankenzimmer

**735 Schnabeltasse aus Porzellan.** Sehr bequem zum Einnehmen von Getränken. Inhalt: 250 Gramm. Preis auf Anfrage. Bild nebenstehend.

**736 Medizin-Meß- und Einnehmeglas.** Sehr bequem zum genauen Messen und Einnehmen von flüssigen Arzneien. Preis auf Anfrage. Bild nebenstehend.

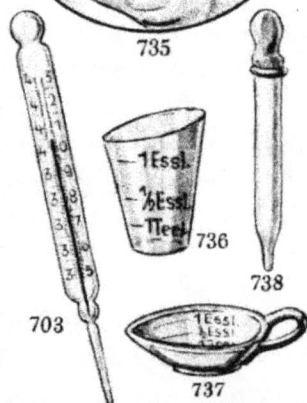

Zu beziehen durch die **Löwen-Apotheke**, Nürnberg 2, Brieffach 9.

278

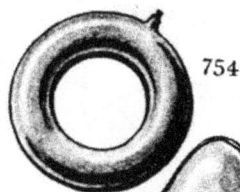
754

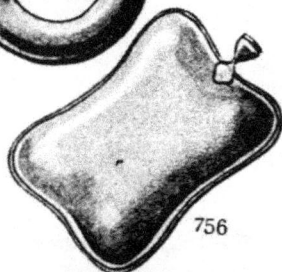
756

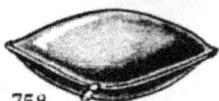
758

759

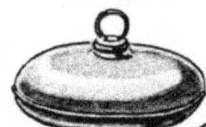
760

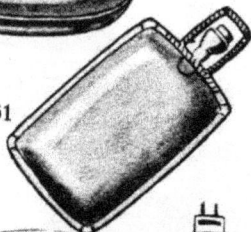
761

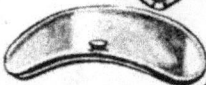
762

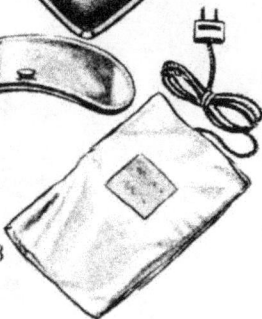
763

737 **Medizin-Meß-** und **Einnehmelöffel aus** Porzellan. Sehr bequem zum Messen und Einnehmen von flüssigen Arzneien. Preis auf Anfrage. Siehe Bild auf Seite 278 unten.

738 **Tropfenzähler aus Glas mit Gummi.** Preis auf Anfrage. Genaue Beschreibung siehe Seite 264. Siehe Bild auf Seite 278 unten.

## Betteinlagen und Kiſſen

751 **Betteinlage** aus doppelseitig gummiertem Stoff. Garantiert feuchtigkeitsundurchlässig. Preis auf Anfrage. Länge angeben.

754 **Luftkiſſen** gegen das Aufliegen der Kranken am Gesäß. Rund, aus grauem oder rotem Gummi, mit Ventil zum Aufblasen. In zwei Größen lieferbar. Preis auf Anfrage. Bild nebenstehend.

756 **Waſſerkiſſen** aus grauem Gummi, zum Füllen mit warmem oder kaltem Wasser. Es wird für Kranke, die sich am Rücken aufgelegen haben, verwendet. In 5 Größen lieferbar. Preis auf Anfrage. Bild nebenstehend.

758 **Sitzkiſſen** aus Gummistoff mit Luftventil zum Aufblasen, zur Benützung als Stuhlauflage oder zur Mitnahme auf Reisen. In 2 Größen lieferbar. Preis auf Anfrage. Bild nebenstehend.

759 **Ferſenluftkiſſen.** Bei Verwundungen an der Ferse wird diese in das runde Loch gelegt, so daß die Wunde von nichts berührt oder gedrückt wird. Es besteht aus Gummi mit Luftventil zum Aufblasen. In 3 Größen lieferbar. Preis auf Anfrage. Bild nebenstehend.

## Wärmeflaſchen und Wärmeapparate

760 **Wärmeflaſche,** oval, aus starkem, verzinkten Blech mit guter Verschraubung. Preis auf Anfrage. Bild nebenstehend.

761 **Wärmeflaſche aus Gummi** zum Füllen mit heißem Wasser. In 2 Größen lieferbar. Preis auf Anfrage. Bild nebenstehend.

762 **Leibwärmeflaſche.** Speziell für Leibumschläge hergestellt, gebogene Form aus Blech, zum Füllen mit heißem Wasser. Preis auf Anfrage. Bild nebenstehend.

Zu beziehen durch die **Löwen-Apotheke, Nürnberg 2, Brieffach 9.**

763 **Elektrische Heiz- und Wärmekissen** aus Stoff.
Wärme regulierbar. A. Reisekissen in zwei
Größen, für jede Stromart und in 2 Volt-
spannungen lieferbar. B. Für nur eine
Stromart und Voltspannung, in 2 Größen
lieferbar. Bei Bestellungen ist anzugeben:
1. Stromart (Gleich-, Wechsel-, Drehstrom);
2. Spannung (Voltstärke). Preis auf Anfrage.
Siehe Abbildung auf Seite 279 unten.

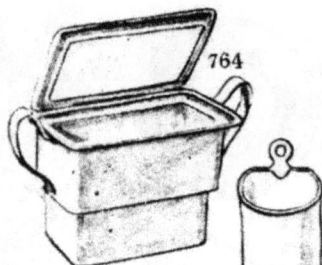

764 **Breiumschlagwärmer** aus Weißblech mit
Spiritusbrenner, zusammenlegbar. Preis auf
Anfrage. Genaue Beschreibung auf Seite 269
dieser Broschüre. Bild nebenstehend.

765 **Leinsamen** zu Breiumschlägen. Preis auf
Anfrage.

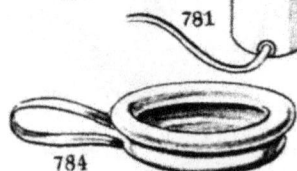

# Für den intimen Gebrauch

781 **Irrigator:** a) Aus lackiertem Blech, 1,25 m
Gummischlauch mit Hahn und
Mutterrohr aus Hartgummi;

b) derselbe: **Das Gefäß aus
Emaille.** Preise auf Anfrage
Bild nebenstehend.

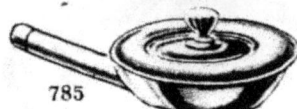

782 **Klosettstühle:**

a) **Klosettstuhl** aus Holz mit herausnehm-
barem Sitz, Emailletopf mit Deckel und
Wasserabschluß, daher geruchlos; Sitzhöhe
48 cm, Sitzbreite 49/36 cm, Sitztiefe 42 cm.

b) **Klosettstuhl** aus Holz mit herausnehm-
barem, gepolstertem Sitz, Emailletopf mit
Deckel und Wasserabschluß; Sitzhöhe
48 cm, Sitzbreite 52/43 cm, Sitztiefe 47 cm.
In der Regel sind die Stühle natur-
lackiert, können aber auf Wunsch auch in
nußbraun mattiert geliefert werden.

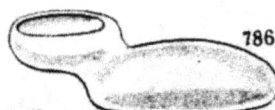

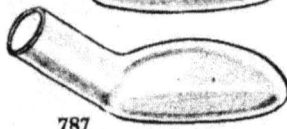

784 **Bett- oder Leibschüssel,** rund, aus Emaille,
geschweifter Griff, mit und ohne Deckel.
Bild nebenstehend.

785 Die gleiche Schüssel wie oben, runder Griff,
mit und ohne Deckel. Preis auf Anfrage.
Bild nebenstehend.

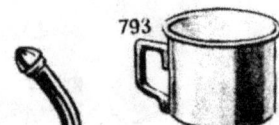

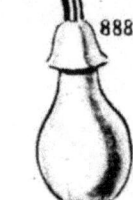

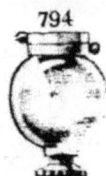

Zu beziehen durch die Löwen-Apotheke, Nürnberg 2, Brieffach 9.

280

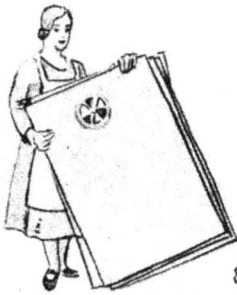
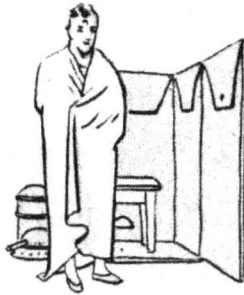
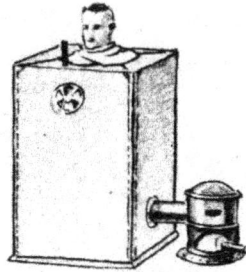

855

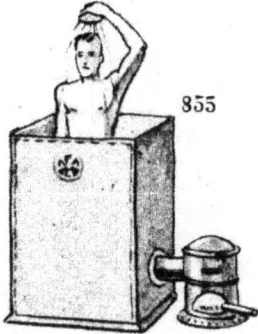

855

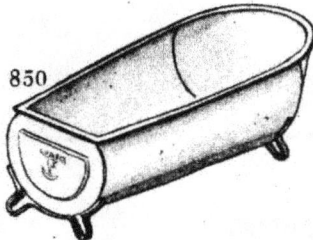

850

786 **Urinflasche für Frauen.** Aus Glas. Preis
auf Anfrage. Siehe Abbildung auf Seite 280
Mitte.

787 **Urinflasche für Männer.** Aus Glas. Preis
auf Anfrage. Siehe Abbildung Seite 280
Mitte.

793 **Handspucknapf** aus Emaille mit herausnehm=
barem Deckeleinsatz. Preis auf Anfrage.
Siehe Abbildung auf Seite 280 unten.

794 **Spuckflasche** aus blauem Glas mit Metall=
deckel. Unten am Boden mit Metallver=
schraubung zur leichten Reinigung. Bequem
in der Tasche zu tragen. Preis auf Anfrage.
Siehe Abbildung auf Seite 280 unten.

795 **Spuckflasche,** einfache, aus blauem Glas mit
Drehverschluß. Preis auf Anfrage.

888 **Birnspritze** (Frauen=Dusche) aus Gummi,
verwendbar für Spülungen und Klistiere.
Preis auf Anfrage. Siehe Abbildung auf
Seite 280 unten.

## Bade=Utensilien

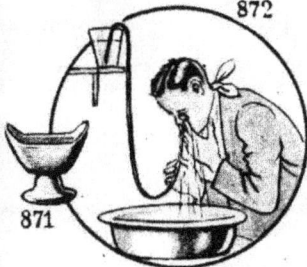

872

871

850 **Wanne zu Vollbädern** aus starkem Blech und
kräftig verzinnt, rostfrei, in 2 Größen lieferbar.
Preis auf Anfrage. Bild nebenstehend.

851 **Badethermometer** aus Glas, mit Holzfassung.
Preis auf Anfrage.

853 **Wanne zu Halb= und Sitzbädern,** aus starkem
Blech, verzinnt, rostfrei. In 2 Größen lieferbar. Preis auf Anfrage, Abbildungen
kostenlos.

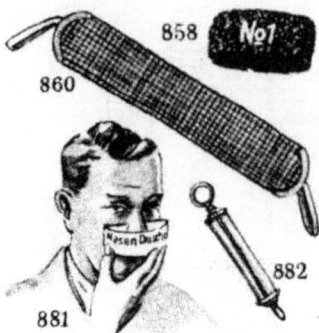

**854** Fußbadewanne aus Blech. In 3 Größen lieferbar. Preis auf Anfrage.

**855** Schwitzapparat für Dampf- und Heißluftbäder mit Spiritus-, Gas- oder elektr. Heizung. Billiger Betrieb! Als Schwitzraum dient eine reichlich große Kabine, die sich jedoch in der kleinsten Wohnung leicht aufstellen läßt und nach Gebrauch auf eine Dicke von 5 cm bequem zusammenlegbar ist. Verschiedene Ausführungen. Man verlange weitere Abbildungen und nähere Angaben mit Preisen.

**858** Gummi-Schwamm aus porösem Gummi. Sehr reinlich und lange haltbar. Preis auf Anfrage. Bild nebenstehend.

**859** Frottierhandschuh. Größe: Handgroß. Preis auf Anfrage.

**860** Rückenfrottierer aus Loofah. Preis auf Anfrage. Bild nebenstehend.

**871** Augenbadewanne zum Baden der Augen. Besteht aus Glas. Preis auf Anfrage. Siehe Abbildung auf Seite 281 unten.

**872** Augendusche mit Hartgummibügel und Ansatz mit ca. 1 m langem Gummischlauch, ohne Glas, zum Ausduschen der Augen. Preis auf Anfrage. Siehe Abbildung auf Seite 281 unten.

**881** Nasendusche aus Porzellan. Preis auf Anfrage. Bild nebenstehend.

**882** Nasenspritze zum Ausspritzen der Nase, aus Glas. Preis auf Anfrage. Bild nebenstehend.

**883** Ohrenspritze zu Ausspülungen des Ohres, aus Glas, gebogen. Preis auf Anfrage.

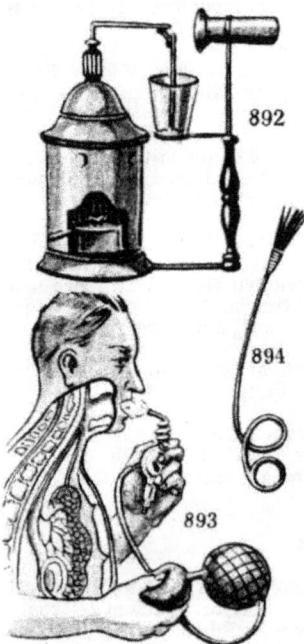

## Inhalier-Apparate

**892** Einatmungs- oder Inhalationsapparat aus Weißblech und Glas mit Spiritusbrenner, zum Einatmen von Arzneien und zur Dampfinhalation bei Katarrhen usw. Preis auf Anfrage. Bild nebenstehend.

**893** Trocken-Zerstäubungsapparat oder Trockeninhalator. Preis auf Anfrage. Bild nebenstehend.

**894** Hals- und Rachenpinsel auf Draht. Preis auf Anfrage. Bild nebenstehend.

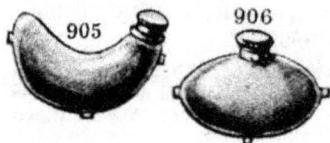

Zu beziehen durch die Löwen-Apotheke, Nürnberg 2, Brieffach 9.

282

# Eisbeutel

**901** **Eisbeutel** aus gummiertem Stoff mit Metallverschraubung. Preis auf Anfrage. Bild nebenstehend.

**905** **Herzeisflasche für Frauen**, aus Weißblech mit Verschlußschraube, zum bequemen Auflegen auf das Herz bei Herzkrankheiten. Preis auf Anfrage. Siehe Abbildung auf Seite 282 unten.

**906** **Herzeisflasche für Männer**, wie oben, zum Auflegen auf das Herz. Preis auf Anfrage. Siehe Abbildung auf Seite 282 unten.

**907** **Halseisflasche** zur Verwendung bei Halskrankheiten. Preis auf Anfrage. Bild nebenstehend.

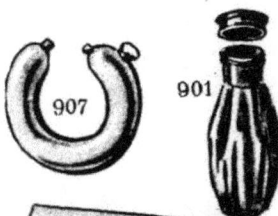

# Elektrisier-Apparate

**912** **Elektrisier-Apparat** mit einem kräftigen Trockenelement und vollständigem Zubehör. Genaue Gebrauchsanweisung wird beigegeben. Preis auf Anfrage. Bild nebenstehend.

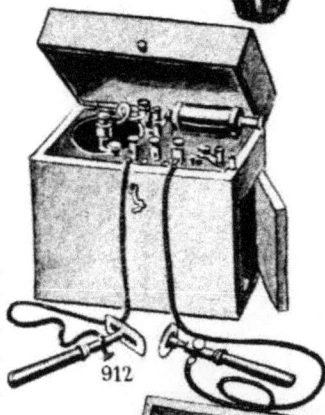

**913** **Elektrisier-Apparat.** Beste Ausführung mit zwei kräftigen Trockenelementen nebst vollständigem Zubehör. Genaue Gebrauchsanweisung wird beigegeben. Preis auf Anfrage. Bild nebenstehend.

# Binden und Verbandstoff

**921** **Stirn- und Wangenbinde** aus schwarzem Satin mit Steifleineneinlage gearbeitet, in 4 Größen lieferbar. Preis auf Anfrage. Siehe Abbildung auf Seite 284 oben.

**922** **Augenbinde**, weich, aus schwarzem Satin gearbeitet, flach mit Gummiband. Preis auf Anfrage. Siehe Abbildung auf Seite 284 oben.

**923** **Augenbinde**, steif, damit das Auge nicht gedrückt wird, aus schwarzem Satin, gewölbt gearbeitet. Preis auf Anfrage. Siehe Abbildung auf Seite 284 oben.

**924** **Ohrenbinde**, rund und eckig, aus schwarzem Stoff gearbeitet. Preis auf Anfrage. Siehe Abbildung auf Seite 284 oben.

**927** **Schnarcherbinde** zur Verhütung des Schnarchens und Schlafens mit offenem Munde. Kopfweite (Hutgröße) angeben. Preis auf Anfrage. Siehe Abbildung auf Seite 284 oben.

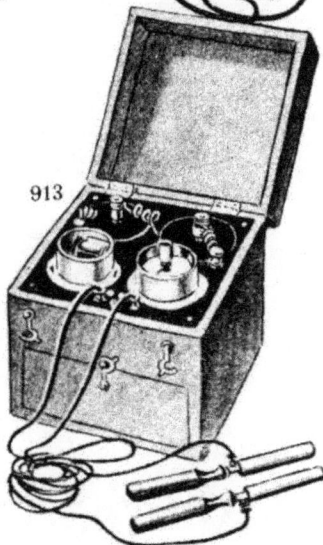

Zu beziehen durch die **Löwen-Apotheke**, Nürnberg 2, Brieffach 9.

283

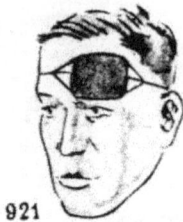

921

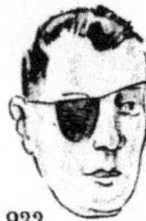

922

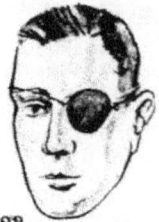

923

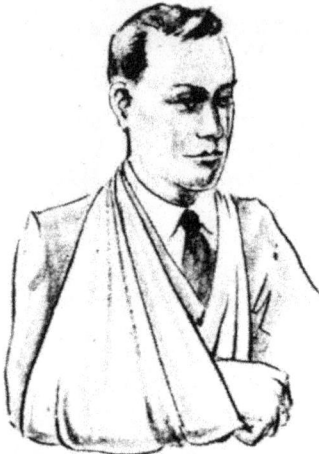

929

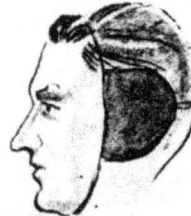

924

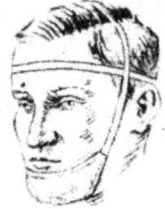

927

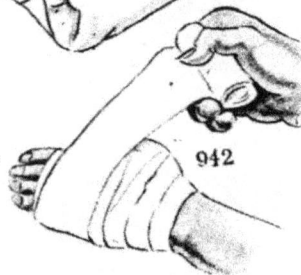

944

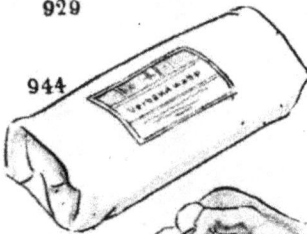

942

929 **Armtragetuch**, aus schwarzem Stoff, sogenanntes Dreiecktuch, zum Knüpfen. Preis auf Anfrage. Bild nebenstehend.

941 **Verbandmulle** in Stücken von 80 cm Breite und ½, 1, 2, 5 Meter Länge. Preis auf Anfrage.

942 **Mullbinden** in Rollen von 5, 6, 8, 10 cm Breite. (Jede Rolle ist 4 Meter lang.) Preis auf Anfrage. Bild nebenstehend.

943 **Guttaperchapapier** in Stücken von ¼, ½, 1 Meter Länge. Preis auf Anfrage.

943a **Billroth-Batist**, 25, 50, 100 cm. (Jedes Stück ist 80 cm breit.) Preis auf Anfrage.

944 **Reine Verbandwatte** in Packungen von 10, 25, 50, 100, 250, 500, 1000 Gramm. Preis auf Anfrage. Bild nebenstehend.

945 **Blutstillende Watte** in 10 Gramm-Packungen. Preis auf Anfrage.

947 **Verbandspflaster** (Elbaplast) in Rollen von
1, 2, 3, 5 cm Breite. (Je 1 Meter lang.)
Preis auf Anfrage.
  In besonders großen Rollen: 1¼ cm
und 2½ cm breit und 5 Meter lang. Zum
Festhalten von Wundverbänden auf schwer
zu verbindenden Körperteilen. Preis auf
Anfrage. Bild nebenstehend.

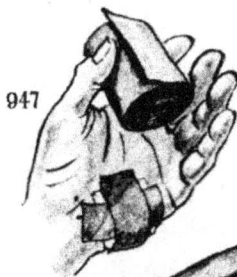

947

948 **Heftpflaster** zum Verkleben kleiner Wunden.
Preis auf Anfrage.

950 **Lederfingerlinge**, 3, 4 oder 5 cm weit. Preis
auf Anfrage. Bild nebenstehend.

951 **Gummifingerlinge**, weiß, nahtlos gerollt;
dieselben in Springdeckeldosen zu 12 Stück.
Preis auf Anfrage. Bild nebenstehend.

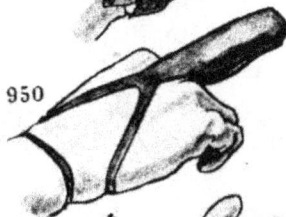

950

# Zum Schweißtreiben

961 **Lindenblütentee.** Ein schweißtreibender Tee.
In Paketen à 50 Gramm.

962 **Schwarzer Hollunder = Tee.** Ein schweiß=
treibender Tee. In Paketen à 50 Gramm.

963 **Aspirin=Tabletten**, ein schweißtreibendes und
zugleich schmerzlinderndes Arzneimittel. Ge=
brauchsanweisung liegt bei.

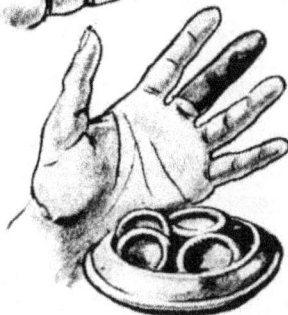

# Suspensorien

971 **Teufel's Suspensorien „Olympia"**, sehr
dauerhaft gearbeitet, in 6 Größen lieferbar.
Bilder nebenstehend.

| Bestell=nummer | Größe der Oeffnung | Netzweite |
|---|---|---|
| 971/1 | 3½ cm | 14 cm |
| 971/2 | 3½ „ | 15 „ |
| 971/3 | 4 „ | 17 „ |
| 971/4 | 4 „ | 19 „ |
| 971/5 | 4 „ | 20 „ |
| 971/6 | 4 „ | 21 „ |

951

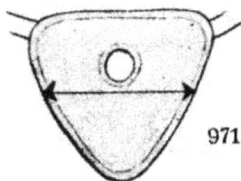

971

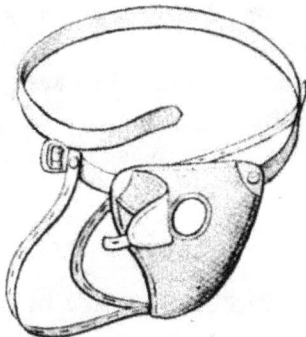

971

Zu beziehen durch die Löwen=Apotheke, Nürnberg 2, Brieffach 9.

## i) Urinunterfuchung.

Bei der Besprechung der Blasen= und Nierenleiden, auch der Gallen= und Leberkrankheiten wurde bereits auf den Wert einer wissen= schaftlichen Harnanalyse hingewiesen, weil es durch eine solche möglich ist, einwandfrei festzustellen, wie groß der Eiweißgehalt des Urins (wichtig bei Nierenleiden) und sein Zuckergehalt (wichtig bei Zuckerkrankheit) ist. Auch einige andere Abscheidungsprodukte, die auf eine krankhafte Veränderung der betreffenden Organe schließen lassen (z. B. Gallenfarbstoff bei manchen Leberkrankheiten), können unschwer im Harn nachgewiesen werden und deshalb manchmal einen Fingerzeig zu geeigneter Behandlung des kranken Organs geben. — Es soll damit nicht gesagt sein, daß eine, wenn auch noch so sorgfältige Urinuntersuchung einen restlosen Einblick in die Körper= funktionen gewährt. Das ist schon deshalb nicht möglich, weil etwaige Stoffwechselprodukte, die auf das Vorhandensein bestimmter Krank= heiten hindeuten könnten, ja nicht nur mit dem Harn, sondern auch mit dem Kot, dem Schweiß, der Atmungsluft usw. ausgeschieden werden. — Jedenfalls aber gibt eine Harnuntersuchung häufig Auf= schluß darüber, ob ein Leiden (z. B. Zuckerkrankheit) überhaupt vor= handen ist, oder ob es sich in letzter Zeit gebessert oder verschlimmert hat. Oft sind deshalb auch für den Arzt derartige Feststellungen von großer Wichtigkeit.

**Um Rückfragen zu vermeiden, sei ausdrücklich darauf hin= gewiesen, daß in den chemischen Laboratorien der Firma L. Heu= mann & Co., Nürnberg, Harnuntersuchungen nicht vorgenommen werden.** Man wende sich an eine Apotheke in der Nähe seines Wohn= ortes und wird das Untersuchungsergebnis dann auch schon am nächsten Tag erfahren können.

## k) Bäder.

Wiederholt wurde in diesem Werk auf den Gebrauch von Bädern verwiesen, wie z. B. Fichtennadel=Duft= und auch elektrische Bäder. Diese zwei Arten wirken bei verschiedenen Erkrankungen gut, oft hervorragend, insbesondere bei nervösen Leiden und Stoffwechsel=

286

krankungen. Aerztlich viel verordnet werden auch Badekuren in Heilquellen, von denen es ja in Deutschland eine große Anzahl gibt, die sich eines guten Rufes erfreuen. Besonders zur Nachkur nach überstandenen Krankheiten wird man sich ihrer gerne bedienen und würde es noch häufiger tun, wenn eben der Aufenthalt in einem Badekurort nicht mit beträchtlichen Kosten verknüpft wäre! Um die schöne Heilweise bezw. Heil-Unterstützungsform durch Bäder den Kranken oder Genesenden in zweckmäßiger und auch preiswürdiger Form (denn nur hierdurch wird erfahrungsgemäß eine Daueranwendung ermöglicht) zugänglich zu machen, bringt die Vertriebsstelle der Heumann'schen Präparate derartige anregende und erfrischende Bäder in T a b l e t - t e n f o r m in den Verkehr, die zum Gebrauch im Hause verwendbar sind und hierfür empfohlen werden können. (Badewannen und Badeutensilien siehe Seite 281.)

Pfarrer Heumanns     Heilmittel Nr. 27

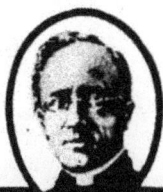

## Fichtennadelduft-Bad

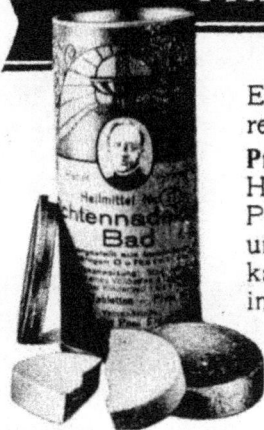

Eine Originaldose enthält 9 Tabletten, ausreichend für 3 Vollbäder oder 6 Sitzbäder. **Preis:** Original-Packung RM. **1.85.** Pfarrer Heumann-Mittel sind nur echt, wenn die Packung den Aufdruck „Pfarrer Heumann" und das Bildnis Pfarrer Heumanns trägt. Verkaufsbedingungen s. S. 317. Die Mittel sind in allen Apotheken erhältlich, bestimmt in allen in diesem Buch (zwischen S. 112/113) genannten Apotheken, sonst Hauptversandstelle für ganz Deutschland (Versand porto- und verpackungsfrei!) **Löwen-Apotheke, Nürnberg 2, Brieffach 9.**

287

# 13.
# Verhaltungsmaßregeln bei plötzlichen Erkrankungen und Unfällen.

## Blinddarmentzündung.

Treten plötzliche Schmerzen im Unterleib auf, besonders auf der rechten Seite, die sich bei Druck noch vermehren und stellt sich dazu Fieber ein, so ist der Verdacht auf Blinddarmentzündung vorhanden. Bei Blinddarmentzündung muß sofort der Arzt geholt werden, jede Stunde Verzögerung kann das Leben gefährden.

## Blitzschlag, elektrische Schläge.

Ist jemand durch Blitzschlag oder einen elektrischen Strom betäubt, so bringt man ihn in die frische Luft hinaus, entkleidet den Oberkörper, reibt und massiert die Herzgegend und hält ihm Salmiakgeist unter die Nase oder kitzelt mit einer Feder oder zusammengedrehtem Papier in der Nase.

Kommt der Bewußtlose nicht zu sich, so muß die künstliche Atmung eingeleitet werden. Genaue Anweisung darüber finden Sie unter den Belebungsversuchen bei Ertrunkenen (Seite 292). Stets sei man bemüht einen Arzt herbeirufen zu lassen, ohne daß aber darüber die Belebungsversuche verzögert werden dürfen.

## Blutungen und Wunden.

Aus einer Verwundung wird meist dunkelrotes Blut ausströmen, ein Zeichen, daß keine größere Schlagader getroffen ist. Wenn die Wunde nicht allzusehr durch Erde oder Schmutz verunreinigt ist, so vermeide man es die Wunde zu berühren, da unsere Hände meist nicht frei von allen Krankheitskeimen sind. Müssen Kleider oder Schuhe

288

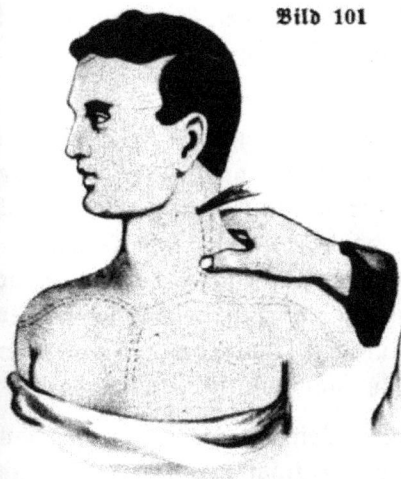 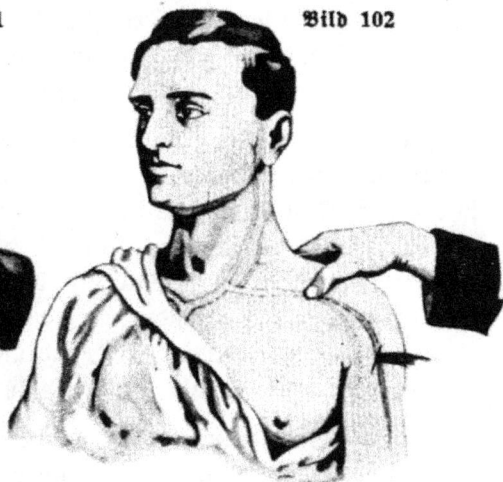

entfernt werden, so quäle man einen Verunglückten nicht mit dem
Ausziehen, sondern schneide sie auf. Will man die Kleidung schonen,
so kann man ja meistens eine Naht aufschneiden, so daß das Kleidungs-
stück nachher wieder gebrauchsfähig gemacht werden kann. Will man

**Bild 103**

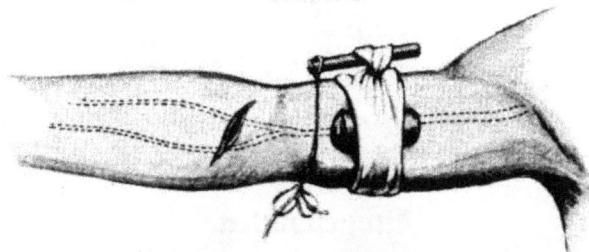

Verletzung            Schlagader

die Verletzung auswaschen, so nimmt man verdünnt Wasserstoffsuper-
oxyd oder essigsaure Tonerdelösung. Im Notfall auch Bleiwasser,
Karbolwasser, Borwasser oder reines Wasser. Doch ist es angebracht,
letzteres wenn irgend möglich vorher abzukochen. Dann legt man
Watte (siehe Seite 284, Nr. 944), sonstiges Verbandsmaterial (siehe
Seite 284) oder Gaze auf die Wunde, bindet ein Tuch fest darüber
und lagert das verletzte Glied hoch und ruhig. (Arm hochhalten, Fuß

auf einen Stuhl legen.) Dringt das Blut durch den Verband, so reißt man, denselben nicht ab, sondern legt noch mehr Watte oder Leinwand über den durchnäßten Verband.

Ist das Blut hellrot und spritzt oder quillt stoßweise und in einem Strahl aus der Wunde, so ist eine Schlagader verletzt. Man schicke sofort zum Arzt und suche bis zu seiner Ankunft durch starken Druck auf die Ader die Blutung zu stillen. Handelt es sich um eine Schlagaderverletzung, so muß man die betreffende Schlagader an einer Stelle zwischen der Wunde und dem Herzen mit dem Finger oder einem harten Gegenstand fest zubrücken. Nach den vorstehenden Abbildungen wird es nicht schwer sein, sie zu finden.

Ist eine Schlagader des Armes oder Beines verletzt, so kann man das Glied abschnüren. Man nimmt ein zusammengedrehtes Tuch (Handtuch, Taschentuch) oder einen Hosenträger und legt es lose um das Glied, schiebt einen Stock, Ast, Schlüssel oder dergleichen hindurch und dreht solange herum, bis das Tuch ganz fest anliegt und die Blutung aufhört. Kommt der Arzt nicht innerhalb zwei Stunden, so muß die Umschnürung auf einige Augenblicke gelockert werden, sonst stirbt das Glied ab. Auch hier ist eine erklärende Abbildung beigefügt (siehe Bild 101, 102 und 103).

Verbandszeug (Mull, Watte, Binden, blutstillende Watte, Pflaster usw. siehe Seite 284), Eisbeutel (siehe Seite 283).

## Lungenbluten.

Blutungen aus der Lunge sind meist mit Husten verbunden und es wird hellrotes, schaumiges Blut entleert. Man ruft sogleich den Arzt, legt den Kranken wenn möglich ins Bett, wobei der Oberkörper erhöht gelagert werden soll. (Unterlegen von Kissen, Polstern.) Jede Bewegung des Kranken, auch Sprechen, ist zu vermeiden. Um die Brust macht man große kalte Umschläge. Auch kann man schwaches Salzwasser (1 Eßlöffel Salz auf 1 Liter Wasser) schluckweise trinken lassen.

290

## Magenbluten.

Das Blut sieht fast aus wie Kaffeesatz oder ist schokoladenfarbig, meist mit Speiseresten vermischt und wird unter Würgen ausgestoßen. Der Kranke ist sehr blaß und empfindet Schmerzen in der Magengegend. Man schickt zum Arzt und sorgt dafür, daß der Kranke ruhig liegt, am besten im Bett. Außerdem macht man kalte Umschläge (siehe Seite 269) um die Magengegend.

## Nasenbluten.

Bei Nasenbluten darf man sich nicht legen, sondern soll den Kopf möglichst hoch halten und auch noch beide Arme hochheben. Man macht außerdem kalte Umschläge auf das Gesicht und atmet ruhig und tief mit offenem Mund. Gut ist es auch, verdünnte essigsaure Tonerde in die Nase aufzuziehen oder das blutende Nasenloch mit einem nassen Wattebausch zu verstopfen. Kann die Blutung durch all diese Maßregeln nicht gestillt werden, so ruft man den Arzt.

## Blutvergiftung

kann durch Insektenstiche oder auch durch kleine Wunden, in die irgend eine Unreinigkeit hineinkam, entstehen. Meist zeigt sich ein starkes Anschwellen der betreffenden Stelle und heftiger Schmerz, manchmal auch ein schmaler roter Streifen längs der Lymphbahn. Man macht Umschläge mit essigsaurer Tonerde und hole den Arzt.

## Brüche (Unterleibsbrüche usw.)

Ein ausführlicher Artikel über Bruchleiden befindet sich Seite 234.

## Diphtherie.

Neben den Erscheinungen der gewöhnlichen Halsentzündung (Schmerzen im Hals, besonders beim Schlucken, Fieber), zeigen sich am Gaumen, an den Mandeln hellweiße, grauweiße und gelbe Beläge. Neben dem Belag ist die Schleimhaut stark entzündet und gerötet.

Man läßt gurgeln (mit chlorsaurem Kali, essigsaurer Tonerde, wenn sonst nichts vorhanden mit Kochsalz) und hole den Arzt. Durch rechtzeitiges Einspritzen des Heilserums kann man auf eine Rettung des Kindes rechnen. Wer mit dem Kranken zusammenkommt, nimmt Thymomaltpastillen (Seite 129), um sich vor Ansteckung zu schützen.

## Ertrinken.

Will man einen Ertrinkenden retten, so muß man versuchen, von hinten an ihn heranzukommen und ihn an den Haaren oder am Kopf zu fassen. Schwimmt man von vorne oder von der Seite heran, so klammert sich der Ertrinkende in seiner Angst so fest an seinen Retter an, daß dieser auch nicht mehr schwimmen kann. Selbst wenn ein Verunglückter erst gerettet werden kann, nachdem er schon ein paar Stunden unter Wasser lag, ist es manchmal möglich, ihn wieder zum Leben zu bringen. Die Bemühungen müssen auf jeden Fall 2 Stunden lang erfolgen. Gleichzeitig sucht man einen Arzt zu erreichen, doch dürfen in keinem Falle die Belebungsversuche dadurch verzögert werden. Man legt den Ertrinkenden auf den Bauch und zwar so über Decken oder übers Knie, daß Oberkörper und Kopf tiefer liegen

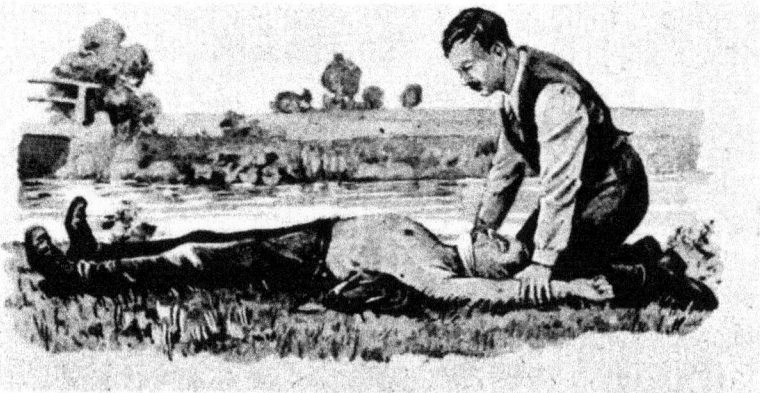

Bild 104

als der übrige Körper. Dann drückt man auf seinen Rücken, um das eingedrungene Wasser aus Magen und Lunge herauszupressen.

Die nassen Kleider entfernt man vom Oberkörper und reinigt Mund und Nase von dem eingedrungenen Schlamm; kommt der Scheintote währenddem nicht zu sich, so muß die künstliche Atmung eingeleitet werden.

Man zieht dem Verunglückten die Zunge hervor und bindet sie mit einem Tuch am Kinn fest (siehe Bild). Dann legt man ihn auf den Rücken, unter das Kreuz kommt eine Rolle aus Decken oder Kleidern. Dann kniet man sich hinter ihn, faßt die Arme zwischen Handgelenk und Ellenbogen (Bild 104), führt sie gestreckt seitwärts über den Kopf und hält sie hier 2 Sekunden fest (man zählt 21, 22; Bild 105). Dann führt man die Arme wieder zurück an die Brust und drückt sie sanft aber fest zwei Sekunden an den Brustkasten (man

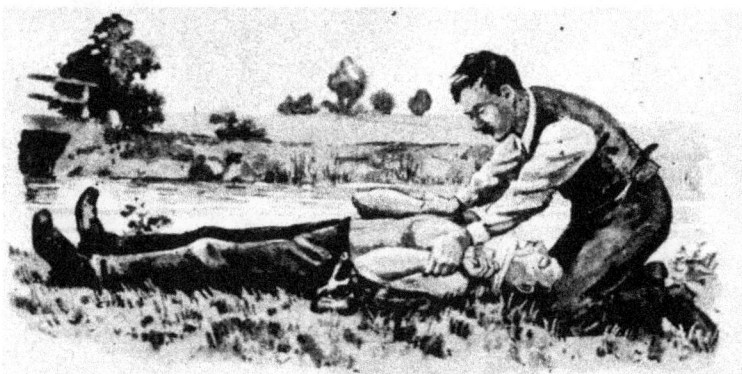

**Bild 105**

zählt 23, 24). (Stellung wieder wie Bild 104.) Dadurch wird der Brustkasten abwechselnd, wie bei unserer Atmung ausgedehnt und zusammengepreßt, Luft ein= und ausgeatmet. Auch kann man versuchen das Herz durch Erschütterung wieder zu beleben. Man schlägt entweder mehrmals mit einem nassen Tuch kräftig auf die Brust oder legt beide Hände aufeinander auf die Herzgegend und führt 15 bis 20 kräftige Stöße aus. Fängt der Verunglückte an selbständig zu atmen, so lagert man ihn weich und warm im Bett oder in Decken und reicht ihm, sobald er schlucken kann, teelöffelweise heißen Tee, Kaffee, Wein.

## Gasvergiftung (Kohlenoxydvergiftung).

Man bringt den Betäubten ins Freie, lockert beengende Kleider, massiert die Herzgegend, legt auch einen Senfteig auf die Herzgrube oder begießt den ganzen Körper mit kaltem Wasser. Durch Kitzeln in der Nase oder Riechenlassen an Salmiakgeist versucht man den Bewußtlosen zum Atmen zu veranlassen. Gelingt das nicht, so leitet man die künstliche Atmung ein (siehe Seite 292). Arztzuziehung ist dringend geboten.

## Hitzschlag, Sonnenstich.

In beiden Fällen bringt man den Verletzten an einen kühlen, schattigen Ort, entblößt den Oberkörper und übergießt ihn kalt oder macht kalte Abreibungen an Stirn und Brust, wenn nötig künstliche Atmung. Sobald der Betäubte dazu imstande ist, läßt man ihn trinken, am besten Kaffee oder Tee, im Notfalle Wasser, während Alkohol zu vermeiden ist.

## Knochenbrüche.

Ist bei einer Verletzung ein Knochen gebrochen, so ist dies an der Verbiegung und Verkürzung des Gliedes und seiner unnatürlichen Beweglichkeit erkenntlich. Auch ist ein gebrochener Körperteil nicht gebrauchsfähig, man kann auf dem gebrochenen Bein nicht stehen, mit dem gebrochenen Arm nicht zugreifen. Bis zur Ankunft des Arztes kann man dem Verletzten durch richtige Lagerung und Ruhestellung viel Schmerzen ersparen und eine Verschlimmerung des Unglücks vermeiden. Besonders dann muß man eingreifen, wenn nicht bald ein Arzt kommen kann oder der Verletzte zum Arzt transportiert werden muß. Man legt einen Notverband an. Kleider und Stiefel

294

werden aufgeschnitten (möglichst in der Naht). Rings um das gebrochene Glied kommt erst ein weiches Polster (Watte, Wolle, Werg,
Heu, Moos, weiche Tücher), dann kommt eine Lage von harten
Schienen (Spazierstöcke, Latten, Pappdeckel, Schirme, Lineale, abgeschnittene Aeste), die festgebunden werden. (Als Binden kann man
nehmen Schnüre, Taschentücher, Hosenträger, abgeschnittene Streifen
von Kleidungsstücken, Handtücher, Gürtel.)   Bei einem **Beinbruch**
bindet man am besten noch das gebrochene Bein mit dem gesunden

**Bild 106**

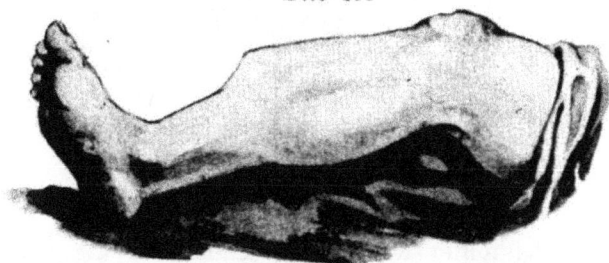

zusammen.   Bei **Unterarmbrüchen** nimmt man Schienen und kann
dann den Arm in einer Schleife befestigen, die man aus dem Jacken-
zipfel macht.   Ist der Bruch mit einer offenen Wunde verbunden,
also ein sogenannter komplizierter Bruch (siehe Bild 107), so macht

**Bild 107**

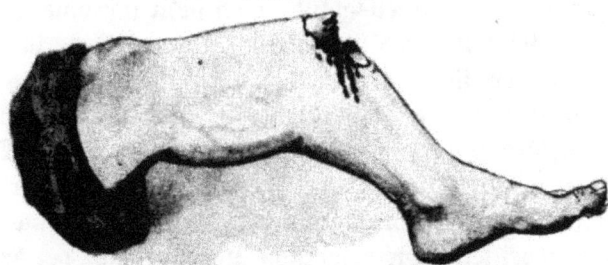

man bis zur Ankunft des Arztes einen feuchten Verband mit essigsaurer Tonerde, Bleiwasser oder im Notfall reinem, möglichst ab-
gekochtem Wasser und legt erst darüber die Schienen an.   Muß der

295

Verletzte fortgeschafft werden, ohne daß eine Tragbahre zur Stelle ist, so muß man eine Notbahre konstruieren. Man kann dazu verwenden: Ausgehängte Zimmer= und Kastentüren, Leitern, 2 Fensterläden, eine Tischplatte, mehrere Stangen, die man durch Stricke oder Decken zusammenbindet. Darüber muß möglichst weiches Polstermaterial kommen: Bettzeug, Stroh, Heu, Kleider. Die Träger der Bahre müssen im ungleichen Schritt gehen, die Erschütterung ist dabei geringer.

Bei stärkeren Blutungen, Verletzungen am Schädel, Brust und Unterleib vermeide man einen Transport und suche auf jeden Fall den Arzt zum Kranken zu bringen.

Verbandszeug (Mull, Watte, Binden, blutstillende Watte, Pflaster usw. siehe Seite 284), Eisbeutel (s. Seite 283).

## Lungenentzündung.

Die Lungenentzündung wurde mit Sicherheit als Infektionskrankheit erkannt und als ihre Erreger die „Pneumococcen" festgestellt. Diese können ihre Wirksamkeit nur dann entfalten, wenn sie durch sogenannte Hilfsursachen, wie Erkältungen, Einatmung schädlicher Gase oder Staubarten, unterstützt werden, die den Widerstand des menschlichen Organismus schwächen.

Die Lungenentzündung beginnt meist plötzlich mit einem Schüttelfrost und schwerem Krankheitsgefühl, bald stellt sich eine Temperatursteigerung auf 39 bis 40 Grad (Messen der Körperwärme siehe Seite 36, Fieberthermometer siehe Seite 278) und meist ein schmerzhaftes Seitenstechen und totale Appetitlosigkeit ein. Ein kurzer schmerzhafter Husten fördert zähen, gelbroten Schleim zu Tage. Das Fieber hält meist sieben Tage an, worauf die sogen. Krisis eintritt, die sich durch starken Schweißausbruch ankündigt und dann eine Wendung zum Bessern bedeutet. Die eigentliche Lebensgefahr bei der Lungenentzündung droht nicht von der Lunge, sondern von einer Herzschwäche und deshalb muß auch unbedingt der Arzt zugezogen werden, da nur er entscheiden kann, ob und wodurch die Herztätigkeit gekräftigt und angeregt werden kann. Bis der Arzt kommt, kann man dem

Kranken einige Erleichterung verschaffen. (Siehe auch den Artikel: Die häusliche Krankenpflege, Seite 256.) Die Seitenstiche und der Hustenreiz werden meist durch große, feuchtwarme Einpackungen von Brust und Unterleib (siehe Seite 269) günstig beeinflußt. Wo hohes Fieber und Benommenheit besteht, sind kalte Abreibungen nützlich und erfrischend. Wenn der Puls schwach und langsam schlägt, kann man starken Kaffee zur Anregung geben.

## Masern.

Die Kinder zeigen längere Zeit vorher (10—11 Tage) Unbehagen und Mattigkeit. Dann treten Fieber, Schnupfen und Halsschmerzen auf. Es zeigen sich rötliche, stecknadelkopfgroße Flecken im Rachen, am Zäpfchen und an der Innenseite der Wangen, dabei rauher Husten. Dann erscheinen die Masernflecken im Gesicht, hinter dem Ohr, am Kinn, dann am ganzen Körper. Die Behandlung wird am besten dem Arzt überlassen.

Wichtig ist ein luftiges, geräumiges Zimmer, Bettruhe, Schutz vor Zugluft und Erkältung. Flüssige breiige Nahrung, Suppen, Milchbrei, Kompott.

## Mumps oder Ziegenpeter

nennt man eine Anschwellung der Ohrspeicheldrüse unter Schmerzen, Entzündungserscheinungen und mannigfach Fieber. Man macht feuchte warme Umschläge auf die angeschwollenen Stellen.

## Nesselfieber

stellt sich manchmal nach dem reichlichen Genuß von frischem Obst, Erdbeeren, Hummern und Fischen ein, manchmal ohne daß man einen Anlaß dazu weiß. Man wäscht die betreffende Stelle mit Essigwasser, essigsaurer Tonerde oder Mentholösung und sorgt für guten Stuhlgang.

# Ohnmacht.

Eine Ohnmacht läßt sich schon durch das Aussehen des von ihr Befallenen von einem Schlaganfall unterscheiden. Im ersteren Fall ist das Gesicht leichenblaß, im anderen hochrot.

Man bringt den Ohnmächtigen ins Freie, öffnet beengende Kleider (Kragen) und reicht frisches Wasser. Ist die Bewußtlosigkeit schwerer, so legt man den Betäubten auf den Rücken, den Kopf etwas tiefer (die Beine hochheben oder etwas darunter legen), so daß das Blut nach dem Kopf strömt. Man hält Riechmittel (Salmiak) an die Nase, reibt Kopf und Brust kalt ab. Im Notfalle macht man künstliche Atembewegungen (siehe Seite 292).

## Rotlauf oder Rose

sind leicht erkannt an den hellroten, scharf abgegrenzten und an= geschwollenen Flecken im Gesicht.

Man macht kalte Umschläge mit Borwasser oder essigsaurer Tonerde. Die Kopfschmerzen werden gemildert durch Auflegen einer Eisblase (siehe Seite 283, Nr. 901). Auch haben sich Heu= manns Brasan=Tabletten (siehe Seite 61) als schmerzstillend be= währt. Sehr erregte, belirierende Kranke erhalten abends 2—3 und auch untertags mehrmals eine von Heumanns Tabletten gegen Schlaflosigkeit (Seite 63). Die Krankheit erreicht in der Regel nach fünf Tagen ihren Höhepunkt, nach ein bis eineinhalb Wochen ist meist Heilung zu erwarten.

## Scharlach.

Scharlach beginnt mit Fieber, Schluckbeschwerden, belegter Zunge und Halsschmerzen. Hierauf erscheint an Hals und Brust eine erst hell, dann feurig aussehende Rötung, die sich bald über den ganzen Körper ausdehnt. Bei Scharlach muß unbedingt ein Arzt zugezogen werden.

Alle, die mit dem Kranken zusammenkommen, nehmen Heumanns Thymomaltpastillen (siehe Seite 129) wegen der großen Ansteckungs= gefahr.

**Vergiftungen** siehe Seite 300.

# Verrenkungen.

Bei Verrenkungen ist Ruhe des verrenkten Gliedes nötig, nur nicht daran ziehen und zerren. Man macht Umschläge mit essigsaurer Tonerde und überläßt das Einrenken dem Arzt.

# Verschlucken.

Ist Jemand ein Bissen, eine Gräte im Schlunde stecken geblieben, so versucht man ein Herausholen mit dem Finger. Man hält dem Betreffenden, insbesondere Kindern, dabei mit der linken Hand die Nase zu, dadurch wird sich der Mund unwillkürlich weit öffnen. Geht es so nicht, so lehne man ihn mit der Brust an eine Tischkante und schlägt mit der Hand zwischen die Schulterblätter, es wird dann Luft aus dem Brustkorb herausgestoßen. Sonst sucht man die Gräte durch Brot oder durch Essen von Sauerkraut, das man wenig kaut oder durch einen steifen Brei weit in den Schlund hinunterzubringen, im Magen schadet sie nicht mehr.

# Wundlaufen (Wolf).

Die wunden Stellen werden mehrmals täglich mit kaltem Wasser, dem man etwas essigsaure Tonerde zusetzt, gewaschen. Dann bestreicht man die Stellen mit Brandsalbe; hat man diese nicht zur Hand, mit Vaseline, Borsalbe, Zinksalbe, Fett oder Salicyltalg.

# Zungenkrankheiten.

Bei allen Erkrankungen der Zunge meide man Tabak, Alkohol und scharfe Gewürze. Wenn es sich nicht um ganz kleine, unbedeutende Wunden handelt, ziehe man den Arzt zu Rate, da es an der Zunge leicht zu Krebsbildungen kommt. Geschwollene Zunge ist ein Kennzeichen von Magenerkrankungen und vergeht erst nach der Ausheilung dieser. (Siehe Magenerkrankungen Seite 101.)

# 14.
# Vergiftungen.

Bei allen Vergiftungen ist so schnell wie möglich der Arzt herbei-
zurufen. Nachstehende Anweisungen sollen nur dazu dienen, vor
seinem Eintreffen angewendet zu werden. Sollten leichtere Ver-
giftungserscheinungen bereits hierdurch anscheinend behoben sein, so
verzichte man doch n i c h t auf ä r z t l i c h e Nachbehandlung, da
die Wirkungen einiger Gifte (z. B. Phosphor) tückisch sind und nach
anscheinender Besserung 2—5 Tage später erneut und nachhaltiger
zum Vorschein kommen.

### Arsenik.

A n z e i c h e n: Leibschmerzen, heftiges Erbrechen, dünne, farb-
lose Entleerungen (reiswasserartig). G e g e n m i t t e l: Zwei Eßlöffel voll gebrannter Magnesia in ½ Liter lauwarmem Wasser, dann
so lange lauwarmes Wasser, bis Erbrechen erfolgt. Tritt Erbrechen
nicht hiervon ein, so bewirke man es durch Kitzeln im Halse und andere
bekannte Hausmittel. Auch Kalkwasser mit Milch und Eiweiß sind
zu empfehlen. Darauf stündlich ein Teelöffel voll E i s e n z u c k e r
(aus der Apotheke, unter diesem Namen verlangen).

### Blausäure (Cyankali).

A n z e i c h e n: Atem riecht nach bitteren Mandeln, Krämpfe,
Schaum vor dem Munde. G e g e n m i t t e l: Andauernde künst-
liche Atmung, Frottieren des Körpers mit Bürsten, viel warmes
Wasser, bis Erbrechen erfolgt.

### Fleischvergiftung (Wurst-, Fisch-, Käsegift.)

A n z e i c h e n: Durchfall, Magenschmerzen, Erbrechen, Kopfschmerz, Schwindel, Sehstörungen, Herzschwäche. G e g e n m i t t e l:

300

2 Eßlöffel voll Rizinusöl, 1 Eßlöffel voll Karlsbader Salz in einem halben Liter lauwarmem Wasser, Erregung des Brechreizes durch Schlundkitzeln, später, eine Tasse starken schwarzen Kaffee.

### Karbolsäure.

A n z e i c h e n: Verätzter Mund, Leibschmerz, Erbrechen, Urin ist schwarzgrün. G e g e n m i t t e l: 1 Eßlöffel voll Schlemmkreide in einer Tasse Wasser angerührt, danach jede Stunde eine starke Messerspitze voll Glaube-´ilz in etwas Wasser.

### Kohlendunst (Leuchtgas).

A n z e i c h e n: Brennen der Haut, Schwindel, Bewußtlosigkeit, Angstgefühl, starkes Schlagen der Adern. G e g e n m i t t e l: Sofort ins Freie, in frische Luft legen, künstliche Atmung einleiten, Reiben des Körpers mit Bürsten und kaltem Wasser, auf die Herzgrube Senfteig auflegen.

### Morphium (Opium).

A n z e i c h e n: Verengte Pupillen, Teilnahmslosigkeit oder Bewußtlosigkeit, Gleichgültigsein gegen Schmerzgefühl, langsamer Puls. G e g e n m i t t e l: Viel lauwarmes Wasser geben, bis Erbrechen erfolgt, dann starken schwarzen Kaffee mit je einer kleinen Messerspitze voll Gerbsäure auf jede Tasse, Frottieren mit Bürsten und kaltem Wasser.

### Phosphor (Schwefelhölzchen).

A n z e i c h e n: Magenschmerzen, Erbrechen, Durst, Erbrochenes und Atem riechen nach Phosphor und Knoblauch, Erbrochenes leuchtet im Dunkeln, Durchfall, Ohnmacht. G e g e n m i t t e l: Zuerst 1 Eßlöffel voll Karlsbader Salz in $^1/_2$ Liter lauwarmem Wasser, bis Erbrechen erfolgt, Kitzeln des Schlundes, damit dieses schneller und leichter stattfindet. Darauf jede Viertelstunde 20 Tropfen reines, altes Terpentinöl in etwas Wasser, frische Luft und künstliche Atmung, falls Puls schwach. Aber keine Milch, kein Oel (Terpentinöl abgesehen), kein Fett, auch kein Rizinusöl.

## Pilze.

Anzeichen: Leibschmerzen, Durchfall, Erbrechen, Krämpfe, Speichelfluß, Erregtsein, langsamer Puls. Gegenmittel: Brechmittel, z. B. lauwarmes Wasser, Kitzeln des Schlundes usw., dann Rizinusöl und später schwarzen starken Kaffee mit einer kleinen Messerspitze voll Gerbsäure auf jede Tasse.

## Säuren.

Anzeichen: Verätzter Mund, Leibschmerzen, Würgen, Erbrechen, Blut im Erbrochenen und im Stuhl. Gegenmittel: Eßlöffelweise doppelkohlensaures Natron in Wasser gelöst, dann eßlöffelweise gebrannte Magnesia mit Wasser angerührt oder mit Milch, viel Milch, Eisstückchen.

## Laugen.

Anzeichen: Mund und Rachen sind angeätzt-schlüpfrig, Kolik, Durchfall, Leibschmerzen. Gegenmittel: Essigwasser, Zitronensaft in Wasser, Milch, Eisstückchen.

## Strychnin.

Anzeichen: Heftige Atmung, Blauwerden im Gesicht, Unruhe, Ameisenkriechen, Schlingbeschwerden, Zucken in Armen und Beinen, Steifheit der Glieder, Starrkrampf. Gegenmittel: Künstliche Atmung, frische Luft, viel warmes Wasser bis Erbrechen erfolgt, später Arzneibehandlung.

## Sublimat.

Anzeichen: Verätzung der Mundschleimhaut, Erbrechen, Durchfall, Leibschmerzen, Herzschwäche. Gegenmittel: Brechmittel, viel Milch und Eiweißwasser.

# 15.

# Nach der Krankheit.

Heute krank — morgen gesund ... Nein, so etwas gibt es nicht! Jede ernsthafte Krankheit schwächt den Körper. Hat er doch eine ungeheure Sonderleistung zu vollbringen: Die Bekämpfung der Krankheit selbst. Auch wenn also die Krankheit schon im Abklingen oder sogar bereits Heilung eingetreten ist, wird man nicht gleich von sich behaupten können: „So, nun bin ich wieder gesund". Etwas anderes wird man vielmehr sagen müssen: „Mir geht's soweit ganz gut, aber matt bin ich noch, so matt."

Ganz abgesehen davon, daß man in dieser Schwäche=Periode, Rekonvaleszenz nennt man sie auch, vielfach besonders widerstandslos gegen einen Rückfall ist, dauert die Zeit der allmählichen Stärkung oft nur allzulange. Man möchte an die Arbeit gehen und wieder Geld verdienen. Oft droht bei zu langem Fernbleiben vom Arbeits= platze die Entlassung und hinter der stehen Sorge und Not. Es wird also alles darauf ankommen, die Uebergangszeit so sehr wie nur möglich abzukürzen. Das hat aber in fast allen Fällen seine Schwierigkeiten. Der entkräftete Körper kann noch nicht jede Nahrung vertragen, oder der Appetit fehlt und dadurch ist die Nahrungszufuhr an sich geringer, oder die genossenen Speisen werden wohl mit Appetit aufgenommen und auch behalten, aber **die Verdauungsorgane können sie noch nicht recht verarbeiten.** Was ist in diesen Fällen zu tun, wo rasche Kräftigung so dringend not tut oder wo überhaupt die Wieder= herstellung des Gesundheitszustandes gefördert werden soll?

Man muß den Körper in seinem Bestreben, den Schwächezustand zu überwinden, zweckmäßig unterstützen und ihm dabei über teilweises Unvermögen hinweghelfen. Ein, nach den neuesten wissenschaftlichen Erkenntnissen zusammengestelltes Nährpräparat wie Heumanns Vitamin=Kraftnahrung „Rovase" wird hier die besten Dienste leisten. „Rovase" ist leicht verdaulich, hochkonzentriert und so vielseitig, daß es einen raschen und vollkommenen Ersatz für verlorene Kräfte schaffen kann.

Warum ist das gerade durch „Rovase" möglich? Es enthält die **Nähr= stoffe für alle Gewebearten** unseres Körpers (Nerven, Muskeln, Drüsen, Knochen, Blutgefäße usw.) in bereits aufgeschlossenem Zu= stande, so daß unser Verdauungsapparat eigentlich gar nicht mehr viel zu tun hat. Wie wir schon erwähnten, könnte er in sehr vielen

Fällen nur unvollkommene Arbeit leisten, und würde den gestellten Anforderungen kaum nachkommen können, wenn wir alle Kraftstoffe, die „Rovase" enthält, als normale Nahrung aufnehmen wollten. Die Mengen an Speisen und Getränken wären **vom schwachen Organismus unmöglich zu verarbeiten,** selbst wenn es gelingen sollte, tagtäglich eine Nahrungsmenge zu vertilgen, die uns auch in gesunden Tagen **bei bestem Appetit Schwierigkeiten** bereiten würde. Im Gegenteil! Diese gewaltsame „Mästung" würde bald zu schweren Schäden führen, die weitere Nahrungsaufnahme überhaupt ganz unmöglich machen könnten.

So nimmt man einfach täglich 3 mal einen Teelöffel voll „Rovase". Dann werden Magen und Därme nicht überfüllt. Verdauungsarbeit ist auch nicht viel zu leisten, da die Bestandteile infolge ihrer sorgfältigen Auswahl, ihrer glücklichen Zusammensetzung und technischen Vorverarbeitung sozusagen als „chemisch halb verdaut" gelten können. **Der schwächste Körper erhält auf diese Weise eine große Menge von Nährstoffen, die er fast mühelos und restlos verwerten kann.**

Leichte Aufnahmefähigkeit und Vielseitigkeit von „Rovase" sind also die Hauptgründe, die das Präparat zu einer geradezu idealen Kraftnahrung für Kranke und Genesende machen. Damit Ihnen besonders die Vielseitigkeit leicht verständlich wird, bringen wir auf Seite 305 eine übersichtliche Darstellung der Wirkungsweise von „Rovase". Als Ergänzung dazu lesen Sie bitte, was „Rovase" alles enthält:

1. Eiweiß, besonders aus Vollei, Milch und Sojamehl gewonnen.

2. Aufgeschlossene und leicht verdaulich gemachte Kohlenhydrate aus Zwiebackmehl und Malzextrakt.

3. Mineralstoffe, besonders Kalk, Kieselsäure, Magnesia, Eisen, Jod usw.

4. Fett aus Milch; Lecithin aus Pflanzen, Vollei und Hirnsubstanz — und

5. Vitamine!

Ja, das ist ungeheuer wichtig! Sind doch die Vitamine nach den neuesten wissenschaftlichen Erkenntnissen die Zündfunken aller unserer Körperfunktionen, die Kraftspender alles Lebens. Weder die Drüsentätigkeit, noch die Zellatmung, noch der Mineralstoffwechsel, noch die Verdauung ist in Ordnung, wenn nicht die Vitamine erst diese körpererhaltenden Vorgänge auslösen (siehe Darstellung auf Seite 307). Unsere Organe stehen in normalem Zustande jederzeit zur Arbeitsleistung bereit. Aber sie „rühren keine Hand", bis nicht der Befehl zum Arbeiten kommt. Und **diesen Befehl erteilen die Vitamine.** Ohne Vitamine würde also unser Körper einem Riesenbetriebe

Was der Körper zu einem gesunden Leben braucht, gibt ihm

# Rovase!

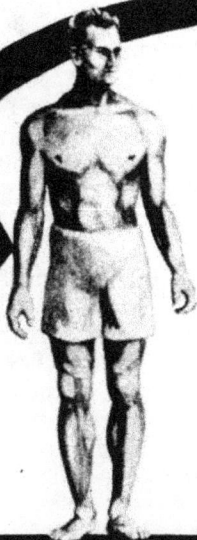

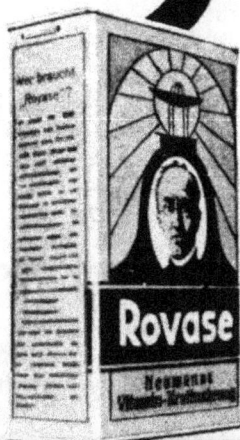

| Der Körper verbraucht: | Rovase gibt dem Körper: |
|---|---|
| Eiweiß | Eiweiß |
| Kohlenhydrate | Kohlenhydrate |
| Mineralstoffe | Mineralstoffe |
| Vitamine | Vitamine |
| Fett und Lecithin | Fett und Lecithin |

305

gleichen, in dem sich die Belegschaft wohl zur Arbeit eingefunden, die Fabriksirene aber noch nicht zum Arbeitsbeginn getutet hat.

Geben Sie Ihren Körperorganen den nachhaltigen Befehl zur Arbeit, achten Sie immer wieder darauf, daß keine Pause entsteht, führen Sie Ihrem Organismus — namentlich wenn er träge und geschwächt ist — Vitamine zu! „Rovase" enthält sie in hohem Maße, weil darin hochwertige sogenannte Vitaminträger wie Tomaten, Eier, Karotten, Hefeextrakt, Malzextrakt usw. zweckmäßig verarbeitet sind.

Mit „Rovase" bieten Sie Ihrem Körper nicht nur jene Nährstoffe, die er zum Aufbau dringend braucht. Mit „Rovase" sorgen Sie auch gleichzeitig infolge des großen Vitamingehaltes dafür, daß alles auch **restlos verwertet** wird. Diese Tatsache ist nicht nur für Kranke und Genesende wichtig, sondern auch für jeden, der sich nicht ganz auf der Höhe fühlt, der seine körperliche oder geistige Leistungsfähigkeit steigern möchte. Auch hier reicht in den seltensten Fällen die übliche Kost aus; es muß zu einem Nähr= und Stärkungsmittel gegriffen werden. Erschöpften Menschen geht es oft so wie Pflanzen, denen der Boden nicht alles bietet, was sie zur Erhaltung brauchen und die daher verkümmern. Sobald ihnen der richtige Dünger zugeführt wird, blühen und gedeihen sie. Unzählig ist auch die Schar der Menschen, deren Gesundheit durch einen Mangel an bestimmten lebenswichtigen Nahrungsstoffen geschädigt ist. **Der Gebrauch von „Rovase" kann die fehlenden Stoffe ergänzen und den Menschen für den Lebenskampf stärken.** Wer sich also nicht recht wohl fühlt, ohne an einer ausgesprochenen Krankheit zu leiden, der greife zu „Rovase". Es ist nicht etwa ein spezifisches H e i l mittel, aber durch die Fülle und Zweckmäßigkeit seiner Bestandteile in der Lage, den G e s a m t organismus zu kräftigen.

Andererseits ist es auch geeignet, einzelne geschwächte, geschädigte oder besonders empfindliche Organe günstig zu beeinflussen. Das wird ganz besonders der

### Nervöse und Ueberarbeitete

empfinden. Seine Nerven brauchen nicht nur Ruhe und Erholung, sondern vor allem einen Spezialbetriebsstoff: Das phosphorhaltige Fett „Lecithin". Gerade dieses ist in „Rovase" in genügender Menge vorhanden, sodaß es als ausgesprochenes Nervennährmittel gelten kann. Andere recht häufige Erscheinungen sind z. B.:

**Mangelhafter Stoffwechsel, Störungen der Verdauungsorgane, Blutarmut.**

Die dem Körper zugeführten üblichen Nahrungsstoffe werden in solchen Fällen nicht mehr voll ausgenutzt oder können sogar durch fehlerhafte Umsetzung bei der Verdauung in schädliche Produkte verwandelt werden. Unterernährung und Anhäufung von Giftstoffen

306

## Anreger der Drüsentätigkeit

Beispiel:

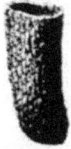

Geschrumpfte Drüsenkammer bei Vitaminmangel.

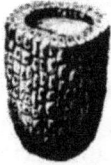

Dieselbe Kammer nach Vitamin-behandlung.

## Förderer der Zellatmung

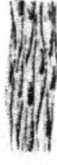

Beispiel:

Verarmte Muskel-zellen bei Vitamin-mangel.

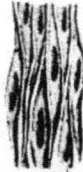

Dieselben Zellen nach Vitamin-behandlung.

Bild 109

### Die Vitamine als Kraftspender:

## Vermittler des Mineral-Stoffwechsels

Beispiel:

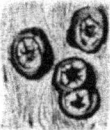

Knorpelhaftes Kno-chengewebe eines rachitischen Kindes.

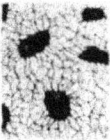

Umbildung in festes Knochengewebe nach Vitamin-Behandlung.

## Regulierer der Verdauung

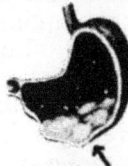

Beispiel:

Schwache Be-wegungen der Magenwände bei Vitamin-mangel.

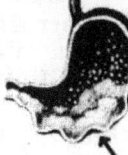

Vitamine fördern die Vermischungs-bewegungen der Magenwände.

im Körper sind die Folge. Einen vorteilhaften Einfluß auf Stoffwechsel und Verdauung übt das blutbildende und blutverbessernde, leichtverdauliche „Rovase" aus, nicht zuletzt durch seinen Gehalt an Eisen und Mineralstoffen. Andere Bestandteile des Präparates wirken bei

## Versagen der Drüsentätigkeit

(Schilddrüse, Bauchspeicheldrüse usw.) günstig ein. Es hat sich herausgestellt, daß bei diesen Störungen die Vitamine einen sehr guten Einfluß zeigen. „Rovase" enthält Vitamine in reichlicher Menge. Auch sein Jodgehalt fällt hier vorteilhaft ins Gewicht. — Ein recht günstiger Einfluß ist „Rovase" auch bei allen

## Erkältungskrankheiten, Schwächen und Schäden der Atmungsorgane

zuzuschreiben. Hier bewährt sich neben der allgemeinen Kräftigung durch „Rovase" besonders dessen Gehalt an Kalksalzen und Kieselsäure. Es ist wissenschaftlich nachgewiesen, daß die Zufuhr dieser Stoffe für die Stärkung der Abwehrkräfte unseres Körpers gegen eingedrungene Krankheitserreger und für die Erhöhung der Widerstandskraft wichtig ist, ebenso bei schwächenden Fieberzuständen und Entzündungen (Grippe, Mandelentzündung, Lungenentzündung, Keuchhusten und vielen Kinderkrankheiten). „Rovase" kann man auch — bildlich gesprochen — als

## Stütze des Alters

bezeichnen. Gerade bei alternden Menschen ist vermehrte Kraftzufuhr und Anregung aller körperlichen Funktionen nötig, um vorzeitige Schwächezustände und Altersbeschwerden solange wie möglich zu verhüten. Aber auch wenn solche bereits vorhanden sind, liegt eine Besserung durchaus im Bereich der Möglichkeit. — Genau so wie der alternde Mensch ist auch

## die werdende Mutter

hilfebedürftig, da ihr Körper aus der täglichen Nahrung Kraft für zwei Lebewesen schöpfen muß. Es sind also sehr belastende Sonderleistungen zu vollbringen. Dazu kommen noch der Blutverlust, die körperliche Anstrengung und die schwächenden Schmerzen bei der Entbindung. Hier sind die günstigen Eigenschaften der Kraftnahrung „Rovase" von unschätzbarem Wert. —

## Und das Kind?

Gerade die erste Zeit der Entwicklung ist bei Kindern entscheidend für ihr künftiges Gedeihen. Es ist geradezu Pflicht, unsere Kleinen vor Ernährungsschäden (Skrofulose, Englische Krankheit (Rachitis), Zahnfäule usw.) zu bewahren, die nicht wieder gut zu machen sind. Wir erreichen dieses Ziel am besten und sichersten, indem wir ihre Nahrung durch einen Zusatz von „Rovase" regelmäßig ergänzen.

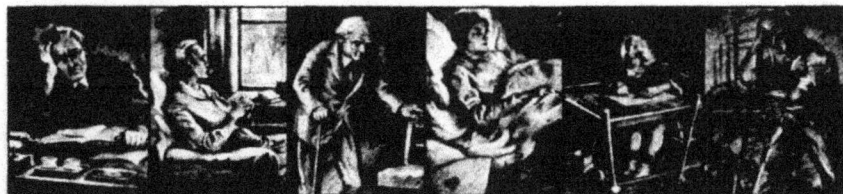

Nervöse und
Überarbeitete · Genesende · alte Leute · werdende Mütter · schwächliche Kinder · Erholungsbedürftige

# Rovase *bringt alle wieder fort!*

Das ist auch gar kein Wunder bei seiner vielseitigen Zusammensetzung und Wirkungskraft. Noch etwas anderes macht „Rovase" empfehlenswert: Die sorgfältige Herstellung. Es wird in denselben Laboratorien angefertigt, in denen auch die altbewährten Heilmittel Pfarrer Heumanns hergestellt werden.

Aber nicht nur das Fabrikationsverfahren ist voll vertrauenswürdig, sondern auch die verwendeten Rohstoffe sind erstklassig. Kein Stoff wird verwendet, der nicht im Prüfungslaboratorium als völlig einwandfrei befunden worden wäre.

Außerdem ist eine Stärkungskur mit „Rovase" gar nicht einmal so teuer. Die 225 Gramm-Packung kostet **3.60** Mark und reicht ziemlich lange. Aber die Hauptsache bleibt doch schließlich der Erfolg, um den braucht Ihnen bei „Rovase" gewiß nicht bange zu sein. Darum:

*morgens* *mittags* *abends*

*je 1 Teelöffel voll* Rovase

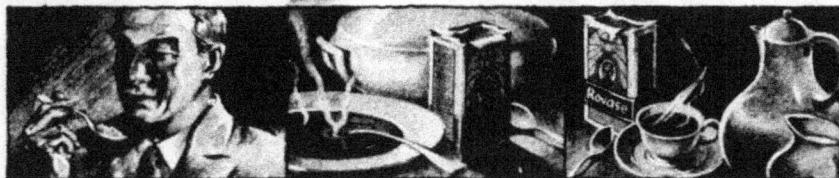

*allein für sich oder in Speisen oder in Getränken*

# Anhang

## Dank- u. Anerkennungsschreiben über Erfolge mit

# Rovase

### In der Tat ein ausgezeichnetes Kräftigungsmittel.

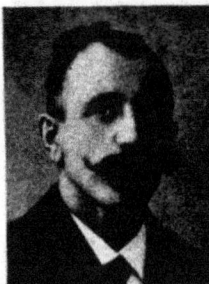

Rovase ist in der Tat ein ausgezeichnetes Kräftigungsmittel, habe erst eine Dose davon genommen, fühle mich aber bedeutend besser, der Nachtschweiß hat nachgelassen und während ich früher nur 2—3 Stunden Schlaf fand, kann ich jetzt die ganze Nacht hindurch schlafen. Bei der Arbeit mußte ich oft bei der geringsten Anstrengung kolossal schwitzen, das hat sich jetzt alles bedeutend gebessert. Ich bin froh, daß ich ein solches Mittel gefunden habe und werde es weiter empfehlen.

Lindau-Reutin, den 26. 2. 32          Ottmar Rampp,
b. städt. Gaswerk                              Inv. Rentner

### Rovase hat zu neuer Kraft verholfen.

Schon öfters habe ich Ihre Heilmittel gebraucht. Ich bin mit der Wirkung derselben sehr zufrieden. Habe auch schon 2 Dosen Rovase verbraucht und es hat mir zu neuer Kraft verholfen. Ich werde seitdem stets für jünger gehalten. Ihre Heilmittel haben mir immer geholfen, ich werde sie auch weiterhin gebrauchen und allen Kameraden empfehlen.

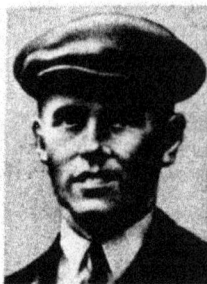

Josef Achatz,
Furthof, den 4. 4. 33     Landwirtsch. Arbeiter
Post Teisnach Nby.

**Bei Anfragen an obige Adressen bitte Rückporto beifügen**

310

## 12 Pfund zugenommen.

Ihr Rovase hat meiner Frau gute Dienste geleistet. Sie fühlt sich wohl, ist so kräftig geworden, daß sie wieder ihre Hausarbeit zum größten Teil selbst verrichten kann und ein ganz anderes Aussehen bekam. Sie hat 12—15 Pfund zugenommen. Sie hat guten Appetit bekommen und ist auch nicht mehr so aufgeregt wie zuvor.

Cröv-Mosel, den 1. 1. 1934
Bahnhofstr. 144, Bz. Trier

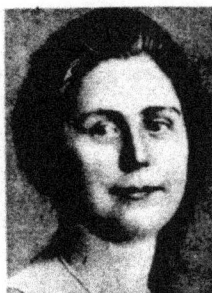

Peter Schetter-Scheer, Küfer.

## Mit einem Wort: Gesund!

Seit 5 Monaten litt ich an den Nachwehen einer Grippe und Bronchitis; mein körperliches Befinden war recht kläglich. Auf Empfehlung brauchte ich 4 Dosen Rovase mit Erfolg. Der Appetit wurde stark angeregt, das Gewicht nahm zu; guter und fester Schlaf stellte sich auch ein und vor allem wurde mein Allgemeinbefinden ein sehr befriedigendes. Während ich vorher leicht niedergeschlagen und nervös war, bin ich jetzt heiter und zuversichtlich, mit einem Wort: Gesund!

Hamburg, den 18. 8. 33
Schlüterstr. 16

Ernst Wolf,
Fabrikbesitzer

## Schon 10 Pfund zugenommen.

Ihr Rovase hat bei mir gut geholfen; bei der ersten Packung bekam ich wieder guten Appetit, der mir vorher fehlte. Nach Einnahme der zweiten Packung fühlte ich mich wieder hergestellt. Ich werde Ihr Rovase gern weiterempfehlen. Ich habe auch schon 10 Pfund zugenommen. Aus Dankbarkeit sende ich anbei mein Bild mit.

Peter Pick, Invalide

Sellerich, den 18. 3. 32
Post über Prüm/Eifel

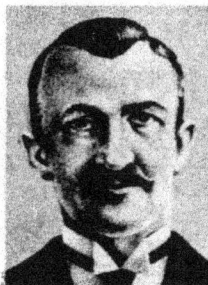

**Nur wer Rückporto beifügt, kann eine Antwort erwarten**

## Rovase leistet alten Leuten sehr gute Dienste.

Es drängt mich, Ihnen für Ihre ausgezeichneten Präparate, die wir schon seit Jahren von Ihnen beziehen und mit bestem Erfolg anwenden, unsern Dank auszusprechen.
Ganz hervorragend ist besonders Rovase, das uns alten Leutchen sehr gute Dienste leistet. Da wir besonders mit Nervenschwäche und Schwächezuständen in unserm Alter (73 Jahre) zu tun haben, sind wir Ihnen für das vorzügliche Mittel sehr verbunden und können Rovase jedem empfehlen, dem am Wiederaufbau seines Körpers liegt.

Wernigerode/Harz, den 8. 7. 33                    Herm. Wittig,
Lüttgenfeldstr. 29 a                               Privatier

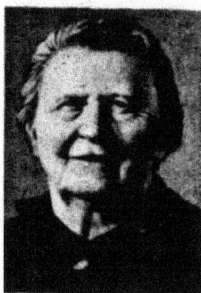

## Auch im Alter wieder Freude am Leben.

Als 75 jährige Frau kann ich nicht umhin, Ihnen meinen Dank auszusprechen für das von Ihnen bezogene Rovase. Seit vielen Jahren litt ich an Magen= und Darmerkrankung und den damit verbundenen Uebeln. Nachdem ich nunmehr 4 Dosen Rovase verbraucht habe, fühle ich mich ganz bedeutend wohler. Auch der Stuhlgang ist wieder normal, sodaß ich trotz meines hohen Alters wieder Freude am Leben habe.

Ww. Ida Lehmann, Rentiere

Krausnick, den 4. 3. 33
Post Brand Nd. Laus.

## Der Erfolg hält an.

Hierdurch teile ich Ihnen mit, daß ich mit Ihren Präparaten sehr zufrieden bin. Ich habe einen guten Erfolg damit gehabt. Rovase ist ein vorzügliches Mittel, auch hält der Erfolg an. Doch bestelle ich mir noch einmal Rovase, um noch ein paar Pfund zuzunehmen. So schnell hat mir noch kein Mittel geholfen. Ich freue mich in Ihren Mitteln Hilfe gefunden zu haben.

Lewin, den 27. 5. 33                              Frl. Ida Alter,
Kr. Glatz                                         Hausangestellte

Bei Anfragen an obige Adressen bitte Rückporto beifügen

312

# 16.
# Merkblatt

**für alle, die Pfarrer Heumanns Heilmittel richtig und mit möglichst gutem Erfolg zur Anwendung bringen wollen.**

Die nachstehenden Ausführungen sind nur solange gültig, als nicht durch Neuausgaben Aenderungen gemacht werden.

Alle Arzneimittel, bei denen nicht ausdrücklich angegeben ist, daß sie vor dem Essen zu nehmen sind, werden n a c h  d e m  E s s e n, d. h. also nicht auf leeren Magen, eingenommen.

Ein Medikament, das täglich e i n mal eingenommen werden soll, nimmt man am besten eine halbe Stunde nach dem Mittagessen. Lautet die Vorschrift: z w e i mal täglich, dann je eine halbe Stunde nach dem Mittag= und Abendessen, d r e i mal, dann je eine halbe Stunde nach dem Frühstück=, Mittag= und Abendessen.

a) **Flüssigkeit, Tropfen:** Flüssige Arzneien und Tropfen nimmt man am besten in einem halben Weinglas voll Wasser oder Zucker= wasser, oder in einem Tee, der die Wirkung des betreffenden Mittels unterstützt (Pfarrer Heumanns Asthmatropfen und Tolusot am besten in Brusttee). Zum Einnehmen von flüssigen Arzneien und Tropfen in der richtigen Menge empfiehlt sich die Verwendung eines der nach= stehenden Artikel: Medizin=, Meß= und Einnehmeglas, oder Medizin=, Meß= und Einnehmelöffel, Tropfenzähler (Seite 278/79 Nr. 736 bis 738).

b) **Pillen, Gelatinekapseln:** Pillen und Gelatinekapseln legt man weit hinten auf die Zunge und trinkt einen Schluck Wasser. Das Medi= kament rutscht dann ganz von selbst mit hinunter. Pillen und Kapseln sollen nicht zerbissen und gekaut werden, denn man hat diese Arznei= form meist deshalb gewählt, um schlecht schmeckende Arzneien leicht einnehmen zu können. Wer aber Pillen nicht unzerbissen schlucken kann, soll sie zerschneiden oder zerstoßen und dann wie Pulver mit Wasser oder in Oblate einnehmen.

c) **Tabletten, Pastillen:** Tabletten oder Pastillen nimmt man ebenfalls wie unter b) angegeben; kann man sie nicht auf einmal schlucken, so bricht man sie in 2, 4 oder mehr Teile. (Eine Ausnahme bilden Thymomaltpastillen, diese läßt man langsam im Munde zergehen.)

d) **Oblaten,** eine bequeme Einnehmeform: Alle Pulver, Pillen und Tabletten (außer Thymomalt) können auch in Oblaten genommen werden. Es ist dies eine sehr angenehme Einnehmeform. Man legt eine Oblate auf die flache Hand und übergießt sie mit Wasser. Sobald die Oblate feucht ist, also nach ein bis zwei Sekunden, schüttet man das Pulver oder die Pillen auf die Mitte der Oblate und klappt die Ränder vorsichtig über dem Medikament zusammen. Auf diese Weise erhält man ein Paketchen, das sich mit einem Schluck Wasser leicht hinunterspülen läßt.

e) **Gleichzeitiges Einnehmen** mehrerer Medikamente: Nicht wenige unserer Kunden und Anhänger der Heumann'schen Heilmethode gebrauchen verschiedene Heumann'sche Mittel zu gleicher Zeit und deshalb soll auch hierüber einiges gesagt werden.

Es können ruhig mehrere Kuren mit Heumann'schen Mitteln gegen verschiedene Leiden gleichzeitig ausgeführt werden. So kann z. B. ein Magenkranker, der auch an Rheumatismus leidet, Nervogastrol und Rheumatabletten gleichzeitig einnehmen usw.

f) **Allgemeines** über Kuren mit Heumann'schen Heilmitteln: Wie lange eine Kur gebraucht werden muß, hängt in jedem einzelnen Fall so sehr von der Art und Schwere des Leidens ab, daß sich hierüber keine allgemeinen Anweisungen geben lassen. Es wird wohl jeder selbst merken, wann sich sein Leiden derart gebessert hat, daß er sich wieder gesund fühlt. Dann ist die eigentliche Kur beendet, doch ist in den meisten Fällen ratsam, noch eine Packung des betreffenden Mittels als **Nachkur** anzuwenden. Bei den meisten Leiden wird es angebracht sein, nach der Genesung wenigstens e i n m a l i m J a h r e eine Kur mit 1 bis 2 Packungen des betreffenden Heumannschen Mittels durchzuführen, um sich gegen eine Wiederkehr der alten Beschwerden zu schützen. Bei dieser Gelegenheit soll nicht versäumt werden, auf H e u m a n n s K r ä u t e r = K o n z e n t r a t =

314

Kuren gegen die verschiedensten Krankheiten hinzuweisen; sie können **gerade zur zielbewußten Durchführung von Nachkuren** nicht bringend genug empfohlen werden. Ueber den Wert der Kräuter= Konzentrat=Kuren als Heilmittel steht, ganz allgemein dargestellt, Ausführliches auf den Seiten 321 bis 336.

Auf allen Packungen der Pfarrer=Heumann=Mittel ist angegeben, in welchen Mengen sie angewandt werden sollen und dürfen. Mehr als diese vorgeschriebene Dosis einzunehmen ist nicht ratsam und wäre auch ganz zwecklos, da ja doch genau ausgerechnet ist, in welchen Mengen das Mittel die beste Wirkung ausübt. Bei allen Heumann= schen Mitteln, die eingenommen werden, ist die Verwendung von irgendwelchen giftigen Substanzen, auch in den kleinsten Mengen, vermieden. Es kann also bei diesen Mitteln nicht vorkommen, daß sich zwar ein Leiden, gegen welches das Mittel angewendet wird, bessert, dafür aber vielleicht Herz und Magen angegriffen und ge= schädigt werden. Gebrauchen Sie also Heumanns Mittel nach der beigegebenen Anweisung und Sie können vollkommen unbesorgt sein.

Mancher Körper reagiert schwerer und langsamer auf ein Medi= kament, als ein anderer; verlieren Sie also nicht die Geduld, wenn Sie nicht gleich in der ersten Zeit einen deutlichen für Sie selbst er= kennbaren Erfolg haben, sondern gebrauchen Sie die Kur richtig und mit Vertrauen weiter, damit sich der Erfolg einstellen kann.

Für **Kinder** unter 6 Jahren sind Heumann'sche Mittel (mit Ausnahme der Spezial=Kinderheilmittel) nicht geeignet und dürfen solchen also nicht verabreicht werden. Kindern von 6 bis 10 Jahren gibt man den dritten Teil und Kindern von 10 bis 13 Jahren die Hälfte, jungen Leuten von 14 bis 16 Jahren dreiviertel der für Er= wachsene vorgeschriebenen Menge.

Heumann'sche Asthmatropfen, Bandwurmmittel und Sori=Salbe Stärke 2 sind überhaupt nur für Erwachsene bestimmt.

Ehe Sie also irgend eine Anfrage an uns richten, sehen Sie bitte nach, ob nicht das, was Sie erfahren wollen, in diesem Merkblatt oder auf der Schachtel des Mittels, oder in diesem Buche steht. Sie sparen dadurch sich und uns Zeit, Mühe und Portokosten.

315

# 17.

# Wo erhält man Pfarrer Heumanns Heilmittel?

Das Gesetz bestimmt, daß Pfarrer Heumanns Heilmittel **nur in Apotheken** abgegeben werden dürfen. Sie sind heute durch **alle** Apotheken zu beziehen; bestimmt vorrätig sind sie in den Apotheken, die auf dem beigehefteten gelben Verzeichnis zwischen Seite 112 und 113 genannt sind.

Achten Sie bitte darauf, daß Ihnen nicht andere Präparate als „ebenso gut" ausgehändigt werden. Pfarrer Heumanns Heilmittel sind an der charakteristischen Rundpackung mit dem Bild und dem Namen Pfarrer Heumanns kenntlich.

Lassen Sie sich von Hausierern nichts aufreden, was diese als Heumann-Kräutertees oder dergleichen in schwindelhafter Weise anbieten. **Pfarrer Heumanns Heilmittel sind einzig und allein in Apotheken zu haben!**

Mit dem Erscheinen dieser neuen Auflage verlieren die älteren, bezüglich Preise und Verkaufsbedingungen, ihre Gültigkeit; die hier abgedruckten gelten also nur solange, als nicht durch Erscheinen einer neuen Preisliste Aenderungen vorgenommen werden. Die angegebenen Preise verstehen sich in Reichswährung.

„Gratisproben" oder Versuchsmuster der Heilmittel Pfarrer Heumanns werden weder von der chemisch-pharmazeutischen Fabrik L. Heumann & Co. selbst, noch von den Apotheken abgegeben. Mit der kleinen in einer Gratisprobe enthaltenen Menge eines Präparates kann man seine zuverlässige Wirkung in den wenigsten Fällen feststellen.

Wer Pfarrer Heumanns Heilmittel **schriftlich** bestellen will, kann dies zu nachstehenden Bedingungen bei der **Löwen-Apotheke, Nürnberg 2, Postfach 9** tun.

# Versand-Bedingungen
## der Löwen-Apotheke, Nürnberg.

### Der Versand in Deutschland.

Alle schriftlichen Bestellungen, die

An die

### Löwen-Apotheke,
### Paul Frank

**Nürnberg 2**
Postfach 9

gerichtet sind, werden **porto- und verpackungsfrei** ausgeführt. Damit der Versand schnell und reibungslos erfolgen kann, wird gebeten, folgendes zu beachten: Man befleißige sich bei allen schriftlichen Aufträgen recht **deutlicher Schrift**, und gebe seine **Adresse ganz genau** an, damit Verzögerungen vermieden werden. Die Bezeichnungen der gewünschten Medikamente führe man klar und deutlich an, so wie sie in der Broschüre benannt sind. Um Irrtümer zu vermeiden, ist es zweckmäßig, auch die bei jedem Mittel verzeichnete **Bestellnummer** mitanzugeben. Vermeiden wolle man unter allen Umständen Redewendungen als „wie gehabt" — „wie vor einem halben Jahre von Ihnen bezogen" — „das gleiche Mittel, das mein Schwager Soundso schon mehrmals von Ihnen gehabt". Dadurch werden nur Verzögerungen in der Lieferung hervorgerufen oder eine solche überhaupt unmöglich gemacht. Jedem einzelnen Mittel ist genaue Gebrauchsanweisung beigegeben. Außerdem wird jedem Kunden empfohlen, das Merkblatt auf Seite 313 der Broschüre zu lesen, um zwecklose Rückfragen und zeitraubende Korrespondenzen zu vermeiden. Der Versand erfolgt am einfachsten und schnellsten **unter Nachnahme.** Wird der Betrag **im voraus** auf das Postscheckkonto der Löwenapotheke Nürnberg Nr. 4383 eingezahlt, so sind nachstehende Punkte zu beachten:

1. Man schreibe die Bestellung möglichst auf den Abschnitt der Postanweisung oder Zahlkarte und vermeide es, die Bestellung gleichzeitig auch noch auf einer Postkarte oder in einem Brief zu machen, da sonst Irrtümer insofern unvermeidlich sind, als die Bestellung leicht **doppelt** erledigt wird.

2. Läßt sich die Bestellung auf dem Postanweisungsabschnitt selbst nicht unterbringen, so bemerke man auf dem Abschnitt nur, daß die Bestellung gleichzeitig durch Brief (oder Postkarte) erfolgt ist, vergesse aber nicht, in diesem Brief oder auf der Postkarte ausdrücklich zu vermerken, daß der Betrag gleichzeitig per Postanweisung (oder Zahlkarte) abgegangen ist. Wird dies unterlassen, so ist die Möglichkeit vorhanden, daß das Bestellte trotz Vorauszahlung per **Nachnahme** zugesandt wird, weil die Geldanweisung meist nicht gleichzeitig mit dem Bestellbrief, sondern erst ein bis zwei Tage später hier eintrifft.

**Postlagernde** Sendungen können nur gegen Voreinsendung des Betrages erledigt werden.

**Kredit** kann in keinem Falle gewährt werden, auch nicht an als zahlungsfähig bekannte Personen, da weder die Buchführung noch der sonstige Betrieb darauf eingerichtet sind. Es läßt sich eben bei den vielen Bestellungen mit kleinen Beträgen von Privatkundschaft nicht anders durchführen. Dieses Prinzip darf daher keinesfalls als Mißtrauen gegen die Zahlungsfähigkeit der Kunden betrachtet werden.

**Leere Packungen,** Flaschen, Gläser, Blechschachteln können nicht zurückgenommen werden, da sie für andere Kranke selbstredend nicht wieder verwendet werden dürfen.

**Reklamationen,** Beanstandungen über versehentlich unvollständig oder unrichtig ausgeführte Sendungen, sowie Wünsche bezüglich **Umtauschs** von Waren können nur innerhalb 8 Tagen nach Empfang der Ware bei gleichzeitiger Einsendung des **Packzettels** berücksichtigt werden. Geöffnete Flaschen und Packungen können nicht mehr umgetauscht werden. — Es wird darauf aufmerksam gemacht, daß Bestellbriefe und andere Mitteilungen, welche sich auf die Sendung beziehen, nur 3 Monate aufbewahrt werden können.

**Auskünfte,** Anfragen: Unbedingt notwendige Antworten, die sich auf gelieferte Arzneimittel beziehen, werden unentgeltlich erteilt; bei sonstigen Anfragen ist das **Rückporto** beizufügen, da sonst Antwort nicht erfolgen kann.

**Bei sämtlichen Zuschriften ist in deutlicher Schrift die vollständige Adresse des Absenders anzugeben.**

## Der Versand ins Ausland

erfolgt ausschließlich **nur gegen Voreinsendung des Betrages nebst Porto.** Im übrigen verweisen wir auch auf die Vertriebsstellen der Fa. L. Heumann & Co. (siehe unten).

Ausländische Kunden, die ihre Bestellungen, Zahlungen oder Zuschriften in einem deutschen Ort aufgeben oder aufgeben lassen, werden bringend gebeten, auf sämtlichen Schriftstücken, Zahlkarten-Abschnitten usw. den Vermerk „Ausland" deutlich sichtbar anzubringen, da sonst Verzögerungen und Irrtümer unvermeidlich sind.

Geldscheine aller Länder werden zum jeweiligen Kurs in Zahlung genommen. Ausländische Briefmarken jedoch nicht.

Vorstehende Verkaufs- und Versandbedingungen gelten durch Aufgabe der Bestellung zwischen der Löwen-Apotheke Nürnberg und dem Bestellenden stillschweigend als rechtlich bindend vereinbart.

**Löwen-Apotheke, Nürnberg 2,** Briefsach 9
Postscheck-Konto Nürnberg 4383.

\*

## Auslandsvertriebsstellen der Fa. L. Heumann & Co.

bestehen in folgenden Ländern:

**Belgien:** Soc. An. L. Heuman & Co., van Dijckstraat 34, **Antwerpen.**

**Cuba:** Eulogio Gallego Martinez, Oficinas „Heumann", Jesus del Monte 280, **Habana.**

**Frankreich:** Louis Heuman & Cie., 145 bis, Rue d'Alesia, **Paris** (XIV e).

**Holland:** N. V. Pharmaceutische Handelsmaatschappij van L. Heumann en Co., Staalkade 4, **Amsterdam.**

**Italien:** Soc.An.Heumann, Via Principe Eugenio, 62, **Milano** (130).

**Oesterreich:** Alte Feldapotheke, M. Kris, **Wien I,** Stephansplatz 8.

**Portugal:** Farmacia Cunha, Deposito dos Medicamentos Alemaes do Cura Heumann, Rua Cecilio de Sousa, 79, **Lisboa.**

**Schweden:** Aktiebolaget L. Heumann & Co., Munkbron 11, **Stockholm 2.**

**Schweiz:** Löwen-Apotheke Ernst Jahn, **Lenzburg** im Aargau.

**Spanien:** G. Torres-Acero, Farmacéutico, Calle de Trafalgar 14, **Madrid.**

**Tschechoslowakei:** Apotheke „Zum weißen Löwen", Příkopy 12, **Prag II.**

**U. S. Amerika:** L. Heumann & Co., Inc., 34 East 12 th Street, **New York (N. Y.).**

## Bei leichteren Beschwerden: Elbersrother Pfarrergeist.

Das ist ein Hausmittel im besten Sinn des Wortes, weil es wohl gegen viele leichte, vorübergehende körperliche Mißstände mit gleich gutem Erfolg angewendet werden kann.

**Zum innerlichen Gebrauch,** und zwar indem man einen Teelöffel voll Elbersrother Pfarrergeist mit ebenso viel Wasser vermischt oder etwa 20 Tropfen auf einem Stück Zucker einnimmt, empfiehlt sich das Mittel bei plötzlichem Schwächegefühl, Magenverstim= mungen, Leibschneiden, plötzlichen Durchfällen, wie sie nach Genuß von schweren oder zu fetten Speisen, auch nach einem kalten Trunk usw. oft auftreten.

**Zur äußerlichen Anwendung,** also zum Einreiben und zur Be= reitung von Umschlägen tut Elbersrother Pfarrergeist bei Kopf=, Gesichts=, Glieder=, Nervenschmerzen und ähn= lichen Beschwerden gute, rasche Dienste.

Selbstverständlich ist der Pfarrergeist nicht dazu bestimmt, bei schwereren Leiden Heilung zu bringen. Dazu gibt es ja Pfarrer Heu= manns Spezial=Heilmittel. Aber in allen leichten Fällen, wo ein gutes Hausmittel genügen kann, greife man am besten zu:

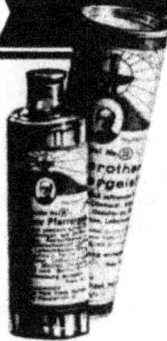

## Elbersrother Pfarrergeist

**Bestandteile:** Engelwurz, Fenchel, Coriander, Melisse, Lorbeer, Calmus je 2; spanischer Pfeffer 0,4; Menthol - Kobayashi 1; aetherische Oele 0,5; verd. Spiritus (40%) 500.

**Preis:** Original-Packung (Best.-Nr. 23) RM. **1.40.** Pfarrer Heumann-Mittel (Verkaufsbedingungen s. S. 317) sind in allen Apotheken erhältlich, bestimmt in allen in diesem Buch (zwischen S. 112 u. 113) genannten Apotheken, sonst Hauptversandstelle für ganz Deutschland (Versand porto- und verpackungsfrei!) **Löwen-Apotheke, Nürnberg 2, Brieffach 9.**

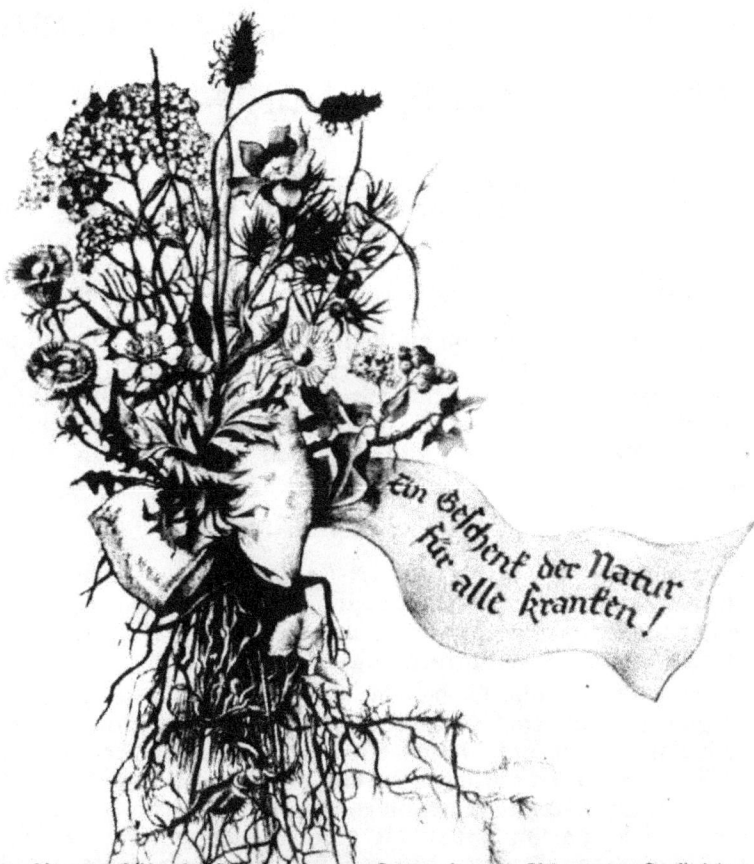

Ein Geschenk der Natur für alle Kranken!

Was ist das für ein sonderbarer Strauß aus Blumen, Früchten, Blättern und sogar Wurzeln, der hier allen Pflanzenfreunden dargeboten wird? — Es ist eine kleine Auslese bewährter Heilkräuter, wie sie die Natur in unerschöpflicher Fülle hervorbringt und wie sie getrocknet, ausgelaugt und destilliert, kurz auf das sorgfältigste verarbeitet, ihren schönsten Zweck: die Krankheitsbesserung und -heilung erfüllen. Viele, viele edle Heilpflanzenprodukte sind zweckmäßig in neuartiger Arzneiform zu Spezial-Kuren gegen mancherlei Leiden abgestimmt worden und dienen den Kranken, teilweise auch den Gesunden, die nicht krank werden wollen, als

# Heumanns Kräuter-Konzentrat-Kuren.

# Sie sollen genau wissen, was Heumanns
# Kräuter-Konzentrat-Kuren sind!

Das läßt sich eigentlich in einem einzigen Satz sagen: Diese neuen, rein pflanzlichen Kombinations-Präparate sind für alle Freunde und Anhänger der Kräuter-Tee-Kuren die Arzneiform ihrer Ueberzeugung, also das Mittel ihrer Wahl. Warum? Lassen Sie es sich, bitte, etwas ausführlicher erklären:

Wie Sie wohl selbst wissen, stellt die Verwendung von Heilpflanzen in Form eines Absudes wohl überhaupt die älteste Zubereitungsart eines Arzneimittels dar, die wir kennen. Jedes Volk lernte schon frühzeitig die in seinem Lande wachsenden Arznei-Kräuter benützen und hat dieses wertvolle Wissensgut bis in die neueste Zeit hinein zum Glück niemals ganz vergessen. Daß sich gerade die

## Kräuter als Heilmittel

heute noch wie vor vielen hundert Jahren überaus großer Beliebtheit erfreuen, ist doch nur deshalb möglich, weil im Laufe der Jahrhunderte immer und immer wieder unter Anwendung von pflanzlichen gelösten Stoffen mancherlei Krankheiten gebessert und geheilt werden konnten.

Schon der Umstand, daß die Pflanzen-Heilstoffe in Form eines Aufgusses heiß genossen werden, bringt gewisse Vorteile mit sich, weil ähnlich, wie nicht selten ein kaltes Getränk erheblichen gesundheitlichen Schaden anrichtet, bereits die mit dem heißen Getränk verbundene **innerliche Wärmeanwendung von großem Nutzen** sein kann. Nicht zuletzt darum haben die vielen Anhänger der Pflanzenheilweise unter den Aerzten, den Heilpraktikern und unter den Kranken selbst ihre Kräuter-Kuren immer beibehalten, zumal die moderne Heilwissenschaft in bezug auf die Art und Form dieser Arznei vielfach bestätigen mußte, was schon uralte Erfahrungsweisheit lehrte. Der Fall liegt hier ähnlich wie bei den H e i l q u e l l e n , in denen die wirksamen Mineralstoffe ja ebenfalls in gelöster Form und nicht selten heiß von der Natur dargeboten werden. Und wer wüßte nicht, daß die Mineralwässer recht gerne **in Abwechslung mit anderen Medikamenten und zu Nachkuren** verordnet und von den Kranken gerne gebraucht werden?

Es ist selbstverständlich, daß die Wärme, so zuträglich sie auch ist, und die Mineralsalze, wie sie ja neben den sonstigen Heilstoffen zu einem guten Teil auch in Pflanzen enthalten sind, allein nicht ge-

322

nügen, um die erwünschten Heilerfolge zu erzielen. Man muß die in den vielerlei Arznei=Pflanzen verborgenen **vielseitigen Heilkräfte vollkommen und konzentriert** ausnützen, um sie auch zur vollkommenen Entfaltung ihrer oft überraschend günstigen Wirkung zu bringen. Das konnte nicht geschehen, solange man sich nicht über das eigentliche Wesen der Pflanzenheilstoffe besser im klaren war, und erst seit man weitblickende Erkenntnisse sowie die nötigen technischen Verfahren besitzt, um die Heilpflanzen vollkommener auszunützen, kann eine naturnahe Heilweise wirklich den Platz einnehmen, den sie verdient. Würden den heute meist üblichen einfachen Teekuren nicht noch viele Mängel anhaften, dann wäre für uns kein Grund vorhanden gewesen, **nach besseren Ausnützungsmöglichkeiten der pflanzlichen Arzneistoffe zu suchen, wie sie nun in den**

## Heumanns Kräuter-Konzentrat-Kuren

**verwertet worden sind.**

Der im Volke weitverbreitete Glaube, daß fast gegen jede Krankheit auch ein Kräutlein gewachsen ist, hat tatsächlich eine große Berechtigung; ja man weiß heute, daß es gegen viele Leiden und Beschwerden sogar m e h r e r e Heilpflanzen gibt, die das betreffende Organ von verschiedenen Richtungen her günstig beeinflussen und sich in ihren heilsamen Wirkungen gegenseitig verstärken können! Die moderne Heilwissenschaft hat **diese Zusammenhänge erforscht** und man fand auch Methoden, um das, was die verschiedensten Arznei=Gewächse in ihren Wurzeln und Blättern, Blüten und Früchten aufspeichern, jedes in seiner Art verwerten zu können.

Niemand braucht sich von nun an mehr nur mit einem einfachen Tee aus Heilkräutern zu begnügen, **sondern jeder kann und soll alle in einer M i s c h u n g v o n a u s g e w ä h l t e n A r z n e i p f l a n z e n enthaltenen Wirkstoffe benützen, dazu aber auch die konzentrierten Heilkräfte der p f l a n z l i c h e n E x t r a k t e und der ä t h e r i s c h e n O e l e, in denen hochaktive Energien aufgespeichert sind.**

Diese drei sich zweckmäßig ergänzenden Wirkungseinheiten, nämlich das Kurgetränk aus Kräutern, die Extrakte und die ätherischen Oele, kommen in sämtlichen H e u m a n n s K r ä u t e r = K o n z e n t r a t = K u r e n zur Geltung und seien deshalb der Reihe nach kurz erläutert:

## Die erste Wirkungseinheit

besteht aus zweckmäßigen Mischungen verschiedener, sorgfältigst ausgewählter Drogen*). Dabei ist jeder einzelne Bestandteil unter

---

*) Auf jeder Originalpackung sind alle Bestandteile angegeben.

Berücksichtigung seiner besonderen erprobten **Eigenschaften** eingesetzt. Es ist eine Selbstverständlichkeit, daß alle Kräuter nur in bester Qualität zur Anwendung kommen; sie werden vor der Verarbeitung nicht nur von einem Apotheker — dem dafür maßgebenden Fachmann — auf Aussehen, Geschmack, schonende Trocknung und dergl. geprüft, sondern auch vom Chemiker eingehend auf ihre Grundbeschaffenheit untersucht. **Die Tee-Kräuter sind übrigens dem jeweiligen Verwendungszweck insoferne noch ganz besonders angepaßt, als immer zwei verschiedene Pflanzenzusammenstellungen gegeben werden.** Dadurch ist es möglich, eine große Zahl von bewährten Heilkräutern zur Verwendung heranzuziehen, ohne von den einzelnen nur so kleine Mengen geben zu müssen, daß die Wirkung in Frage gestellt würde. Wichtig ist auch, daß die Zubereitungsart (darüber steht in der Gebrauchsanweisung Ausführliches) eine besonders gute Ausnützung und sehr ergiebige Verwendung ermöglicht. Im übrigen ist Wert darauf gelegt worden, daß das Kur-Getränk weder bitter noch salzig oder kratzend, sondern recht angenehm schmeckt, sodaß es auch längere Zeit hindurch bestimmt ohne Widerwillen genommen werden kann.

## Die zweite Wirkungseinheit

der Heumanns Kräuter-Konzentrat-Kuren besteht aus **Pflanzen-Extrakten***). Die Erfahrung hat gelehrt, daß man viele Heilstoffe am besten in Gestalt von konzentrierten Auszügen (d. h. Extrakten) gewinnt und verwendet; so ist es mit Hilfe geeigneter Fabrikations-Anlagen zum Beispiel möglich, aus 100 kg Schöllkraut, das für die Leber und die Galle gut ist, ca. 7 kg hochwirksames Extrakt herauszuziehen. Man hat also in jedem Kräuter-Extrakt **eine Summe von pflanzlichen Wertstoffen, die auf ein verhältnismäßig kleines Volumen (Menge) zusammengedrängt** und dementsprechend viel leichter einzunehmen sind. Auch hier erfolgte die Zusammenstellung derart, daß eine sorgfältige A u s w a h l  v o n  m e h r e r e n  g e e i g n e t e n  E x t r a k t e n vorgenommen worden ist. Dadurch kann sowohl eine gute Einzelwirkung als auch eine ergänzende Gemeinschafts-Wirkung erzielt werden.

## Die dritte Wirkungseinheit

wird durch hochaktive ä t h e r i s c h e  Oele dargestellt, die den Kräuter-Extrakten beigegeben sind*). Man darf wohl als bekannt voraussetzen, daß in manchen und gerade in den als Hausmitteln meist gebrauchten Teekräutern die ätherischen Oele den Hauptwirkungsstoff bilden. In einer großen Tasse einfachen Tees (aus Kamillen, Pfefferminz, Lindenblüten usw.) sind z. B. nur wenige Hundertstel Gramm

---

*) Auf jeder Originalpackung sind alle Bestandteile angegeben.

eines solchen Oeles enthalten und trotzdem wird dadurch eine thera=
peutische Wirkung erzielt, weil die ätherischen Oele, ähnlich wie die
Extrakte, **konzentrierte Träger von pflanzlichen Energien und Wir=
kungsstoffen sind.** Auch wenn man das eine oder andere der natürlich
ganz verschieden wirkenden ätherischen Oele jedes für sich a l l e i n
einnimmt, kann eine gewisse günstige Beeinflussung von allerlei
Krankheitszuständen erzielt werden. Man bezeichnet dies als soge=
nannte unspezifische (also nicht speziell auf ein bestimmtes Organ ab=
gezielte) Reiz= oder Anregungs=Therapie, weil die Abwehr= und Auf=
bau=Kräfte des Körpers dadurch zu erhöhter Tätigkeit gereizt und an=
geregt werden. Bei Heumanns Kräuter=Konzentrat=Kuren wird jedoch

n i c h t   n u r   e i n   e i n =
z e l n e s   ätherisches Oel
gleichsam    als    Universal=
mittel      angewandt,    son=
dern **ein speziell jedem
Leiden angepaßtes Ge=
misch von mehreren sol=
cher Oele,** die sich durch
besonders geeignete Einzel=
wirkungen auszeichnen, wird
zur Erzielung einer günsti=
gen Gemeinschafts=Wirkung
herangezogen. Es wurde
übrigens eine zum Deut=
schen Reichspatent ange=
meldete Methode gefunden
und angewandt, um alle
diejenigen ätherischen Oele,
die zwar sehr heilsam aber
nicht wohlschmeckend sind,
leicht einnehmen zu können;
das Nützliche ist also auch hier
mit dem Angenehmen ver=
bunden.

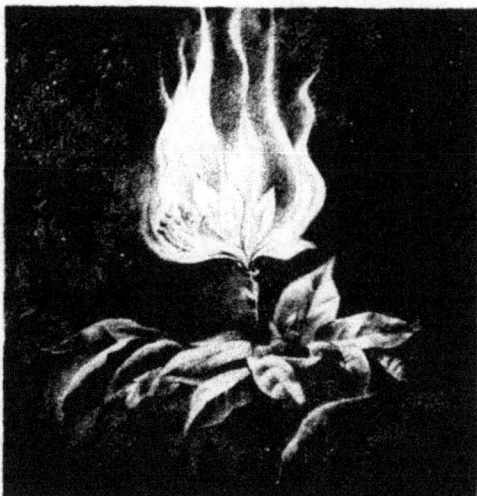

**Bild 111**
Wie viel ätherisches Öl in Pflanzen enthalten
sein kann, zeigt sich am Diptam, auch Dickdam
genannt (lat: Dictamnus alba). Dessen Blüten
lassen sich an warmen Abenden leicht entzünden
und brennen mit leuchtender Flamme, ohne daß
dabei die Pflanze etwa Schaden erleidet.

Wer könnte bezweifeln, daß mit jeder Heumanns Kräuter=
Konzentrat=Kur sowohl die betreffende Krankheit selbst, wie auch
der ganze Organismus günstig beeinflußt werden kann? Die
richtige Heilmethode wird immer diejenige sein, die sich nicht nur
Allgemeinbehandlung oder spezifische Therapie, sondern
**Allgemeinbehandlung u n d spezifische Heilbeeinflussung**
zum Ziel setzt. Das trifft auf Heumanns Kräuter=Konzentrat=
Kuren voll zu, deshalb werden sie jedem Heilmittelverbraucher auch

# Was enthält jede Original-Packung von

## 1.

Verschiedene, nach moderner, wissenschaftlicher Erkenntnis zusammengestellte Kräutermischungen, die zur Bereitung des Kurgetränkes nach besonderer Vorschrift Verwendung finden.

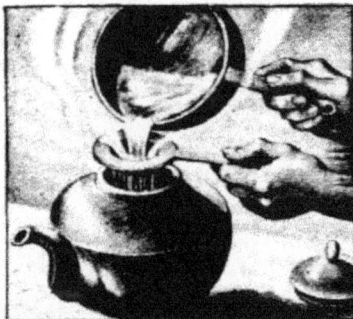

## 2.

Ätherische Öle, die in Spezialfabriken aus Kräutern gewonnen und in Körnchen zusammen mit den Kräuter = Extrakten dargeboten werden.

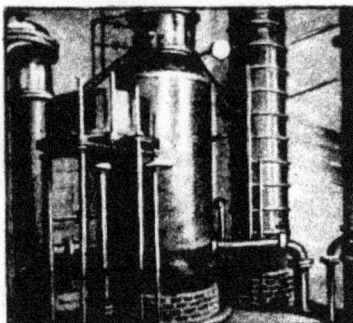

## 3.

Extrakt = Stoffe, die in Spezialanlagen aus Kräutern hergestellt werden und in der bequemen Einnehmeform von Körnchen mit den ätherischen Ölen vereinigt sind.

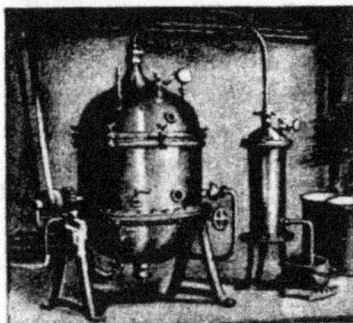

# Heumanns Kräuter-Konzentrat-Kuren?

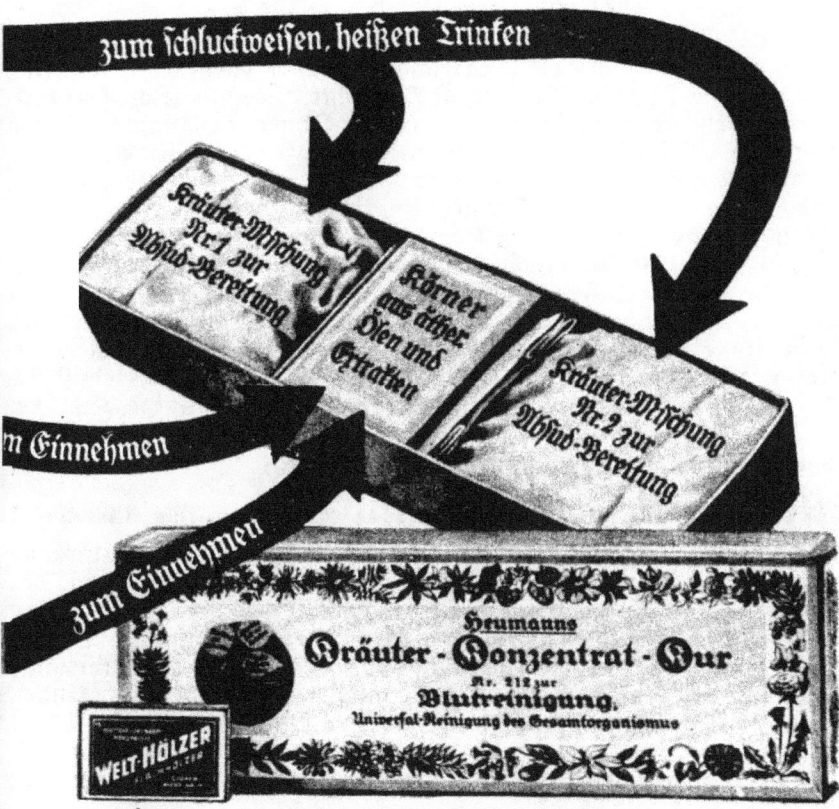

zum schluckweisen, heißen Trinken

Kräuter-Mischung Nr. 1 zur Absud-Bereitung

Körner aus äther. Ölen und Extrakten

Kräuter-Mischung Nr. 2 zur Absud-Bereitung

zum Einnehmen

zum Einnehmen

Heumanns
Kräuter-Konzentrat-Kur
Nr. 212 zur
Blutreinigung.
Universal-Reinigung des Gesamtorganismus

WELT-HÖLZER

Eine Streichholzschachtel zum Größenvergleich mit der Kurpackung.

zur Nachkur, zur Vorbeugung und in Abwechslung mit anderer Arzneiformen die willkommensten Dienste zur Festigung seiner Gesundheit leisten.

Sie wissen nun, lieber Leser, daß bei jeder einzelnen Heumanns Kräuter=Konzentrat=Kur die wertvollen d r e i Wirkungseinheiten (Kur=Getränk, Extrakte, ätherische Oele) sich zu konzentrierter Heilhilfe verbinden.

An der stark verkleinerten Abbildung auf der vorigen Seite, die eine Packung der Heumanns Kräuter=Konzentrat=Kur im Vergleich mit einer normalen Streichholzschachtel darstellt, sehen Sie, wie groß die Original=Packung in Wirklichkeit ist und welche beträchtlichen Mengen ausgesuchter Kurmittel Ihnen tatsächlich geboten werden. Diese Fülle an wirksamen Pflanzen=Produkten ist schon deshalb wichtig für Sie, weil es in der Natur einer Kräuterkur liegt, daß sie genügend lange ohne Unterbrechung durchgeführt wird. Deshalb ist **der Inhalt jeder Original=Packung so reichlich bemessen, daß eine Vollkur für die Dauer eines ganzen Monats durchgeführt werden kann.** Unter Umständen, das heißt wenn man das Kurgetränk etwas schwächer zu trinken liebt, reichen die 2 Beutel mit je ca. 100 g Kräutergemisch und die Dose mit den ca. 150 g Konzentrat=Körnern sogar für eine 6—8 wöchige Vollkur aus, sodaß sich **die täglichen Kurkosten wirklich nur auf wenige Pfennige** belaufen.

**Heumanns Kräuter=Konzentrat=Kur Nr. 201**

# gegen Arterien-Verkalkung    Preis 3.95 Mark

dient zur gesundungsfördernden Beeinflussung der Kreislauforgane und der Blutleitungsgefäße, die bei Arterienverkalkung in der Erfüllung ihrer lebenswichtigen Aufgaben stark gehemmt sind. Vielen alternden Menschen vergällt und verkürzt die Verkalkung das Dasein. Eine rechtzeitige Regulierung des Blutdruckes und der Kreislauftätigkeit kann viele Beschwerden und noch schlimmeres Unheil verhüten. Die Anwendung konzentrierter Pflanzenheilstoffe bietet gute und erfolgversprechende Aussichten, um dem Blutkreislaufsystem die lebendige Kraft und die störungsfreie Funktion zu erhalten.

**Heumanns Kräuter=Konzentrat=Kur Nr. 202**

# gegen Asthma    Preis 3.95 Mark

dient zur gesundungsfördernden Beeinflussung der Atmungsorgane und der Luftwege, die beim Vorliegen asthmatischer Beschwerden

häufig von zähem Schleim verstopft und bei anfallartigen Er=
scheinungen verkrampft sind. Die schwere Atemnot und der quälende
Husten müssen in solchen Fällen möglichst rasch behoben werden
und, was ebenso wichtig ist, das Lungengewebe soll durch Mineral=
stoffe, die am besten in Form pflanzlicher Produkte zugeführt werden,
eine Kräftigung erfahren. Auf diese Weise läßt sich vielfach erreichen,
daß es gar nicht zu den gefürchteten Anfällen kommt. Auch ätherische
Oele haben sich von jeher als besonders geeignete Mittel erwiesen,
um eine günstige Einwirkung auf die Atmungsorgane auszuüben.

**Heumanns Kräuter=Konzentrat=Kur Nr. 203**

# gegen Blasen= und Nierenleiden Preis 4.10 Mark

dient zur gesundungsfördernden Beeinflussung des Wasseraus=
scheidungssystems, insbesondere der Nieren und der Blase. Diese
Organe sollen, auch wenn sich nur geringe Krankheitsneigungen
zeigen, in reizloser Weise, aber doch kräftig durchspült und gereinigt
werden. Der Bildung von Steinen, die heftige Schmerzen ver=
ursachen können, wird am besten dadurch entgegengewirkt, daß
schädliche Stoffwechselprodukte wie Harnsäure, Oxalsäure, immer
möglichst rasch zur Ausscheidung kommen. Zur Anregung der
Harnorgane und zur Beseitigung von entzündlichen Zuständen
derselben, werden seit langem mit Vorliebe und mit Erfolg Heil=
pflanzen mit einem hohen Gehalt an ätherischen Oelen angewandt.

**Heumanns Kräuter=Konzentrat=Kur Nr. 204**

# gegen Blutarmut Preis 3.95 Mark

dient zur gesundungsfördernden Beeinflussung bei Blutarmut und
ihrer Begleiterscheinungen. Wer zu wenig Blut hat, dem mangelt
es meist nicht nur an Appetit, sondern auch an Verdauungskraft.
Vor allem aber fehlt es jedem Blutarmen an Eisen, dem wichtig=
sten Bestandteil der roten Blutkörperchen und an anderen notwendi=
gen Mineralstoffen. Diese können in Form von geeignet aus=
gewählten Pflanzen wirkungsvoll dargeboten werden. Pflanzen=
bittermittel, besonders auch in der Anwendungsform der Kräuter=
Extrakte, verbessern und beschleunigen die Aufnahmefähigkeit für
Nährstoffe und hauptsächlich auch für die vom Körper so dringend
benötigten Mineralien.

**Heumanns Kräuter=Konzentrat=Kur Nr. 205**

# gegen Brust= und Lungenleiden Preis 3.95 Mark

dient zur gesundungsfördernden Beeinflussung der Atmungsorgane,
besonders wenn ein auf Erkältung oder Ansteckung beruhendes Brust=

oder Lungenleiden vorliegt, sodaß also die natürlichen Heilbestrebungen und die Widerstandskräfte gefördert und gehoben werden müssen. Gerade das Pflanzenheilverfahren ist ja dazu berufen, die Eigenkräfte des Organismus auf biologischem Wege zu mobilisieren. Dabei kommen unter anderm solche ätherische Oele zur Anwendung, die durch die Luftwege ausgeschieden werden, wobei die Atmungsorgane eine Belebung und gleichzeitig eine Desinfizierung erfahren.

**Heumanns Kräuter-Konzentrat-Kur Nr. 206**

## gegen Gallen- und Leberleiden Preis 4.25 Mark

dient zur gesundungsfördernden Beeinflussung der erkrankten Leber und wirkt auch gut bei Gelbsucht. Es bedarf hier meist einer längere Zeit hindurch angewandten Kur. Doch wird die Ausdauer auch hier zum Ziele führen, denn speziell dafür geeignete Pflanzenheilstoffe setzen die Leber in die Lage, wieder eine normale, dünnflüssige (also nicht durch Stauungen verdickte und Steine bildende Galle) zu produzieren. Dadurch werden anfallartige Erscheinungen und auch schon länger bestehende Beschwerden behoben und ihr Wiederkommen wird vermieden. Eine Kräuter-Kur mit ihrer nachhaltigen Wirkung ist bei Leberleiden auch schon deshalb das Gegebene, weil bei solchen Beschwerden bekanntlich eine gewisse Neigung zur Wiederkehr besteht.

**Heumanns Kräuter-Konzentrat-Kur Nr. 207**

## gegen Gicht und Rheuma Preis 4.10 Mark

dient zur gesundungsfördernden Beeinflussung bei solchen Schmerzen und Beschwerden, die wie Gicht und Rheuma, häufig ihre Ursache in Ansammlungen von Harnsäure haben. Man bedient sich hier erfahrungsgemäß möglichst derjenigen pflanzlichen Wirkungsstoffe, von denen man weiß, daß sie den Stoffwechsel fördern und Harnsäureansammlungen verhindern. Solange diese Funktionen des Körpers geregelt sind, braucht man eine Wiederkehr der Schmerzen nicht zu befürchten. Gewisse pflanzliche Stoffe, sogenannte Saponine, bewirken eine bessere Durchlässigkeit der Zellwände. Dadurch können die Wirkungsstoffe leichter an die Stellen gelangen, wo sie ihre Aufgabe erfüllen sollen, und die Stoffwechselprodukte können leichter abgeleitet werden.

**Heumanns Kräuter-Konzentrat-Kur Nr. 208**

## gegen Erkältungskrankheiten Preis 3.95 Mark

dient zur gesundungsfördernden Beeinflussung verschiedener Arten von inneren Erkältungskrankheiten, wie Grippe, Influenza, Katarrh,

330

Halsentzündung usw., die bekanntlich meist durch Ansteckung erworben werden. Eine gewisse Reiztherapie wird die natürlichen Abwehrkräfte des Körpers wecken und stärken. Dadurch wird verhindert, daß sich die verschiedenen Krankheitsstoffe, die meist von Bakterien ausgehen, weiter ausbreiten können. Sie werden im Gegenteil unschädlich gemacht. Zur Einwirkung auf Schleimhäute, was ja auch hier eine der Hauptaufgaben ist, hat man sich von jeher mit Vorliebe der ätherischen Oele bedient.

## Heumanns Kräuter-Konzentrat-Kur Nr. 209

# gegen Hämorrhoiden                          Preis 4.10 Mark

dient zur gesundungsfördernden Beeinflussung solcher Beschwerden, die auf einer Schwäche der Mastdarm-Venen beruhen. Dabei gilt es vor allem, den ausgebuchteten Aderwänden ihre frühere straffe Elastizität wieder zu verschaffen. Um derartige stärkere Effekte hervorzurufen, zieht man die gesteigerten Heilkräfte heran, die man in Gestalt von Pflanzen-Extrakten zur Verfügung hat. Gleichzeitig soll aber auch energisch reinigend auf den Darm und verbessernd auf das Blut selbst eingewirkt werden.

## Heumanns Kräuter-Konzentrat-Kur Nr. 210

# gegen Magenleiden                           Preis 4.10 Mark

dient zur gesundungsfördernden Beeinflussung der Verdauungsorgane, also des Magens und des Darmes. Die Produktion der Verdauungssäfte muß reguliert, wenn nötig umgestimmt, die Tätigkeit der Magenmuskulatur möglichst gehoben werden. Die heilsamen Kräutersäfte können hier unmittelbar am Ort ihrer Anwendung ihre erwünschten Auswirkungen entfalten. Aetherische Oele und pflanzliche Bittermittel bewirken gemeinsam eine zur Belebung und Förderung der Nahrungsmittelverwertung angebrachte Reiztherapie.

## Heumanns Kräuter-Konzentrat-Kur Nr. 211

# gegen Nervenleiden                          Preis 4.— Mark.

dient zur gesundungsfördernden Beeinflussung des Nervensystems. Bei manchen Menschen ist dieses nur vorübergehend und nur in schwächerem Grade beeinträchtigt, bei anderen hingegen sind die Nerven bestimmter Organe (z. B. nervöse Magen-, Herz-, Kopfbeschwerden usw.) ernstlich leidend geworden. In jedem Falle muß eine beruhigende mit einer kräftigenden Behandlung Hand in Hand gehen. Dann werden die bewährten Pflanzenheilstoffe in wohltuender Wechselwirkung sowohl dem ganzen Körpersystem, wie auch den einzelnen gefährdeten Teilen zu gute kommen.

## Heumanns Kräuter-Konzentrat-Kur Nr. 212

# zur Blutreinigung
Preis 3.25 Mark

**Universalreinigung des Blutes, der Gewebe und der Organe**
Neubildung und Verbesserung der Körpersäfte

dient zur gesundungsfördernden Beeinflussung aller am Stoffwechsel beteiligten Organe. Die dabei zu klärenden Fragen sind für jeden Menschen so wichtig und wertvoll, daß sie unbedingt die ausführliche Abhandlung auf Seite 88 beachten sollen. Sie erfahren dabei insbesonders Näheres darüber, welch unendlich großer Unterschied besteht zwischen einer nur sogenannten Blutreinigung oder gar einer einfachen Abführkur und zwischen einer wirklich gründlichen, reinigenden und erneuernden Behandlung aller Säfte und Gewebe.

✣

Die so zahlreichen, überzeugten Anhänger der Pfarrer Heumann-Heilmittel wissen, daß sie mit allem, was aus dem Heumann-Werk in Nürnberg stammt, nur durchaus Zuverlässiges für ihre Gesundheit erhalten. Der gute Ruf des Heumann-Werkes verpflichtet und bietet zusammen mit der wohl einzigartigen Tatsache, daß bereits über eine Viertel Million Anerkennungsschreiben dankbarer Verbraucher für die bekannten Pfarrer Heumann'schen Heilmittel vorliegen, die Gewähr für Güte und Reinheit der vertrauenswürdigen Heumanns Kräuter-Konzentrat-Kuren.

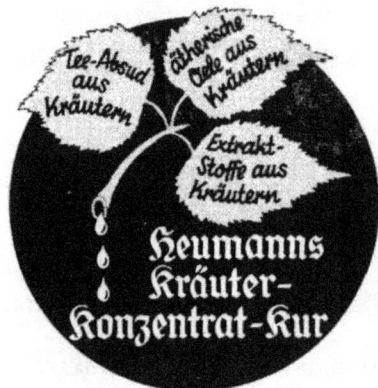

Dies ist das Zeichen ihrer Echtheit und das Symbol ihrer konzentrierten Kraft (Schutzmarke)

Das Pflanzenreich, versinnbildlicht durch einen frisch gebrochenen Zweig, **gibt in dreierlei Hinsicht sein Bestes zu Heumanns Kräuter-Konzentrat-Kur und damit zu Ihrer Gesundheit her. Kur-Getränk aus Kräutern, ätherische Oele aus Kräutern, Extraktstoffe aus Kräutern vereinigen sich hier zu einem großen Ganzen, das der Krankheit Feind ist.**

332

# Mindestens 1 mal im Jahr Universalreinigung des Gesamt-Organismus!

Von reinen Körpersäften hängt mehr ab als Sie wissen, sonst würden Sie, lieber Leser, nicht bis jetzt gewartet haben, um endlich etwas zu tun, damit Ihr Gesamt-Organismus einmal gründlich gereinigt und erfrischt wird. Wohlverstanden: **der ganze Organismus und nicht etwa nur ein Teil davon, denn mit Halbheiten ist dem Körper nicht gedient.**

Sicher ist auch Ihnen bekannt, daß es gut, ja unbedingt notwendig ist, von Zeit zu Zeit den Körper gründlich zu entschlacken. Eine innere **Universalreinigung** kommt aber nicht etwa schon dadurch zustande, daß man einige Tage oder Wochen lang ein Mittel gebraucht, das nur Abführwirkung hat. Es leuchtet jedermann ein, daß es zur Universalreinigung bei weitem nicht genügt, mit Hilfe eines beliebigen Abführmittels jeden Tag oder jeden zweiten Tag einmal öfter Stuhlgang zu haben als sonst. **Vielmehr bedarf es zur Auffrischung des Blutes und sämtlicher Organe eines außerordentlich vielseitig zusammengesetzten Präparates,** das jetzt jedem zur Verfügung steht, der sich raten und von der eigenen Ueberlegung leiten läßt, das zu tun, **wonach sein Blut und jedes Organ, also der gesamte Körper,** von Zeit zu Zeit verlangen: nach wohltuender **wirklich umfassender Entschlackung und Erneuerung.** Diese wird durch

## Heumanns Kräuter-Konzentrat-Kur Nr. 212

## zur Blutreinigung

**Universalreinigung des Blutes, der Gewebe und der Organe**
Neubildung und Verbesserung der Körpersäfte
Preis 3 25 Mark

erstrebt und auch erreicht; sie ist das innere Reinigungsbad für jeden Menschen, also auch für Sie.

Auf die vielseitige Wirkung der planmäßig ausgewählten Pflanzenprodukte kommt es vor allem an und auf eine gewisse Beharrlichkeit in der Durchführung der Kur. Dabei darf, ähnlich wie beim Großreinemachen einer Wohnung, kein Raum, kein Winkel und kein Gebrauchsgegenstand, kurz nichts, was im Körperhaushalt eine wichtige Rolle spielt, übergangen werden. Und welches Organ des Körpers hat etwa keine wichtige Aufgabe zu erfüllen?! Ein jedes hat seine besonderen Dienste zum Wohle für den ganzen Organismus

zu verrichten, in jedem bilden sich gelegentlich schädliche Stoff-
wechselrückstände und alle mit einander sind durch weitverzweigte
Adernkanäle an den Blutkreislauf angeschlossen wie an einen Kraft-
strom und zugleich wie an eine Reinigungsanlage. Die Blutkraft-
zentrale ist das Herz, die Reinigungsanstalten aber sind die Ausscheidungsorgane. Diesen müssen wir zunächst unsere Aufmerksam-
keit schenken und ihnen tatkräftig zu Hilfe kommen; sie werden es
uns durch erhöhte Funktionstüchtigkeit danken.

Im **Darm** sammeln sich bekanntlich die meisten Rückstände und
Abbauprodukte an. Selbst bei normalem Stuhlgang werden sie
nicht restlos ausgeschieden, geschweige denn bei Stuhlverstopfung.
Deshalb wurde Wert darauf gelegt, daß Heumanns Kräuter-Konzentrat-Kur Nr. 212 eine zuverlässig abführende Wirkung hat. **Doch
wäre mit der Abführung allein eine Universalreinigung des Organismus schon deshalb nicht zu erzielen,** weil ja der Darm nicht das einzige
Ausscheidungs-Organ des Körpers ist und das Blut die ihm auf
seinem Kreislauf überall aufgebürdeten Stoffwechselschlacken auch an
anderen Stellen ablädt.

Genau so wichtig wie der Darm ist die **Leber** für die Reinigung
und Entgiftung des Blutes. Diese größte, aber auch sehr stark mit
Arbeit belastete Drüse des Körpers hat die Fähigkeit, gewisse verbrauchte Bestandteile des Blutes in die zur Verdauung notwendige
Gallenflüssigkeit umzuwandeln und soll in dieser hochzuschätzenden
Tätigkeit mit entsprechenden Mitteln nachhaltig unterstützt werden.
Auch den vielen anderen kleineren **Körperdrüsen,** die ihre Säfte nach
unvorstellbar feiner Verarbeitung an das Blut abgeben, muß und
kann durch gleichzeitige Reinigung und Anregung geholfen werden.

Weil sich vielfach in den **Nieren** und in der **Blase** schädliche Stoff-
wechsel-Produkte, die leicht steinartig verhärten, niederschlagen,
ist eine richtige Durchspülung mit speziell geeigneten Pflanzen-
Lösungen (besonders wenn diese heiß eingenommen werden) zur
Erzielung einer vermehrten Harn-Abscheidung sehr wichtig. Mit dem
reichlicher fließenden Harn geht auch mehr Harnsäure ab, die keinesfalls im Blut kreisen und im Körper bleiben darf, weil sie die häufige
Ursache von vielerlei Stoffwechsel-Krankheiten ist.

Viel weniger gefährliche, doch sichtbare und häßliche Aeußerungen
unreiner Blut- und Lymphflüssigkeiten sind die oft im Gesicht auftretenden Pusteln, Pickel und Ausschläge der **Haut.** Diese ist mit
zu den großen Ausscheidungs-Organen des Körpers zu zählen und verdient es wohl, daß man ihr durch eine Entsäuerung und Auffrischung
der zirkulierenden Säfte wieder zu glatter Reinheit verhilft.

Und schließlich darf nicht vergessen werden, die **Blutkreislauforgane** anzuregen und regulierend auf den **Blutdruck** einzuwirken,

334

denn dann werden die Blutgefäße (Adern) weniger strapaziert und viele Gesundheitsgefahren vermieden, was immer wünschenswert ist.

Doch würden selbst diese vielseitigen und gründlich wirkenden Reinigungsmaßnahmen allein noch nicht vollkommen genügen, um eine richtige Gesunderhaltungs=Kur durchzuführen. **Denn anschließend und im Zusammenhang mit der Universalreinigung muß auch eine direkte Blutverbesserung und -erneuerung erstrebt werden.** Man weiß heute, daß die Neubildung des Blutes, insbesondere der roten Blutkörperchen, im **Knochenmark** und in der **Milz** vor sich geht und durch eine Zufuhr von geeigneten **Eisenverbindungen** günstig beeinflußt werden kann. Warum sollte man dieses Wissen nicht ausnützen? In Heumanns Kräuter=Konzentrat=Kur Nr. 212 ist auch diese Erkenntnis verwertet! Und zwar hat sich als zweckmäßigste Anregung der blutbildenden Organe eine der Natur abgelauschte Verabreichungsform erwiesen, nämlich eine im Körper leicht trennbare Bindung des sogenannten zweiwertigen aktiven Eisens, wie sie in den Stahlquellen vorkommt. Die Art der Herstellung der denkbar feinst verteilten, leicht und schnell vom Körper aufnehmbaren Eisenverbindung ist übrigens reichspatentamtlich geschützt.

Aus der Aufzählung dieser vielseitigen Wirkungen der Heumanns Kräuter=Konzentrat=Kur Nr. 212 sieht man, daß, wie bereits erwähnt, **eine bloße Abführkur nur einen verschwindend kleinen Bruchteil von dem ausmacht, was wirklich unter einer Universalreinigung und Säfteerneuerung des Gesamt=Organismus verstanden werden muß.** Eine solche kann für den gesunden Menschen nur vorteilhaft sein; für den kranken aber wie für den krank gewesenen und für den zu Krankheit neigenden ist eine Steigerung der lebendigen Kraft des Blutes eine unerläßliche Notwendigkeit.

Denken Sie immer daran, daß das Blut der eigentliche Kraftstoff des Körpers ist, daß aber auch unreines Blut den Körper an jeder schwachen Stelle ernstlich schädigen kann. Nun hat aber fast jeder Mensch eine derartige schwache Stelle, und zwar findet sie sich meist an denjenigen Organen, die schon einmal leidend gewesen sind. Beim einen ist es der **Magen** oder der **Darm**, beim anderen die **Leber** oder sind es die **Nieren**; mancher muß seine **Atmungsorgane** besonders in acht nehmen, wieder ein anderer soll auf Schonung der Blutzentrale selbst, **des Herzens**, bedacht sein. Auch wer einmal eine **rheumatische Erkrankung** durchgemacht hat, weiß ebenso gut wie einer, dessen **Nerven** schon gestreikt haben, daß ein Wiederauftreten des alten Leidens selbst dann noch möglich ist, wenn bereits vor langer Zeit eine Heilung erfolgt war. Das gilt für alle Krankheiten, zu deren Entstehung eine Erkältung oder Ueberanstrengung nur die äußere Ursache ist, während der eigentliche, innere Anlaß dazu fast immer in der nachlassenden Leistungsfähigkeit einzelner Organe oder Organgruppen und nur allzu oft in Blutunreinigkeit liegt. Unreinem oder falsch zusammengesetztem Blut aber fehlt es an lebendiger Kraft, ein Mangel, der sich dann bald auf den ganzen Körper überträgt und auswirkt.

Reine und kräftige Körpersäfte hingegen sind und bleiben die wichtigsten Vorbedingungen der Gesundheit und Lebenslust! Das wußten schon unsere Vorfahren, die meist im Frühling, wenn sich auch in der Natur die Säfte erneuern, so gut wie es eben damals ging, für eine wünschenswerte Blutreinigung sorgten. Mit Heumanns Kräuter-Konzentrat-Kur Nr. 212 ist **eine umfassende und gründliche innere Universalreinigung** heute einfacher und zu jeder Jahreszeit durchzuführen, weil im Verlaufe der mehrere Wochen lang ausreichenden Kur ganz regelmäßig dem Körper in wohlerprobter und bewährter Zusammensetzung ausgewählte Stoffe zugeführt werden, die vielseitig reinigend und anregend auf die Ausscheidungs-, Kreislauf- und Blutbildungs-Organe des Körpers einwirken.

Sie, lieber Leser, wissen nun, wie wichtig eine Universalreinigung des Gesamt-Organismus für Sie ist und benützen deshalb im Frühjahr oder im Herbst, am besten aber im Frühjahr u n d im Herbst H e u m a n n s   K r ä u t e r - K o n z e n t r a t - K u r   Nr. 212.

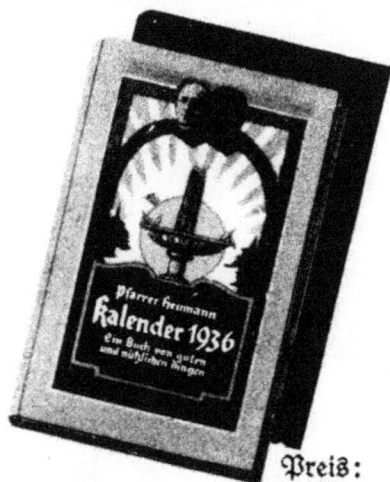